Evidenzbasiertes Arbeiten in der Physiotherapie

Daniel Riese
Phillip Thies

90 Abbildungen

Georg Thieme Verlag
Stuttgart · New York

Daniel **Riese**
Foppa 2
7315 Vättis
Schweiz

Phillip **Thies**
Am Brill 2-4
Hochschule Bremen
28195 Bremen
Deutschland

Bibliografische Information
der Deutschen Nationalbibliothek
Die Deutsche Nationalbibliothek verzeichnet diese Publikation in der Deutschen Nationalbibliografie; detaillierte bibliografische Daten sind im Internet über http://dnb.d-nb.de abrufbar.

Ihre Meinung ist uns wichtig! Bitte schreiben Sie uns unter:
www.thieme.de/service/feedback.html

Wichtiger Hinweis: Wie jede Wissenschaft ist die Medizin ständigen Entwicklungen unterworfen. Forschung und klinische Erfahrung erweitern unsere Erkenntnisse. Ganz besonders gilt das für die Behandlung und die medikamentöse Therapie. Bei allen in diesem Werk erwähnten Dosierungen oder Applikationen, bei Rezepten und Übungsanleitungen, bei Empfehlungen und Tipps dürfen Sie darauf vertrauen: Autoren, Herausgeber und Verlag haben große Sorgfalt darauf verwandt, dass diese Angaben dem Wissensstand bei Fertigstellung des Werkes entsprechen. Rezepte werden gekocht und ausprobiert. Übungen und Übungsreihen haben sich in der Praxis erfolgreich bewährt.

Eine Garantie kann jedoch nicht übernommen werden. Eine Haftung des Autors, des Verlags oder seiner Beauftragten für Personen-, Sach- oder Vermögensschäden ist ausgeschlossen.

Georg Thieme Verlag KG
Rüdigerstraße 14, 70469 Stuttgart, Germany
www.thieme.com

Printed in Germany

Zeichnungen: Heike Hübner, Berlin
Covergestaltung: © Thieme
Bildnachweis Cover: Icons © Icons-Studio/stock.adobe.com, Netzstruktur © j-mel/stock.adobe.com
Satz: Ziegler und Müller, Kirchentellinsfurt
Druck: Westermann Druck Zwickau GmbH, Zwickau

DOI 10.1055/b000000605

ISBN 978-3-13-244382-2 1 2 3 4 5 6

Auch erhältlich als E-Book:
eISBN (PDF) 978-3-13-244383-9
eISBN (epub) 978-3-13-244384-6

Wo datenschutzrechtlich erforderlich, wurden die Namen und weitere Daten von Personen redaktionell verändert (Tarnnamen). Dies ist grundsätzlich der Fall bei Patient*innen, ihren Angehörigen und Freund*innen, z. T. auch bei weiteren Personen, die z. B. in die Behandlung von Patient*innen eingebunden sind.

Thieme Publikationen streben nach einer fachlich korrekten und unmissverständlichen Sprache. Dabei lehnt Thieme jeden Sprachgebrauch ab, der Menschen beleidigt oder diskriminiert, beispielsweise aufgrund einer Herkunft, Behinderung oder eines Geschlechts. Thieme wendet sich zudem gleichermaßen an Menschen jeder Geschlechtsidentität. Die Thieme Rechtschreibkonvention nennt Autor*innen mittlerweile konkrete Beispiele, wie sie alle Lesenden gleichberechtigt ansprechen können. Die Ansprache aller Menschen ist ausdrücklich auch dort intendiert, wo im Text (etwa aus Gründen der Leseleichtigkeit, des Text-Umfangs oder des situativen Stil-Empfindens) z. B. nur ein generisches Maskulinum verwendet wird.

Über dieses Buch

Wir haben dieses Buch mit dem Ziel verfasst, praktische und ansprechende Informationen zu vermitteln, die es den Lesenden ermöglichen, evidenzbasierte Verfahren in ihren klinischen Entscheidungsprozess einzubeziehen. Wir haben sehr darauf geachtet, dass die dargestellten Informationen aktuell und für die Bedürfnisse der modernen Physiotherapiepraxis relevant sind. Zudem glauben wir, dass Sie durch die Einbeziehung evidenzbasierter Praktiken in Ihre tägliche klinische Praxis das Leben Ihrer Patient:innen entscheidend verbessern können.

Wir danken Ihnen, dass Sie sich für unser Buch entschieden haben, und hoffen, dass es Ihnen auf Ihrem Weg als Physiotherapeut:in als wertvolle Unterstützung dienen wird.

Wir danken den aufmerksamen Leser:innen im Voraus, inhaltliche Unstimmigkeiten und Divergenz nicht für sich zu behalten. Wissenschaft lebt von Kritik und Diskurs. Die Leser:innen sind darüber hinaus eingeladen Fehlermeldungen an daniel.riese@kliniken-valens.ch zu senden.

Daniel Riese und Phillip Thies

Valens und Bremen im Mai 2023

Autorenvorstellung

Daniel Riese

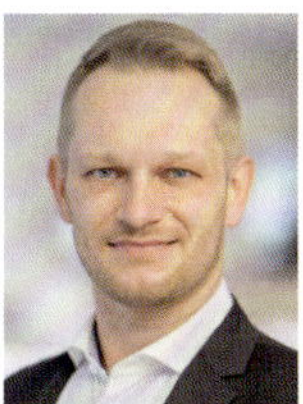

Daniel Riese hat seine Ausbildung als Physiotherapeut in Hannover abgeschlossen. Nach einigen Jahren im Beruf, wechselte er 2013 zu den Kliniken Valens in der Schweiz und verfolgte daraufhin eine akademische Laufbahn. 2017 erlangte er den Abschluss Master of Science in Physiotherapie. Im Jahr 2020 nahm er eine Position als wissenschaftlicher Mitarbeiter bei der Klinikgruppe Kliniken Valens an und startete sein Doktoratsstudium (PhD) an der Universität Maastricht (NL). Seit 2022 ist Daniel Riese Mitglied der Klinikleitung des Rehazentrums Valens in der Funktion des Leiters der Therapien. In dieser Funktion ist er für die Bereiche Physio, Sport-, Ergotherapie, Logopädie, Neuropsychologie und Ernährungsberatung innerhalb der neurologischen und muskuloskelettalen Rehabilitation verantwortlich. Zudem ist er Teil des übergeordneten Koordinationsgremiums für Forschung der Kliniken Valens, dem Clinical Trial Board. Er publiziert selbst wissenschaftliche Peer-Review-Artikel in internationalen Fachzeitschriften.

Als Honorar-Dozent lehrt Daniel Riese Physiologie im BSc-Studiengang bei Thim van der Laan. Darüber hinaus betreut er BSc- und MSc-Studierende verschiedener Fachhochschulen bei ihren Abschlussarbeiten und bewertet BSc-Arbeiten für die Fachhochschule Südschweiz.

Nebenbei engagiert sich Daniel Riese in verschiedenen Interessengruppen für die Weiterentwicklung der evidenzbasierten Physiotherapie.

Dankwort

„Ich bedanke mich insbesondere bei Jan Kool und Peter Oesch, die meine berufliche Entwicklung stark beeinflusst haben und für mich über Jahre hinweg wie Mentoren gewirkt haben."

Für Finn, Carl & Jessica!

Phillip Thies

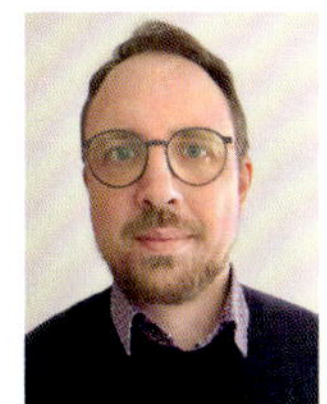

Phillip Thies Reise im Bereich der Physiotherapie begann 2005, als er seine Ausbildung zum Physiotherapeuten in Oldenburg abschloss. Im Laufe der Jahre sammelte er umfangreiche Berufserfahrung, insbesondere in den Bereichen der muskuloskelettalen Physiotherapie, der Therapie von Sportlern und chronischen Schmerzpatienten. Er hatte das Privileg, in verschiedenen klinischen Einrichtungen in Deutschland und der Schweiz zu arbeiten. Diese Erfahrungen boten Phillip die Möglichkeit, Patient:innen mit unterschiedlichem Hintergrund und einem breiten Spektrum von Erkrankungen zu behandeln. Um seine Kenntnisse und Fähigkeiten auf dem Gebiet der Physiotherapie zu vertiefen, absolvierte Phillip das Ausbildungsprogramm Orthopedic Manual Physical Therapy (OMPT) und erwarb einen Master of Science. Seine Ausbildungserfahrungen haben ihm entscheidend dabei geholfen, ein umfassendes Verständnis für die neuesten evidenzbasierten Praktiken in der Physiotherapie zu entwickeln. Zu dem nahm er an zahlreichen internationalen Konferenzen, Workshops und Seminaren teil, um auf dem neuesten Stand der Forschung zu bleiben.

Seit Sommer 2021 ist Phillip als wissenschaftlicher Mitarbeiter an der Hochschule Bremen tätig. Sein Schwerpunkt ist hier unter anderem das Seminar zur evidenzbasierten Praxis. In dieser Rolle trägt er zur wissenschaftlichen Ausbildung der nächsten Generation von Physiotherapeut:innen bei. Auch wenn er nicht mehr klinisch tätig ist, widmet er sich der Weiterentwicklung des Fachgebiets durch Forschung und Ausbildung.

Dankwort

„Mein Dank gilt meinem Co-Autoren Daniel Riese dafür, dass er mich großzügig auf die Reise dieses Buch zu schreiben eingeladen hat und ES, JB, SAO, AS und MR für fachlichen Diskurs und wichtige Impulse auf meinem Werdegang."

Für Wicky, Kyo & Lya!

Inhaltsverzeichnis

Kapitel 1

Einführung

1 Einführung

1.1 Wissenschaftliches Verständnis

Diese Einführung werden wir als schwere Kost dieses Buches bezeichnen. Doch diese schwere Kost bietet die Möglichkeit, auch den tieferen Sinn und Wert von wissenschaftlichem Arbeiten und reflektiertem Handeln anzunehmen. Alleine das Handwerkszeug für eine evidenzbasierte Physiotherapie zu kennen und zu erlernen, ist nur ein fragiles Fundament für eine langfristige Adhärenz für die in diesem Buch vermittelte Thematik. Weiter ermöglicht ein historischer und philosophischer Blick auf die Wissenschaft, dass sich auf einer Metaebene die Voraussetzungen ändern können, um wissenschaftlich zu handeln, Handeln zu reflektieren und auch bei komplexen Diskussionen, die ja in einer wissenschaftlich reflektierten Praxis erwünscht sind, zielvolle Fragen zu stellen und sachgerecht zu argumentieren.

1.2 Dimensionen von Wissenschaft

1.2.1 Was ist Wahrheit?

Wenn wir uns die Frage stellen, was eigentlich Wahrheit ist, dann scheint uns dies im ersten Moment vollkommen klar. Wenn wir jedoch länger und tiefgründiger darüber nachdenken, dann stellen wir eventuell fest, dass sich diese Frage nicht immer einfach beantworten lässt. Tatsächlich ist die Frage nach der Wahrheit eine der zentralen Thematiken, mit denen sich die Philosophie beschäftigt.

Wahrheit ist die Eigenschaft, mit Tatsachen oder der Wirklichkeit übereinzustimmen. In der Alltagssprache wird Wahrheit typischerweise Dingen zugeschrieben, die darauf abzielen, die Wirklichkeit darzustellen oder ihr auf andere Weise zu entsprechen, wie z. B. Überzeugungen, Thesen und erklärende Aussagen [4], [14].

Wahrheit wird gewöhnlich als das Gegenteil von Unwahrheit angesehen. Das Konzept der Wahrheit wird in verschiedenen Zusammenhängen diskutiert und erörtert, unter anderem in Philosophie, Kunst, Theologie und Wissenschaft. Viele unserer Handlungen hängen von diesem Begriff ab, da sein Status als Gegenstand der Diskussion vorausgesetzt wird; dazu gehören die meisten Bereiche der Wissenschaften, des Rechts, des Journalismus und des alltäglichen Lebens. Einige Philosophen betrachten den Wahrheitsbegriff als grundlegend und unfähig, ihn mit Begriffen zu erklären, die leichter zu verstehen sind als der Begriff der Wahrheit selbst [14].

In der Wissenschaft, Philosophie und Theologie werden nach wie vor verschiedene Theorien und Ansichten über die Wahrheit diskutiert [6], [14]. Es gibt viele verschiedene Fragen über die Natur der Wahrheit, die auch heute noch Gegenstand von Debatten sind, wie z. B.: Wie können wir Wahrheit definieren? Ist es möglich, eine aussagekräftige Definition von Wahrheit zu geben? Welche Sachverhalte sind wahrheitsgebend und können daher richtig oder falsch sein? Sind Wahrheit und Falschheit zweiwertig oder gibt es andere Wahrheitsgrade? Welches sind die Merkmale der Wahrheit, die es uns erlauben, sie zu erkennen und von der Unwahrheit zu unterscheiden? Welche Rolle spielt die Wahrheit bei der Konstituierung von Wissen? Und ist Wahrheit immer absolut oder kann sie auch relativ sein, je nach der jeweiligen Perspektive?

Wir können hier schon erkennen, dass die Antwort auf die Frage, was eigentlich Wahrheit ist, nicht pauschal gegeben werden kann. Für die wissenschaftliche oder auch wissenschaftsorientierte Arbeit ist die Suche nach Wahrheit ein unerreichtes Ideal und deshalb nicht besonders hilfreich. Wenn wir wissenschaftliches Arbeiten anstreben, dann ist die Suche nach der Wahrheit nicht geeignet, sondern wir sollten nach Erkenntnissen streben.

1.2.2 Erkenntnistheorie

Um Erkenntnisse zu erhalten, sollten wir uns als erstes mit der Erkenntnistheorie, auch als Epistemologie bezeichnet, beschäftigen. Die Erkenntnistheorie ist der Teilbereich der Philosophie, der sich mit dem Thema Wissen befasst. Erkenntnistheoretiker, auch Epistemologen genannt, erforschen die Natur, den Ursprung und den Umfang des Wissens, die wissenschaftliche Rechtfertigung, die Rationalität des Glaubens und verschiedene damit verbundene Fragen. Die Erkenntnistheorie gilt zusammen mit anderen wichtigen Teilgebieten, wie

Ethik, Logik und Metaphysik, als ein wichtiger Teilbereich der Philosophie [17], [25].

Die Epistemologie beschäftigt sich mit der Art und Weise, wie wir zu Wissen kommen und wie wir Wissen erkennen. Das Wort leitet sich von den griechischen Wörtern epistéme und logos ab - ersteres bedeutet „Wissen" oder „Erkenntnis" und letzteres „Lehre von" oder „Studium von". Das Wort bedeutet also die Lehre der Wissenschaft [40]. Das Fachgebiet der Erkenntnistheorie beschäftigt sich seit jeher mit den folgenden grundlegenden Fragen [42]:

- Was ist Wissen, und was meinen wir, wenn wir sagen, dass wir etwas wissen?
- Was ist die Quelle des Wissens, und woher wissen wir, ob sie zuverlässig ist?
- Was ist der Umfang des Wissens und was sind seine Grenzen?

Diese Fragen zum Wissen sind recht einfach formuliert, jedoch inhaltlich hochkomplex. Schon seit vielen Jahrtausenden versuchen Philosophen diese Fragen zu beantworten. Vor mehr als 2000 Jahren haben sich Sokrates (ca. 469–399 v. Chr.), Platon (428/427–348/347 v. Chr.) oder Aristoteles (384–322 v. Chr.) damit beschäftigt. Aber eine vollständige und allumfassende Antwort konnten sie nicht geben. Und die Antworten, die sie auf diese Fragen gegeben haben, wurden von bekannten Philosophen wie Descartes (1596–1650), Hume (1711–1776) und Kant (1724–1804) immer wieder kritisch hinterfragt. Selbst diese Größen der Philosophie waren nicht in der Lage, dauerhafte Antworten auf diese Fragen zu geben, und in der Tat hält die Diskussion bis zum heutigen Tag an.

1.2.3 Philosophie und Wissenschaft

Für viele Menschen hören sich die Begriffe Philosophie und Wissenschaft einerseits abstrakt und andererseits eher konträr an. Doch tatsächlich gehen Philosophie und Wissenschaft Hand in Hand und interagieren miteinander. Wenn Wissen geteilt wird, stellt sich oft die Frage, woher man eigentlich dieses Wissen hat, bzw. was hat dieses Wissen generiert, das geteilt wird. Die Beantwortung dieser Frage ist häufig nicht einfach und verlagert eine solche Diskussion oftmals in den Bereich der wissenschaftlichen Erkenntnistheorie [42]. Die Thematik ist sehr umfangreich und verdient große Aufmerksamkeit. Diese Komplexität hier auf ein Kapitel zu reduzieren und inhaltlich stark zu begrenzen, wird dem Thema nicht gerecht. Doch dieses Buch handelt nicht von Epistemologie bzw. Erkenntnistheorie und trotzdem finden wir, dass eine gewisse Einführung zu dem Thema hilfreich für das Verständnis von Wissenschaft sein kann. Bekannte Autoren wie Galilei, Newton, Bacon, Locke, Hume, Kant, Mach, Hertz, Poincaré, Born, Einstein, Plank, Popper, Kuhn und viele andere haben in diesem Bereich der Wissenschaftsphilosophie ganze Bände geschrieben und wer sich tiefer mit dieser Materie beschäftigen möchte, sollte die Schriften solcher Autoren heranziehen.

Evidenzbasierte Therapeuten und Therapeutinnen müssen die Arten von Argumenten verstehen, die Wissenschaftler in der Praxis verwenden, um den Gegenstand, den sie als Wissen beanspruchen, zu stützen. Wissenschaft ist mehr als ein Sammelbecken von Fakten, und die Vermittlung von Wissenschaft besteht aus mehr als nur der Vermittlung von wissenschaftlichen Erkenntnissen [42]. Wissenschaft ist eine Art des Wissens, die eine starke philosophische Untermauerung erfordert (ob bewusst gesucht oder unbewusst gelernt). Man kann nicht davon ausgehen, dass Studierende, die die Fakten, Grundsätze, Gesetze und Theorien der Wissenschaft verstehen, notwendigerweise auch ihre Prozesse und deren philosophische Grundlagen kennen. Man kann nicht davon ausgehen, dass sie die Philosophie der Wissenschaft durch den physiologischen Unterricht lernen; sie sollte direkt vermittelt werden [42].

Wir hoffen, dass die Leser und Leserinnen nach diesem Kapitel ein besseres Verständnis für das Wesen und die Dilemmata der Wissenschaft entwickelt haben. Es wird erwartet, dass sich dieses Verständnis positiv auf das Handeln auswirkt. Wir hoffen auch, dass dieses Kapitel das Interesse der Leserinnen und Leser so weit weckt, dass sie den Weg zu einer umfassenderen Lektüre in diesem wichtigen Bereich finden.

1.2.4 Wissen versus Glaube

Wenn Historiker sagen, dass sie etwas wissen, ist dann ihre Art von Wissen die gleiche wie die von Wissenschaftlern, wenn diese sagen, dass sie etwas wissen? Sprechen Soziologen wie Wissenschaftler mit der gleichen Gewissheit? Wenn ein Theologe eine Aussage macht, ist der Grad der Gewissheit derselbe wie der eines Wissenschaftlers oder einer Wissenschaftlerin? Offen gesagt, die

Antwort auf all diese Fragen ist zu verneinen. Wissenschaft, Soziologie, Geschichte und Religion haben jeweils ihre eigene Art des Erkenntnisgewinns und unterschiedliche Arten der Gewissheit [42].

Eine grundlegende Frage, mit der sich alle Wissenschaftler letztlich auseinandersetzen müssen, ist die, wie sie überhaupt etwas wissen können. Nehmen wir ein Beispiel von Wenning [42], um in diese Thematik zu starten:

Die Erde ist ein Kugelkörper.
Die Erde dreht sich täglich um ihre Achse.
Die Erde umkreist die Sonne jährlich.

Wahrscheinlich werden wir alle diesen Behauptungen einfach zustimmen. Doch fragen wir uns auch dabei, ob wir wirklich wissen, dass die Behauptungen stimmen? Ist die Erde tatsächlich ein Kugelkörper und dreht sie sich täglich wirklich um ihre eigene Achse und umkreist dabei die Sonne? Kennen wir die Grundlagen, welche Wissenschaftler über Jahrhunderte erforscht haben, tatsächlich? Die Fakten, die diesen Erkenntnissen zugrunde liegen, sind den meisten Menschen und wahrscheinlich auch den meisten von uns (auch den Autoren) nicht vollkommen klar. Immerhin konnte der Philosoph und Wissenschaftler Aristoteles so überzeugend gegen die Bewegung der Erde argumentieren, dass seine Überlegungen fast zwei Jahrtausende lang Bestand hatten. Er argumentierte, dass wir, wenn sich die Erde drehen würde, die Bewegung spüren, auf vorherrschende Ostwinde stoßen, sehen müssten, wie die Ozeane am Äquator abtropfen, und feststellen müssten, dass Geschosse zurückbleiben, wenn sie in die Luft geworfen werden [42]. Hier muss sich also gefragt werden, auf welcher Grundlage die heutigen Wissenschaftler oder Lehrer und Dozenten in Schulen und Universitäten die drei oben genannten Behauptungen aufstellen? Woher wissen sie die Antworten; wie rechtfertigen sie ihre Überzeugungen? Uns sollte bewusst sein, dass wir in der Lage sein sollten, eine aufgestellte Behauptung hinreichend belegen zu können, denn ansonsten müssen wir davon ausgehen, dass wir einfach etwas glauben. Wenn es keine Belege für die Behauptung gibt, dann hat man nur Glauben und kein Wissen [42]. In diesem Beispiel geht es um Grundlagen und Erkenntnisse der Physik, jedoch sollten wir Themen in der Physiotherapie genauso kritisch hinterfragen und mit Aussagen und Behauptungen ähnlich umgehen. Wie viele Aussagen haben wir im Studium oder in der Ausbildung gehört und einfach als Wissen akzeptiert und vielleicht bis heute verinnerlicht. Können wir, wenn wir diese Aussagen heute inhaltlich wiederholen, immer sicher sein, dass es sich um Wissen handelt, welches wir auch hinreichend belegen können oder ist es für uns einfach „wahr“, weil wir es so gelernt haben? Jeder, der behauptet, etwas zu wissen, sollte immer bereit, willens und in der Lage sein, die Frage zu beantworten: „Woher können Sie dies wissen?“ Wissenschaftler – wie auch alle Lehrer und Dozenten der Naturwissenschaften – müssen sich stets davor hüten, ungerechtfertigte Überzeugungen zu übernehmen, denn damit geben sie lediglich eine Meinung wieder [42], [45]. Blaise Pascal (1623–1662) sagte: „Die Meinung ist die Meisterin des Irrtums; sie kann uns nicht weise machen, sondern nur zufrieden.“

1.2.5 Das Wesen des Wissens

Was also ist Wissen? Wissen kann als eine legitime Überzeugung beschrieben werden, die auf Fakten oder Beweisen beruht und als wahr angesehen wird. Es ist ein Zustand des Verstehens oder des Besitzes von Informationen, die aus einer bestimmten spezifischen Erfahrung oder durch eine bestimmte Erkenntnismethode gewonnen wurden. Wissen kann sowohl konkret als auch abstrakt sein und kann in verschiedenen Bereichen gefunden werden, wie z. B. in der Wissenschaft, der Technologie, der Geschichte, der Philosophie und vielen anderen. Es wurde ein enormer Teil der klinischen Forschung durchgeführt, aber nicht jede klinische Forschungsarbeit ist von hoher Qualität [26]. In der nicht allzu fernen Vergangenheit wurden Anstrengungen unternommen, diese Definition durch eine zusätzliche Definition zu erweitern.

Merke

Eine solche Definition von **Wissen** besagt, dass wir X wissen, wenn, und nur dann, wenn,

- X wahr ist,
- wir an X glauben und
- wir gerechtfertigt sind, X zu glauben.

Schauen wir uns ein Beispiel von Wenning [42] an, indem wir das folgende Argument betrachten:

Wenn jemand aus einem offenen Fenster springt, fällt die Person zu Boden.
Wir haben den Glauben, dass jemand, der aus einem offenen Fenster springt, auf den Boden fällt.
Wir sind berechtigt zu glauben, dass, wenn jemand aus einem offenen Fenster springt, die Person zu Boden fällt.

Die erste Feststellung ist eindeutig der Fall, seitdem das Fenster erfunden wurde, und man kann dieses Argument mit gutem Recht vorbringen. Aber könnte man nicht genauso gut sagen, dass jemand, der aus einem offenen Fenster springt, drei Tage benötigt, um auf den Boden zu fallen oder in den Himmel fällt? Der auf Erfahrungswerten basierende Schlussfolgerungsprozess könnte sowohl die eine als auch die andere Behauptung stützen, es sei denn, man stellt eine Vermutung über die Eigenschaften der Welt auf: Die Naturgesetze sind für immer konstant und gelten für alle Materie in gleicher Weise, sowohl in der Zeit als auch im Raum.

Diese Ansicht ist als das Prinzip der Gleichförmigkeit der Natur bekannt, auf das sich alle Wissenschaften und Wissenschaftler stützen [42]. Sie stützt sich auf eine lange Reihe menschlicher Erfahrungen mit der Natur und wird sogar durch unsere Beobachtungen des Weltraums bestätigt, die zeigen, dass im gesamten Universum und in der fernen Vergangenheit dieselben physikalischen Prinzipien gelten und galten [23], [44].

1.2.6 Wege zum Wissen

Rationalismus

Im Rationalismus wird davon ausgegangen, dass die Logik die Quelle des Wissens ist. Mithilfe von Syllogismen [45], einer Form der Logik, lassen sich bei richtiger Anwendung Erkenntnisse ableiten [42]. Hier verwenden wir eine Form des Syllogismus, die den Logikern als „Modus-ponens"-Schlussfolgerung bekannt ist [31]. (Es gibt eine gegenteilige Form des logischen Konstrukts, den sogenannten „Modus tollendo ponens", der eine bestimmte Schlussfolgerung verneint, aber darauf soll hier nicht eingegangen werden.) Der Syllogismus Modus ponens hat die folgende Form [42]:

Wenn A, dann B;
A;
daher B.

Der erste Schritt dieses logischen Arguments wird als Hauptvoraussetzung bezeichnet, der zweite Schritt ist die Nebenvoraussetzung, der dritte Schritt die Schlussfolgerung. Betrachten Sie das folgende Argument, das den Modus-ponens-Typ des logischen Arguments veranschaulicht:

Wenn man einen Menschen schneidet, blutet er.
Ich bin ein Mensch.
Wenn ich geschnitten werde, blute ich also.

Klingt vernünftig. Aber was ist das Problem mit dem folgenden Argument? Schauen wir uns wieder ein Beispiel von Wenning [42] an:

Wenn ich den Nordstern ausfindig machen kann, kann ich ihn benutzen, um nachts Norden zu finden.
Ich kann den Nordstern ausfindig machen, weil er der hellste Stern am Nachthimmel ist.
Daher zeigt der hellste Stern am Nachthimmel die Richtung Norden.

Viele Menschen werden dieser Aussage zustimmen. Wenn Sie skeptisch sind, gehen Sie hinaus und probieren Sie diese Schlussfolgerung bei einer Anzahl von Menschen aus. Sie werden erstaunt sein, wie viele das Argument und die Schlussfolgerung absolut akzeptabel finden werden. Das Problem mit dieser Aussage ist, dass die Schlussfolgerung völlig falsch ist. Die Hauptannahme ist richtig; die Nebenannahme ist ein weit verbreiteter Irrglaube, der zu einer falschen Schlussfolgerung führt. Der Nordstern, Polaris, ist der neunundvierzighellste Stern am Nachthimmel. Sirius, der sogenannte Hundsstern, ist der hellste Stern am Nachthimmel. Für Beobachter in den mittleren nördlichen Breiten, wo der Nordstern etwa auf halber Höhe des Nordhimmels zu sehen ist, geht Sirius etwa im Südosten auf und etwa im Südwesten unter. Sirius zeigt wahrscheinlich bei seinem Auf- und Untergang nach Südosten bzw. Südwesten und nur dann nach Süden, wenn er am höchsten Punkt des Himmels steht [42].

In der Wissenschaft sollte ein syllogischer Ansatz vermieden werden, da er eine Annahme zu einer Schlussfolgerung macht. Die Schlussfolgerung kann nicht mehr aussagen als das, was in den Annahmen festgehalten wurde, und verdeutlicht somit nur, was zuvor gesagt wurde.

Auf Grundlage von Vernunft eine Aussage zu treffen, ohne dass Beweise zu dieser Aussage vorhanden sind, hat ein großes Risiko, fehlerhaft zu sein. Beispielsweise ging auch Aristoteles davon aus, dass schwerere Gegenstände schneller fallen als leichtere. Wenn wir diese Aussage rein aus der Vernunft unseres Verständnisses ableiten, ergibt sie durchaus Sinn. Wenn auf einen Gegenstand eine größere Kraft ausgeübt wird, dann beschleunigt er auch stärker. Wenn nun die Erde mit ihrer Gravitation an einem Gegenstand mehr zieht als an einem anderen, dann klingt es auch vollkommen klar und logisch, dass das schwerere Objekt schneller fällt als das leichtere Objekt. Doch entgegen der Erkenntnis, die durch Vernunft manchmal entsteht, zeigen Forschung und Experimente, dass diese Aussage falsch ist. Abgesehen von der Reibung beschleunigen alle Objekte unabhängig von ihrem Gewicht mit der gleichen Geschwindigkeit. Aristoteles kannte das zweite Newtonsche Gesetz nicht. Dieses besagt, dass eine größere Masse eine größere Kraft erfordert, um sie zu beschleunigen, wodurch der „Vorteil" des Gewichts gegenüber der Masse aufgehoben wird. Ein weiteres Beispiel für das Versagen der Vernunft ist die Antwort auf die Frage: „Wie schwer ist Rauch?" Man könnte ein Objekt wiegen, bevor man es verbrennt, und dann das Gewicht der Asche messen. Der Unterschied zwischen den beiden Werten ist das Gewicht des Rauchs. Das Verfahren scheitert daran, dass es die Zugabe von Sauerstoff aus der Luft nicht berücksichtigt, wenn dieser in den Verbrennungsprozess eintritt.

Wir müssen bedenken, dass sowohl die eigene Sichtweise als auch der Mangel an Verständnis die Vernunft beeinflussen können. Jeder, der sich mit Religion und Politik beschäftigt hat, weiß, dass wir dazu neigen, das zu glauben, was wir glauben wollen, und dass wir Fakten als Meinungen betrachten, wenn wir nicht damit einverstanden sind, und Meinungen als Fakten, wenn wir mit ihnen einverstanden sind. Manchmal gewinnen wir falsche Eindrücke, wenn wir jemanden oder etwas auf der Grundlage früherer Eindrücke vorverurteilen. Es zeigt sich also, dass es nicht ausreicht und fehleranfällig ist, wenn man nur der Vernunft und dem Rationalismus folgt.

Reliabilismus

Eine Überzeugung ist dann gerechtfertigt, wenn sie durch einen zuverlässigen (reliablen) Prozess entstanden ist – dies ist die zentrale These des Reliabilismus. Im Reliabilismus ist man der Meinung, dass es nur dann gerechtfertigt ist, etwas zu wissen, wenn dieses Wissen durch einen zuverlässigen (reliablen) Erkenntnisprozess erlangt wurde, der über die menschliche Vernunft hinausgeht [12]. Weniger subjektiv als die menschliche Vernunft und nicht der eigenen Täuschung oder menschlichen Voreingenommenheit unterworfen, sind künstliche Schlussfolgerungen wie die Regeln der Mathematik oder der Booleschen Logik [44]. Dies sind ideale Ansätze für die Ableitung von Wissen. Die strukturierte Logik ist die unabdingbare Voraussetzung für Reliabilisten [7]. Betrachten wir wieder ein Beispiel von Wenning [44], bei dem das Wissen aus den axiomatischen Beweisen der Mathematik abgeleitet wurde. Aus der Beziehung $4x + 2 = 10$ kann man nach den Regeln der Algebra zuverlässig schließen, dass $x = 2$ ist. Das ist keine Frage. Aber was können wir aus der folgenden Bearbeitung schließen, bei der x eine Variable und c eine Konstante ist?

$x = c$
Multiplizieren wir nun jede Seite mit x.
$x^2 = cx$
Ziehen Sie anschließend c^2 von jeder Seite ab.
$x^2 - c^2 = cx - c^2$
Faktor.
$(x + c)(x - c) = c(x - c)$
Streiche den gemeinsamen Nenner (x – c).
$x + c = c$
Ersetze c für x und verbinde.
$2c = c$
Streiche den gemeinsamen Term c.
$2 = 1$

In diesem Beispiel müsste 2 gleich 1 sein. Aber wir wissen natürlich, dass dies nicht der Fall ist. Offensichtlich sind wir zu einem falschen Schluss gekommen, weil eine der Regeln der Algebra verletzt wurde. Können wir erkennen, welche? Der Punkt ist, dass man, wenn man künstliche Schlüsse zieht, um Wissen abzuleiten, äußerst vorsichtig sein muss, um keine der Regeln der Mathematik und Logik zu verletzen – vorausgesetzt, man kennt sie tatsächlich.

Kohärenzdenken

Die Kohärenztheorie bzw. der Kohärentismus ist eine Theorie der epistemischen Rechtfertigung. Sie besagt, dass eine Überzeugung nur dann gerechtfertigt sein kann, wenn sie zu einem kohärenten System von Überzeugungen gehört. Damit ein System von Überzeugungen kohärent ist, müssen die Überzeugungen, aus denen dieses System besteht, miteinander „kohärent“ sein. Diese Kohärenz umfasst in der Regel drei Komponenten: logische Konsistenz, erklärende Beziehungen und verschiedene induktive (nicht erklärende) Beziehungen [4], [9], [47]. Für diese Art der Erkenntnis kann sich ein allgemeiner Konsens als nützlich erweisen. Nach dem kohärenzorientierten Standpunkt glaubt „jeder“ etwas, und das muss auch so sein [19], [44].

Niemand, der bei klarem Verstand ist, würde die Aussagen bestreiten, dass Hamburg zwischen Schleswig-Holstein und Niedersachsen liegt und dass der Eiffelturm in Paris steht. Es gibt viele, die nach Hamburg und Paris gereist sind und aus eigener Erfahrung wissen, wo die Stadt bzw. das Bundesland Hamburg und wo der Eiffelturm liegen. Außerdem gibt es zahlreiche Bücher, Landkarten und Internetquellen. Nachweise, die allesamt die gleiche Aussage wiedergeben. Offenbar stimmen sämtliche Quellen mit diesen Aussagen überein. Aber Achtung! Nur weil „jeder“ etwas glaubt, muss es noch lange nicht stimmen. Früher glaubten fast alle, dass Krankheiten darauf zurückzuführen sind, dass die Menschen die Götter verärgert haben, dass die Erde flach ist und dass die Erde unbeweglich im Zentrum des Universums steht [44].

Der Kohärenzglaube eignet sich für eine andere Art des Wissens, die ähnlich fehlerhaft sein kann, nämlich die der vollkommenen Glaubhaftigkeit. Für das mittelalterliche Denken war es nur vernünftig, dass sich die Erde im Zentrum des Universums befand, dem tiefstmöglichen Punkt unter dem Himmel [44]. Für die mittelalterlichen Gelehrten befand sich die Menschheit im Zentrum des Universums, und zwar nicht wegen unseres erhabenen Status als Höhepunkt der Schöpfung, sondern weil wir mit unserer abgefallenen menschlichen Natur so verachtenswert waren. Noch näher am Mittelpunkt des Universums lag der Ort im Zentrum der Erde, der für die verachtenswertesten aller Menschen reserviert war: die Hölle. Diejenigen, die nicht so furchtbar schlecht waren, wurden nach dem Tod in die Unterwelt oder den Hades verbannt, aber nicht in die Hölle. Dies ist der Grund, warum der Himmel aus mittelalterlicher Sicht als „oben“ und die Hölle als „unten“ angesehen wurde. Die Position des Menschen in der Nähe oder im Zentrum des Universums war keine Frage des Stolzes; vielmehr ging es darum, die Beziehung des Menschen zu den Göttern perfekt zu gestalten [44]. Dieser Glaube war absolut überzeugend. Eine andere Deutung hätte nach dem damals vorherrschenden theologischen Verständnis keinen Sinn ergeben. Dennoch waren solche Schlussfolgerungen fehlerhaft. Erinnern wir uns: Alle Beweise und Argumente des Aristoteles deuteten einst darauf hin, dass die Erde unbeweglich ist, doch heute wissen wir, dass sie sich täglich um ihre Achse dreht und jährlich um die Sonne kreist, die nur einer von Milliarden von Sternen in einer typischen Galaxie ist, einer von Milliarden, die scheinbar völlig willkürlich um ein Universum verstreut sind, das kein offensichtliches Zentrum hat [44].

Eine andere Art des Wissens, die auf dem Kohärenzprinzip beruht, ist die Glaubwürdigkeit der Autorität, und auf diese Weise hat fast jeder das „gewusst“, was er über das Universum zu wissen behauptet. Dieser Ansatz wird häufig in Schulen verwendet, um Kinder zu unterrichten. Der Lehrer oder die Lehrerin ist die Autoritätsperson; die Kinder sind wie leere Gefäße, die mit „Wissen“ gefüllt werden müssen. Diese Sichtweise ist zwar völlig falsch, aber sie hat ihre Berechtigung – und auch ihre Grenzen. Schauen wir uns die folgenden Fragen an. Wie lautet dein Name? Woher wissen Sie das? Ist der Tag der Arbeit ein gesetzlicher Feiertag in Deutschland? Woher wissen Sie das? Sie kennen Ihren Namen, weil diejenigen, die bei Ihrer Geburt das Recht hatten, Ihnen einen Namen zu geben, nämlich Ihre Eltern, dies getan haben. Sie sind eine glaubwürdige Autorität, denn nur Eltern haben das Recht, ihren Kindern einen Namen zu geben [44]. Wir wissen, dass der Tag der Arbeit ein nationaler Feiertag ist, weil die deutsche Regierung dies per Gesetz festgelegt hat. Durch ihre rechtliche Autorität haben die Eltern und die Regierung einen Akt durch die ihnen übertragene Macht vollzogen. Sich ausschließlich auf diesen Wissensansatz zu verlassen, kann in vielen Situationen problematisch sein, da nicht alle Autoritäten glaubwürdig sind. Viele religiöse Sekten, die für sich in Anspruch nehmen, die „Wahrheit“ zu besitzen, verkünden zum Beispiel widersprüchliche Glaubenssätze; diese können nicht alle richtig sein. Hellseher könnten absichtlich falsche Behauptungen aufstellen, um die Richtung des eigenen Lebens zu beeinflussen. Finanzberater könnten versuchen, ihre Kunden in die Irre zu führen, um finanzielle Vorteile zu erzielen.

Es gibt mehrere ungelöste Probleme im Zusammenhang mit dem Kohärenzdenken. Wenn Ideen oder Überzeugungen miteinander kollidieren, ist es nicht möglich zu sagen, welche davon zu akzeptieren ist [44], [47]. Wie können wir eine richtige von einer falschen Annahme unterscheiden, wenn falsche Annahmen manchmal mit dem übereinstimmen, was wir bereits wissen, oder eine neue Annahme mit dem in Konflikt steht, was wir als korrekt „wissen"? Wie können wir eine bessere oder bedeutendere Auffassung von einer weniger bedeutsamen unterscheiden? Welche Rolle spielt die Voreingenommenheit bei unserer Fähigkeit, richtig zu unterscheiden? Der Kohärentismus ist offenbar nicht in der Lage, sinnvolle Antworten auf diese Fragen zu geben [12], [44], [47].

Empirie

Im Empirismus geht man davon aus, dass die Logik in Verbindung mit der Überprüfung durch Beobachtung oder Experimente zu Wissen führt. Der empirische Erkenntnisansatz besteht aus der Schlussfolgerung, die durch physikalische Beweise eingeschränkt wird [15], [44]. Zum Beispiel hilft die Argumentation in Verbindung mit Beobachtung den Wissenschaftlern zu wissen, dass die Erde kugelförmig ist. Aufmerksame Beobachter werden feststellen, dass der Nordstern für Reisende, die den Äquator von Norden nach Süden überqueren, bei jedem Längengrad unter den nördlichen Horizont sinkt; dass die Masten von Schiffen lange nach dem Rumpf verschwinden, wenn sie in beliebiger Richtung über den Horizont fahren; dass die Umrundung der Erde in jeder Richtung möglich ist und dass der Schatten der Erde auf dem Mond während einer Mondfinsternis zu jeder Nachtzeit zu sehen ist – all dies sind Beweise, aus denen man logischerweise schließen kann, dass die Erde ungefähr kugelförmig ist [44]. Die Kombination von Beobachtung und logischem Denken kann zu keiner anderen Schlussfolgerung führen.

In seiner einfachsten Form kann man etwas durch eigene persönliche Erfahrung herausgefunden haben. Wenn man sich die Hand an einem heißen Bügeleisen verbrennt, weiß man dies und hat den Beweis für diese Erkenntnis. Die Hand ist vielleicht gerötet und schmerzt, wie bei einer Verbrennung ersten Grades, oder es bilden sich Blasen mit unerträglichen Schmerzen, wie bei einer Verbrennung zweiten Grades, oder es gibt sogar verkohltes Fleisch mit beißendem Geruch, wie bei einer Verbrennung dritten Grades. Die eigene Überzeugung wird mit Beweisen untermauert; man kann also eine Überzeugung mit Beweisen untermauern. Der Glaube an eine verbrannte Hand ist nicht nur eine Sache des Glaubens; man besitzt tatsächlich ein Wissen, das auf Vernunft beruht und durch zahlreiche Beweise gestützt wird. Man muss sich jedoch davor hüten, anzunehmen, dass die persönliche Erfahrung der endgültige Maßstab dafür ist, ob eine Erfahrung einen unanfechtbaren Beweis liefert oder nicht [44], [28]. Einige konkrete Erfahrungen können auf unterschiedliche Weise interpretiert oder beurteilt werden. Die Tatsache, dass Augenzeugen keine identischen Interpretationen liefern, ist ein schönes Beispiel dafür. Ein Zeuge, der sich bei einem Tankstellenraub hinter einem Regal versteckt, wird vielleicht die Situation ganz anders wahrnehmen als derjenige, der an der Kasse steht und mit einem Messer bedroht wird. Die eigene Perspektive kann durchaus Einfluss darauf haben, was man wahrnimmt, woran man sich erinnert oder wie man Beweise interpretiert [44]. Die Menschen ziehen auch nicht immer dieselben Schlussfolgerungen aus denselben Beweisen.

Technologische Verbesserungen können zu einer höheren Präzision der gemachten Beobachtungen führen. Verfeinerte Beobachtungen können dann dazu führen, dass auf Vernunft und neuen Beobachtungen beruhendes Wissen umgestoßen wird. Die Geschichte der Wissenschaft ist voll von evidenzbasierten Konzepten, die heute verworfen werden und von denen man einst annahm, dass sie das Wissen darstellen. Ein Rückblick auf die Geschichte wissenschaftlicher Modelle – das Sonnensystem, die Evolution, das Atom, die Eigenschaften und der Ursprung des Universums, die Eigenschaften und die Ursache der Gravitation, die Beziehung zwischen Raubtieren und Beutetieren, die Genetik, Wärme und Energie – zeigt, dass Wissenschaftler sehr viel Zeit damit verbringen, Modelle zu entwickeln, zu testen, zu vergleichen und im Anbetracht neuer Erkenntnisse wieder zu überarbeiten [44].

Wie die Geschichte zeigt, sind auch wissenschaftliche Erkenntnisse nur vorläufig. Dafür gibt es mehr als einen Grund:

- Wissenschaftler gehen vom Grundsatz der Einheitlichkeit der Natur aus, und in dem Maße, in dem diese Annahme falsch ist, sind auch unsere darauf basierenden Schlussfolgerungen falsch.
- Das, was zu einem bestimmten Zeitpunkt von der übereinstimmenden Meinung der institutionellen Wissenschaft akzeptiert wird, stellt das etablierte wissenschaftliche Wissen dar. Um

> einen Aspekt aus dem Kohärentismus zu entlehnen: Wenn alle Indikatoren darauf hindeuten, dass etwas richtig ist, wird es als richtig angenommen, bis neue empirische Beweise es außer Kraft setzen. Wissenschaftler erheben daher nicht den Anspruch, im Besitz der „Wahrheit" zu sein, weil dies etwas wäre, von dem man jetzt und für immer weiß, dass es richtig ist und vollkommen mit der Realität übereinstimmt [44]. Den Anspruch zu erheben, im Besitz der „Wahrheit" zu sein, wäre mehr als anmaßend.

Damit soll nicht gesagt werden, dass wissenschaftliche Erkenntnisse „unzureichend" sind. Das meiste von dem, was in der Schule gelehrt wird – insbesondere in Physik – wird sich wahrscheinlich nicht ändern. Ganz im Gegenteil. Unser Verständnis von Impuls, Energie, Optik, Elektrizität, Magnetismus usw. ist sehr gut abgesichert, und es gibt keinen Grund zu der Annahme, dass es sich jemals ändern sollte. Aus diesem Grund sagen die Wissenschaftler, dass ihr Wissen vorläufig ist, aber gleichzeitig auch dauerhaft.

Induktion, Deduktion und Abduktion

Induktion und Deduktion sind das Herzstück des Empirismus (▶ Abb. 1.1). Bei der Induktion verallgemeinert man von einer Reihe spezifischer Fälle [8]; bei der Deduktion erzeugt man aus einer generellen Regel Spezifisches [18]. Die Induktion kann als eine Suche nach Allgemeinheit betrachtet werden, die Deduktion als eine Suche nach Besonderheit. Ein sehr einfaches Beispiel reicht aus, um die Konzepte der Induktion und der Deduktion zu erklären.

Angenommen, eine Person geht zu einem Obststand am Straßenrand und möchte süße Äpfel kaufen. Die Obsthändlerin bietet ihr einige Apfelscheiben als Kostproben an. Der Käufer nimmt einen Bissen von einer dieser Scheiben und stellt fest, dass diese sauer ist. Er untersucht den Apfel und stellt fest, dass er hart und grün ist. Dann nimmt er eine weitere Probe und stellt fest, dass auch sie hart, grün und sauer ist. Bevor er eine dritte Probe entnimmt, stellt er fest, dass alle Äpfel hart und grün sind. Er verlässt den Stand und beschließt, keine Äpfel von dieser Obsthändlerin zu kaufen, da sie alle sauer sind.

Zugegeben, zwei Proben sind eine sehr minimale Grundlage für die Anwendung der Induktion, aber in diesem Beispiel reicht es aus. Untersucht man den Gedankengang unseres potenziellen Käufers, so stellt man fest, dass er folgendermaßen argumentiert hat: Alle harten und grünen Äpfel sind sauer; diese Äpfel sind alle hart und grün; also sind all diese Äpfel sauer.

Wir haben diese Form der Argumentation schon einmal gesehen und erkennen sie als eine Modus-ponens-Form des Syllogismus. Unser Käufer hat einen induktiven Prozess durchgeführt, der sich auf spezifische Fälle von Beweisen stützt, um eine allgemeine Regel zu erstellen. Beachten Sie nun die nächsten Zeilen der Argumentation des Käufers: Weil alle Äpfel sauer sind, möchte ich keinen dieser Äpfel kaufen.

Wenn der Kunde beschließt, den Obststand zu verlassen, ohne irgendwelche Äpfel zu kaufen, tut er dies auf der Grundlage der Deduktion. Auf der Grundlage der durch Induktion gezogenen Schlussfolgerung hat er durch Deduktion beschlossen, den Stand zu verlassen, ohne Äpfel zu kaufen [44].

Wissenschaftler verwenden nur selten diesen syllogistischen Prozess, wenn sie sich mit dem Thema der Wissenschaft befassen, weil sie nicht daran interessiert sind, „einfache Schlussfolgerungen" über materielle Objekte zu ziehen. Zum Beispiel: „Alles Licht bewegt sich in geraden Linien; wir haben Licht; also bewegt sich das, was wir haben, in geraden Linien" trägt nichts zu wissenschaftlichem Wissen oder Verständnis bei. Um die Behauptung zu rechtfertigen, dass sich das Licht in geraden Linien bewegt, müssen wir Beobachtungen machen, die den Beobachtenden zu dieser Schlussfolgerung führen [44]. Daten, die sich auf das Phänomen beziehen, müssen im Sinne dieses Prinzips erklärt werden.

Die Abduktion ist das Herzstück der wissenschaftlichen Erklärungsfindung. Es handelt sich um den Prozess der Hypothesenbildung [43]. Die Formulierung von Hypothesen – das sind Konstrukte, die Vorhersagen und Erklärungen liefern sollen – beginnt mit der Untersuchung der verfügbaren Beweise und der Entwicklung einer entsprechenden Erklärung. Die Abduktion stützt sich manchmal auf Analogien zu anderen Situationen [20]. Im vorangegangenen Beispiel könnte man aus dem Wissen, dass Zucker den Dingen, die ihn enthalten, den Geschmack von Süße verleiht, schließen, dass in harten grünen Äpfeln kein natürlicher Zucker vorhanden ist. Dies würde den Mangel an Süße in den am Obststand verkosteten Äpfeln erklären. Die Aussage, dass harte grüne

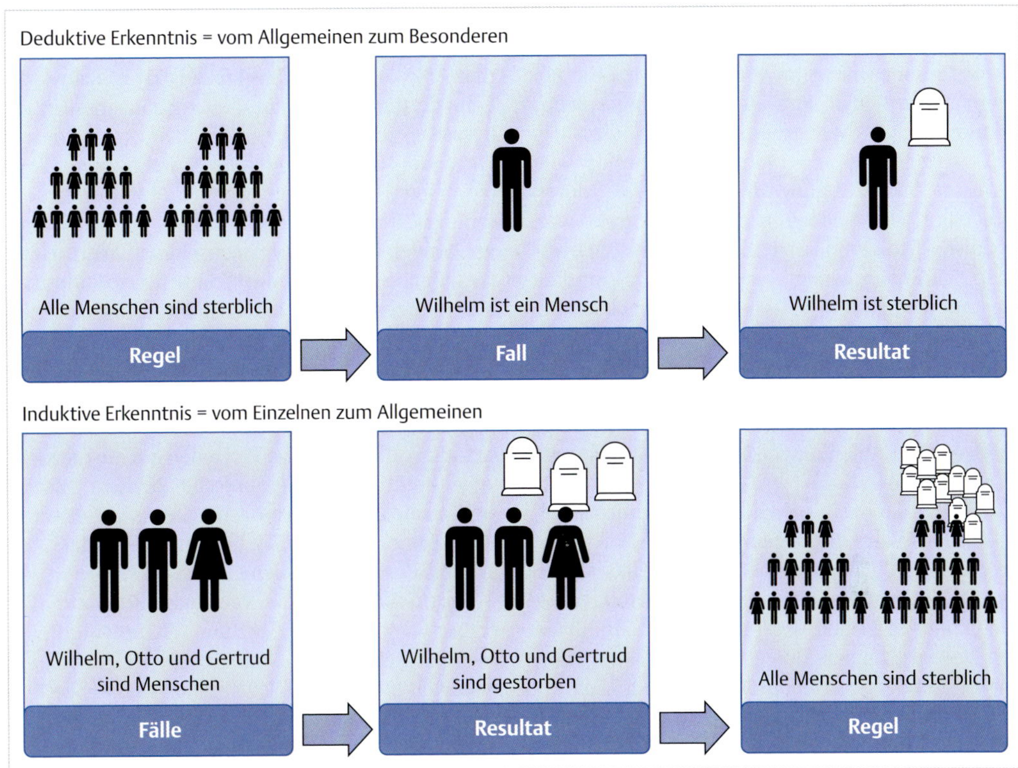

Abb. 1.1 Induktion und Deduktion.

Äpfel sauer sind, weil ihnen der natürliche Zucker fehlt, der in süßen Äpfeln vorhanden ist, ist eine durch Abduktion abgeleitete Hypothese. Diese Hypothese dient dazu, zu erklären, warum die Kostproben der harten grünen Äpfel alle sauer schmeckten [23], [44].

Empirie in der Wissenschaft

Wissenschaftliche Erkenntnisse sind Überzeugungen, die auf Vernunft und empirischen Beweisen beruhen; sie sind zwar vorläufig, aber dennoch recht haltbar und werden sich in den meisten Fällen der in der Schule behandelten etablierten Wissenschaften wahrscheinlich nicht ändern. Ein wissenschaftliches Verständnis der Natur ist ein Verständnis, das anhand der empirischen Beweise, die die Natur liefert, geprüft und nicht für unzureichend befunden wurde; ein wissenschaftliches Gesetz, eine Hypothese und eine Theorie können durch die Zusammenführung von empirischen Beweisen, wiederholbaren Experimenten und logischer Schlussfolgerung entwickelt und gestützt werden. Das wissenschaftliche Wissen stützte sich auf antike Autoritäten, vor allem Aristoteles. Religiöse Dogmen, insbesondere die von Thomas von Aquin (1225–1274 n. Chr.), spielten ebenfalls eine entscheidende Rolle bei der Festlegung von Wissen, das 1633 in den Prozess gegen Galilei eingriff [44]. Nach der wissenschaftlichen Revolution wurden Fakten, Grundsätze, Gesetze, Hypothesen und Theorien im Lichte empirischer Beweise einer objektiven Beurteilung unterzogen [4].

Galileis Teleskopbeobachtungen zu Beginn des 17. Jahrhunderts zeigten, dass Ptolemäus' Modell des Sonnensystems falsch war, bestätigten aber nicht, dass das von Kopernikus vorgeschlagene Modell richtig war. Vielmehr zeigten spätere Beobachtungen, dass sogar Kopernikus falsch lag. Die Beobachtungen von Galilei haben auch ein konkurrierendes Modell des Sonnensystems, das Tychonische System, nicht beseitigt, das Galileis Beobachtungen auf bewundernswerte Weise erklärt hat. In diesem Modell befand sich die Erde im Zentrum des bekannten Universums und die Sonne umkreiste die Erde täglich. Die Planeten umkreisten ihrerseits die Sonne [44]. Die Beobachtungen Galileis standen nicht im Widerspruch zu diesem alternativen Modell. Erst als angemessene Beobachtungen gemacht wurden, wurde klar, dass das Keplersche Modell des Sonnensystems, das die perfekte Kreisbewegung des Kopernikus durch eine elliptische Bewegung ersetzte, korrekt war. Unumstößliche empirische Beweise für die Bewegung der Erde wurden erst erbracht, als Bradley die Aberration des Sternenlichts beobachtete (1729), Bessel die Parallaxe des Doppelsterns 61 Cygni entdeckte (1838) und spätere empirische Beweise in der Mitte bis zum Ende des 19. Jahrhunderts wie Dopplerverschiebungen in Sternspektren und Ablenkungen fallender Körper zum Tragen kamen [44].

Im Laufe der Jahre haben der menschliche Einfallsreichtum und die Vernunft über die Unwissenheit gesiegt. Der Mensch hat in vielfältiger Weise mit der Natur interagiert - durch die Formulierung von Grundsätzen und Gesetzen auf der Grundlage von Beobachtungen, durch die Aufstellung und Entwicklung von Hypothesen und schließlich durch die Bildung von Theorien. All dies erfordert Kreativität und immer ausgefeiltere Formen der Beobachtung, die auch die Technik einschließt, und führt zu einem immer besseren Verständnis der Natur [6], [44]. Dies gilt in keiner Weise mehr als bei der Entwicklung von Theorien. Theorien sind das Markenzeichen des wissenschaftlichen Verständnisses [25]. Sie stimmen mit dem vorhandenen Wissen überein, sie vereinheitlichen Daten und erklären bisher unerklärte Daten, sie weisen manchmal auf Zusammenhänge hin, die bisher unbemerkt geblieben sind, sie erklären und sagen oft voraus. Dies alles sind Merkmale von Darwins Evolutionstheorie, Mendelejews Periodensystem, Wegeners Theorie der Plattentektonik, Einsteins Spezieller Relativitätstheorie und Watson und Cricks Doppelhelix-Modell der DNA. Die wissenschaftlichen Theorien stellen die Spitze des wissenschaftlichen Wissens dar, doch sie alle unterliegen der Beurteilung und Überarbeitung im Lichte neuer wissenschaftlicher Erkenntnisse.

Umfang und Grenzen wissenschaftlicher Erkenntnisse

Da wissenschaftliche Erkenntnisse letztlich auf empirischen Belegen beruhen, können sie keine Antworten auf Fragen geben, für die es keine empirische Grundlage gibt. Die Wissenschaft kann zum Beispiel nicht die Anzahl der Engel bestimmen, die auf einem Stecknadelkopf tanzen können; sie kann auch nicht die Existenz eines Gottes beweisen oder widerlegen. Sie kann sich nicht mit Fragen des Glaubens oder der Moral oder mit kontroversen Themen wie Eugenik, Stammzellenforschung, Abtreibung usw. befassen. Sie kann nicht verwendet werden, um menschliche Werturteile zu fällen. Sie kann jedoch diese Entscheidungen unterstützen, indem sie geeignete Informationen bereitstellt, die bei der Entscheidungsfindung zu diesen Themen genutzt werden können. Als Lehrer für naturwissenschaftliche Fächer müssen wir darauf achten, dass wir die Grenzen nicht überschreiten, die durch das Vertrauen auf die menschliche Vernunft und empirische Beweise gesetzt sind. Wir müssen darauf achten, dass wir unseren Schülern nicht das Gefühl vermitteln, dass die Wissenschaft alle Probleme lösen kann [29].

Einige Aussagen, die Wissenschaftler auf den ersten Blick als richtig akzeptieren, scheinen wissenschaftlich zu sein, sind es aber nicht, weil sie nachweislich nicht falsifizierbar sind. (Beachte, dass eine Aussage nach Poppers Prinzip der Falsifizierbarkeit nicht richtig sein muss, um wissenschaftlich zu sein [33]). Betrachten wir zum Beispiel die folgende, aus der Induktion abgeleitete Aussage: „Alles Kupfer leitet Elektrizität“. So überraschend sie auch erscheinen mag, ist dies keine wissenschaftliche Aussage, da sie nicht widerlegt werden kann. Diese Aussage kann nur dann bewiesen werden, wenn alles Kupfer überall im Universum getestet worden ist. Dies ist eine praktische Unmöglichkeit. Die Behauptung, dass alles Kupfer Elektrizität leitet, kann nur in einem einzigen Fall widerlegt werden - und der muss erst noch gefunden werden. Diesen einzigen Fall zu finden, könnte jedoch unendlich viel Zeit in Anspruch nehmen. Eine pragmatische Rechtfertigung der Induktion ist jedoch möglich. Die Wissenschaftler haben sich entschlossen, die Ergebnisse der Induktion für richtig zu halten, weil wir davon ausgehen, dass die gesamte Bevölkerung dieselben Merkmale aufweist, wie sie in einer Stichprobe zu sehen sind. Dies ist das Prinzip der Gleichförmigkeit der Natur und eine Annahme, auf der alle wissenschaftlichen Erkenntnisse beruhen [40], [44].

Selbst einfache wissenschaftliche Gesetze wie V=IR haben ihre Grenzen, aber diese Grenzen werden oft nicht genannt. Nehmen wir zum Beispiel einen 750-Watt-Brottoaster. Bei 120 Volt

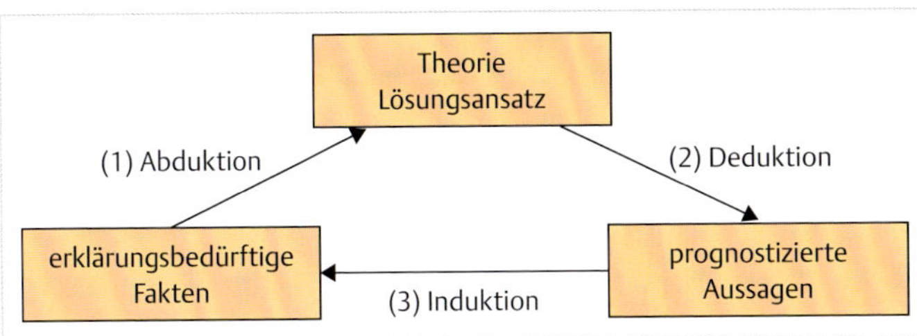

Abb. 1.2 Kognitive Verzerrungen.

zieht dieser Toaster 6,25 Ampere, was einen Innenwiderstand von 19 bedeutet. Könnte man vernünftigerweise erwarten, dass dieser Toaster mit einer normalen 9-Volt-Batterie betrieben wird? Warum oder warum nicht? Wenn man eine 9-Volt-Batterie verwenden würde, müsste sie fast ½ Ampere Strom liefern, was weit über die Kapazität der Batterie hinausgeht. Eine Batterie dieses Typs würde in dieser Situation als „nicht ohmsch" betrachtet, da das Ohmsche Gesetz für diese Kombination von Schaltkreiselementen nicht gilt. Ähnlich verhält es sich mit dem Glühfaden einer Glühbirne, der beim Übergang von einem nicht leuchtenden zu einem leuchtenden Zustand während der Einschaltphase eine erhebliche Widerstandsänderung erfährt. Das Wolfram, aus dem der Glühfaden einer Glühbirne besteht, hat einen Widerstand, der von der Temperatur abhängig ist. Daher wäre eine Aussage über den Widerstand einer Glühfadenlänge L und eines Querschnitts A, dessen Widerstand gleich ist, komplexer als das allgemein gültige Gesetz [44].

Ebenso beweisen experimentelle Testergebnisse, die eine Hypothese oder Theorie bestätigen, nicht, dass sie richtig ist; vielmehr bedeutet dies, dass sich die Hypothese oder Theorie noch nicht als falsch erwiesen hat. Wenn experimentelle Beweise zeigen, dass sich Vorhersagen als falsch erweisen, dann erweist sich die Hypothese oder Theorie, aus der sie abgeleitet wurden, entweder als unvollständig oder als falsch. Wie die Grundsätze oder Gesetze hat auch die Bestätigung einer Hypothese oder Theorie nichts mit ihrer Bestätigung zu tun.

Der in der Wissenschaft angewandte Verifikationsprozess ist viel umfangreicher als im Beispiel mit den Äpfeln. Wissenschaftliche Überprüfungsverfahren sind gewollt, intensiv und international angelegt. Alle Gesetze, die durch Induktion zustande kommen, müssen unter allen denkbaren Bedingungen und auf universeller Basis geprüft werden, bevor sie diesen Namen verdienen. Trotzdem werden die aus der Induktion abgeleiteten Aussagen immer mit Zweifeln behaftet sein und können uns niemals absolute Gewissheit geben. Dennoch wenden wir Grundsätze, Gesetze, Hypothesen und Theorien so an, als ob sie ohne jeden Zweifel richtig wären. Dieser pragmatische Ansatz wird gewählt, weil die tägliche Arbeit nicht unbedingt von absoluter Gewissheit abhängt. Es genügt zu sagen, dass die etablierte wissenschaftliche Meinung eine angemessene Grundlage für die meisten Maßnahmen ist, wie sich gezeigt hat.

Schließlich müssen wir darauf achten, die authentische Bedeutung des Wortes „Erklärung" in der Wissenschaft richtig zu verstehen. Manchmal wird erklärt, dass der Grund, warum ein ruhendes Objekt in Ruhe bleibt oder ein sich bewegendes Objekt den gleichen Bewegungszustand beibehält, wenn keine unausgewogene Kraft auf es einwirkt, in der Trägheit liegt. In anderen Fällen wird darauf hingewiesen, dass Körper aufgrund von Gravitationskräften zueinander hingezogen werden. Sowohl „Trägheit" als auch „Schwerkraft" sind Pseudo-Erklärungen. Diese Begriffe sind lediglich andere Bezeichnungen für die in den so ausgedrückten Prinzipien genannten Tatsachen. Erklärungen müssen in gewisser Weise „allgemeiner" sein als die zu erklärenden Phänomene [29].

1.3 Urteilsvermögen und kognitive Verzerrungen

Täglich müssen wir unzählige Entscheidungen treffen, und oft beruhen unsere Entscheidungen auf dem Gefühl, „das Richtige zu tun". So auch in der klinischen Praxis. Wir haben eben schon erfahren, wie schwierig es ist, überhaupt das „Richtige" oder die „Wahrheit" zu identifizieren. Ein zusätzlicher Prozess, der eine zusätzliche Barriere für „richtige" Entscheidungen ist und unser Wissen stark beeinflusst, sind sogenannte kognitive Verzerrungen (▶ Abb. 1.2) [32], [41]. Dies ist in der Regel auch ein Verhalten, was wir als „normal" betiteln können, da diese in unserem „Modus operandi", sprich in unseren kognitiven Prozessen fest verankert sind. Meist treffen wir auch in der klinischen Praxis Entscheidungen auf eine rasche und effiziente Art und bedienen uns kognitiver Abkürzungen, sogenannter Heuristiken. In vielen Situationen sind kognitive Heuristiken auch sehr effizient, sie bergen jedoch auch ein starkes Risiko, Entscheidungen zu treffen, die weit davon entfernt sind, sich der Wahrheit zu nähern bzw. rational zu sein. Im Folgenden werden einige kognitive Verzerrungen beschrieben, welche uns bewusst machen sollen, dass diese kognitiven Verzerrungen eine alltägliche Erscheinung sind. Umso wichtiger ist es, uns dieser möglichen kognitiven Verzerrungen bewusst zu sein, denn nur so können wir diese minimieren und Entscheidungen in unserem Alltag und bei der Arbeit in der Physiotherapie schützen, die eventuell negative Konsequenzen haben könnten. Wir nutzen dabei die englischen Begrifflichkeiten, da diese in der wissenschaftlichen Kommunikation auch in Deutschland gängig sind.

1.3.1 Confirmation Bias

Confirmation Bias (Bestätigungsfehler) ist die Eigenschaft, so nach Informationen zu suchen, sie zu interpretieren oder Information zu bevorzugen, dass die eigenen Überzeugungen und Hypothesen unterstützt werden [30], [39]. Wer kennt diese Situation nicht, dass in einer kontroversen Diskussion ein Teilnehmer sein Smartphone herausholt, kurz etwas eintippt und einem dann einen Artikel, einen Interneteintrag oder sogar eine Studie vorzeigt, die die Hypothese desjenigen unterstützt, der uns jetzt als Beweis sein Smartphone zeigt. Dies ist ein typisches Beispiel für eine Situation, bei der die Suche nach Informationen schon dem Confirmation Bias unterliegt. Wenn wir uns gezielt auf die Suche nach Informationen machen, die unsere eigene These unterstützen, dann werden wir auch mit hoher Wahrscheinlichkeit vermeintliche „Beweise" finden, die unsere These unterstützen. Doch wir sollten uns folgende Fragen stellen:

- Haben wir eine systematisch aufgestellte Suche durchgeführt?
- Haben wir alle Ergebnisse dieser Suche berücksichtigt?
- Wurden von uns alle gefundenen Ergebnisse der Suche unter wertfreien Bedingungen kritisch betrachtet?

Es ist in diesem Fall manchmal hilfreich, genau nach dem Gegenteil zu suchen, bzw. die Suche so zu gestalten, als wollten wir unsere Hypothese widerlegen. Dies wird oft zu überraschenden Ergebnissen führen, manchmal auch zu frustrierenden. Auch im wissenschaftlichen Diskurs können wir diesen Confirmation Bias unterliegen, wenn wir mit Studien argumentieren, die wir gezielt gesucht haben, um unsere Hypothesen zu stützen.

1.3.2 Dunning-Kruger-Effekt

Der Dunning-Kruger-Effekt ist eine kognitive Verzerrung, bei der Menschen mit geringen Kompetenzen bei einer gestellten Herausforderung ihre Fähigkeiten überschätzen [37]. Der systematische Fehler betrifft ihre Tendenz, ihre Kompetenz stark zu überschätzen oder sich selbst für kompetenter zu halten, als sie sind. Ein gutes Beispiel ist die Zeit der Corona-Pandemie, bei der viele und wahrscheinlich jeder von uns selbst auch, von unseren Emotionen getrieben, das Gefühl hatten und auch entsprechende Argumente anbrachten, wie der beste Umgang mit der Pandemie ist und wo wahrscheinlich Virologen und Epidemiologen falsch liegen. Dies, ohne Experte oder Expertin auf dem Gebiet zu sein. Wir finden dies auch oft, wenn wir über Studien diskutieren und eine Person gegenüber haben, welche absolut überzeugt ist, dass ihr Wissen über Studien und gefälschte Studien sehr hoch ist, jedoch nach einer Diskussion offensichtlich wird, dass kein wirkliches Expertenwissen vorhanden ist.

1.3.3 Authority Bias / Halo-Effekt

Unter Authority Bias versteht man die Tendenz, der Meinung einer Autoritätsperson (unabhängig von ihrem Inhalt) eine größere Richtigkeit zuzuschreiben und sich stärker von dieser Meinung beeinflussen zu lassen [27]. Eine Person lässt sich stärker von der Meinung dieser Autoritätsperson beeinflussen, weil sie deren Ansichten für glaubwürdiger hält, und legt daher mehr Wert auf den Standpunkt der Autoritätsperson und befolgt sie wahrscheinlich eher.

Ähnlich verhält es sich beim Halo-Effekt, welcher die Tendenz bezeichnet, durch die positive Wahrnehmung einer Person als beispielsweise Expertin, die Aussagen dieser Person generell als richtig zu interpretieren.

Ein Beispiel ist der Fall von Ivar Giaever, Nobelpreisträger in Physik von 1973, welcher generell bestreitet, dass die Erderwärmung auf Kohlenstoffdioxidemissionen zurückzuführen ist [11]. Durch die Auszeichnung des Nobelpreises wird er als Experte gesehen. Dies wiederum führt dazu, dass, obwohl Ivar Giaever laut eigenen Aussagen kein Experte für Klimawandel ist, seine Aussagen zum Klimawandel von manchen als richtig angesehen werden.

Den Halo-Effekt finden wir auch in der Medizin [2], wo Experten manchmal als unfehlbar angesehen werden. Dies kann in der Ausbildung oder im Studium beginnen, wenn wir die Aussagen einer Dozentin oder einer Lehrkraft ungeprüft und ohne kritischen Blick als richtig bewerten. Wir treffen, lesen oder hören auf bestimmte Experten in der beruflichen Laufbahn, deren Aussagen wir manchmal entsprechend ihrem Status gewichten, anstatt diese Aussagen genauso kritisch zu prüfen, wie in einer Situation, wenn sie nicht von vermeintlichen Experten kommen.

1.3.4 Belief Bias

Belief Bias ist die Eigenschaft, die Aussagekraft von Argumenten nach der Glaubhaftigkeit ihrer Schlussfolgerung zu beurteilen und nicht danach, wie stark sie diese Schlussfolgerung stützen [36]. Wir werden normalerweise eher ein Argument akzeptieren, das eine Schlussfolgerung stützt, die mit unseren Werten, Überzeugungen und unserem Vorwissen übereinstimmt. Der Belief Bias ist eine äußerst häufige und daher bedeutende Form der Verzerrung, da wir uns leicht von unseren Überzeugungen blenden lassen und zu einer falschen Schlussfolgerung gelangen. Schlussfolgerungen werden auf Grundlage von Syllogismen (S. 14) gezogen.

1.3.5 Blind Spot Bias

Der Blind Spot Bias (Verzerrungsblindheit) ist die kognitive Verzerrung, wonach der Einfluss von kognitiven Verzerrungen auf das Urteilsvermögen anderer erkannt wird, während der Einfluss von kognitiven Verzerrungen auf das eigene Urteilsvermögen übersehen wird [34], [35]. Tatsächlich ist es so, dass der Blind Spot Bias sehr weit verbreitet ist und eine Verzerrung ist, die uns alle mehr oder weniger betrifft. Die meisten Menschen scheinen zu glauben, dass sie weniger voreingenommen sind als andere, unabhängig von ihrer tatsächlichen Entscheidungsfähigkeit. Dies zeigen auch wissenschaftliche Untersuchungen zur Verbreitung des Blind Spot Bias [24], [38]. Die Möglichkeit, in einer Diskussion dem Blind Spot Bias zu unterliegen, sollte uns immer bewusst werden, sobald uns das Gefühl überkommt, dass das Gegenüber auf Grundlage von kognitiven Verzerrungen argumentiert. Es ist dann ein guter Zeitpunkt genau zu reflektieren, ob wir nicht selber kognitiven Verzerrungen unterliegen.

1.3.6 Fazit

In den vorigen Abschnitten haben wir einige kognitive Verzerrungen aufgezeigt. In der Literatur sind eine Vielzahl von weiteren möglichen kognitiven Verzerrungen beschrieben [3], [16], [19], [21], [22], [38], [41], [42], [45], [46]. Die Schlussfolgerung, die wir daraus ziehen sollten, ist, dass es wahrscheinlich nur im theoretischen Optimum möglich ist, frei von kognitiven Verzerrungen zu handeln und zu urteilen. Unsere Entscheidungen sind alltäglich getrieben von kognitiven Verzerrungen. Heuristische Fähigkeiten sind im Alltag wichtig, um effizientes Vorgehen zu verwirklichen. Jedoch sollten wir insbesondere bei Entscheidungen mit größerer Tragweite zumindest versuchen, uns von möglichen kognitiven Verzerrungen freizumachen. Hochqualitative Forschung kann uns dabei helfen Entscheidungen zu treffen, bei denen unsere normalen kognitiven Verzerrungen reduziert werden.

1.4 Literatur

[1] Ariely D. Predictably irrational: The hidden forces that shape our decisions. New York: HarperCollins; 2008

[2] Austin JP, Foster BA. How Pediatric Hospitalists Must Contend With the Expert Halo Effect. Hosp Pediatr 2019; 9: 560–562

[3] Beadel JR, Smyth FL, Teachman BA. Change Processes During Cognitive Bias Modification for Obsessive Compulsive Beliefs. Cogn Ther Res 2014; 38: 103–119

[4] Borchert DM, ed. Encyclopedia of philosophy. Gale eBooks. 2nd ed. Detroit: Macmillan Reference USA; 2006

[5] Brüning W. Grundlagen der strengen Logik. Würzburg: Königshausen und Neumann; 1996

[6] Burgess AG, Burgess JP. Truth. Princeton Foundations of Contemporary Philosophy Book 4. Princeton: Princeton University Press; 2011

[7] Conee E, Feldman R. The Generality Problem for Reliabilism. Philosophical Studies 1998; 89: 1–29

[8] Copi IM, Cohen C, Flage DE. Essentials of logic. 2nd ed. Upper Saddle River, NJ: Pearson Prentice Hall; 2007

[9] Davidson D. A Coherence Theory of Truth and Knowledge. In: LePore E, Hrsg. Truth and interpretation. Perspectives on the philosophy of Donald Davidson. Oxford: Blackwell; 1993: 307–319

[10] Eiser JR, van der Pligt J. Attitudes and decisions. New essential psychology. London: Routledge; 1988

[11] Endt C. Nobelpreisträger auf Abwegen. Klimaskeptiker Ivar Giaever. Im Internet: https://www.spiegel.de/wissenschaft/natur/klimaskeptiker-ivar-giaever-nobelpreistraeger-auf-abwegen-a-1041706.html; Stand: 20.11.2021

[12] Gettier EL. Is Justified True Belief Knowledge? Analysis 1963; 23: 121–123

[13] Gilovich T. How We Know What Isn't So. New York: Free Press; 1993

[14] Glanzberg M. Truth. The Stanford Encyclopedia of Philosophy. 2018. Im Internet: https://plato.stanford.edu/archives/sum2021/entries/truth/; Stand: 17.12.2021

[15] Goodwin CJ, Goodwin KA. Research in psychology: Methods and design. Wiley Custom. Hoboken, NJ: Wiley; 2018

[16] Hilbert M. Toward a synthesis of cognitive biases: how noisy information processing can bias human decision making. Psychol Bull 2012; 138: 211–237

[17] Hönigswald R. Grundfragen der Erkenntnistheorie. Schmied-Kowarzik W, Hrsg. Hamburg: Felix Meiner Verlag; 2017

[18] Johnson-Laird P. Deductive reasoning. Wiley Interdiscip Rev Cogn Sci 2010; 1: 8–17

[19] Jones EE, Harris VA. The attribution of attitudes. J Exp Soc Psychol 1967; 3: 1–24

[20] Josephson JR, Josephson SG. Abductive inference: Computation, philosophy, technology. Cambridge: Cambridge Univ. Press; 1996

[21] Kahneman D, Tversky A. Subjective probability: A judgment of representativeness. Cogn Psychol 1972; 3: 430–454

[22] Krueger JI, Funder DC. Towards a balanced social psychology: causes, consequences, and cures for the problem-seeking approach to social behavior and cognition. Behav Brain Sci 2004; 27: 313–27

[23] Leighton JP, Sternberg RJ, eds. The nature of reasoning. Cambridge: Cambridge University Press; 2004

[24] Lieb K, Brandtönies S. A survey of german physicians in private practice about contacts with pharmaceutical sales representatives. Dtsch Arztebl Int 2010; 107: 392–398

[25] Martinich A, Stroll A. Epistemology. 2021. Im Internet: https://www.britannica.com/topic/epistemology; Stand: 10.10.2021

[26] Mi, C. What Is Knowledge? When Confucius Meets Ernest Sosa. Dao 2015; 14: 355–367. https://doi.org/10.1007/s11712-015-9447-9

[27] Milgram S. Behavioral study of obedience. J Abnorm Psychol 1963; 67: 371–378

[28] Morewedge CK, Kahneman D. Associative processes in intuitive judgment. Trends Cogn Sci 2010; 14: 435–440

[29] Nagel E. The structure of science: Problems in the logic of scientific explanation. 2nd ed. Indianapolis: Hackett; 1987

[30] Nickerson RS. Confirmation Bias: A Ubiquitous Phenomenon in Many Guises. Review of General Psychology 1998; 2: 175–220

[31] Peacocke C. Three Principles of Rationalism. Eur J Philosophy 2002; 10: 375–397

[32] Pelaccia T, Tardif J, Triby E et al. An analysis of clinical reasoning through a recent and comprehensive approach: the dual-process theory. Med Educ Online 2011; 16

[33] Popper KR. Vermutungen und Widerlegungen. Das Wachstum der wissenschaftlichen Erkenntnis. Tübingen: Mohr Siebeck; 2000

[34] Pronin E, Lin DY, Ross L. The Bias Blind Spot: Perceptions of Bias in Self Versus Others. Pers Soc Psychol Bull 2002; 28: 369–381

[35] Pronin E. Perception and misperception of bias in human judgment. Trends Cogn Sci 2007; 11: 37–43

[36] Roberts MJ, Sykes EDA. Belief bias and relational reasoning. Q J Exp Psychol A 2003; 56: 131–153

[37] Schlösser T, Dunning D, Johnson KL et al. How unaware are the unskilled? Empirical tests of the „signal extraction" counterexplanation for the Dunning–Kruger effect in self-evaluation of performance. J Econ Psychol 2013; 39: 85–100

[38] Scopelliti I, Morewedge CK, McCormick E et al. Bias Blind Spot: Structure, Measurement, and Consequences. Management Science 2015; 61: 2468–2486

[39] Stangor C, ed. Stereotypes and prejudice: Essential readings. Key readings in social psychology. Philadelphia: Psychology Press; 2000

[40] Steup M, Neta R. Epistemology. The Stanford Encyclopedia of Philosophy. 2005. Im Internet: https://plato.stanford.edu/cgi-bin/encyclopedia/archinfo.cgi?entry=epistemology&archive=sum2020; Stand: 12.11.2020

[41] Tversky A, Kahneman D. Judgment under Uncertainty: Heuristics and Biases. In: Wendt D, Vlek C, Hrsg. Utility, Probability, and Human Decision Making. Dordrecht: Springer Netherlands; 1975: 141–162

[42] Tversky A, Kahneman D. Judgment under Uncertainty: Heuristics and Biases. Science 1974; 185: 1124–1131

[43] Walton D. Abductive, presumptive and plausible arguments. IL 2001; 21

[44] Wenning CJ. Scientific epistemology: How scientists know what they know. J Physics Teacher Education Online 2009: 3–16

[45] Williams AD, Grisham JR. Cognitive Bias Modification (CBM) of obsessive compulsive beliefs. BMC Psychiatry 2013; 13: 256

[46] Williamson DA, Muller SL, Reas DL et al. Cognitive bias in eating disorders: implications for theory and treatment. Behav Modif 1999; 23: 556–577

[47] Young JO. The Coherence Theory of Truth. In: Edward N, Zalta, Hrsg. The Stanford Encyclopedia of Philosophy. 2018. Metaphysics Research Lab, Stanford University; 2018

Kapitel 2

Evidenzbasierte Physiotherapie

Prävention [82]. Eine Möglichkeit, mit dem wachsenden Volumen der Literatur umzugehen, war die Entwicklung systematischer Übersichtsarbeiten oder systematisch entwickelter Zusammenfassungen hochwertiger Evidenz. Systematische Übersichtsarbeiten werden in mehreren Kapiteln dieses Buches diskutiert. 1992 wurde die Cochrane Collaboration gegründet. Ihr Ziel ist die Entwicklung hochwertiger systematischer Reviews, die inzwischen von 54 Cochrane Review Groups durchgeführt werden, unterstützt von einer Vielzahl von Cochrane Centern auf der ganzen Welt. Die Collaboration hat einen großen Einfluss darauf gehabt, qualitativ hochwertige Evidenzen einer großen Anzahl von Menschen zugänglich zu machen.

Einer der ersten Treiber der evidenzbasierten Physiotherapie war die Klinik für Epidemiologie an der Universität Maastricht in den Niederlanden. Seit Anfang der 90er-Jahre bildete diese Abteilung mehrere Generationen exzellenter Forscher und Forscherinnen aus, die einen enormen Beitrag dazu geleistet haben, dass Therapeuten verstehen, was evidenzbasierte Praxis ist und was sie in Bezug auf ihre klinische Praxis bedeutet. Seit 1999 bietet PEDro, eine Datenbank mit randomisierten Studien, Physiotherapeuten einen einfachen Zugang zu hochwertigen Erkenntnissen über die Wirkung von Interventionen. Heute haben die meisten Physiotherapeuten von evidenzbasierter Praxis gehört, und die evidenzbasierte Praxis hat viele Diskussionen und auch etwas Skepsis ausgelöst. Einige glauben, dass das Konzept die Bedeutung von Fähigkeiten, Erfahrung und Praxiswissen und die Vorrangstellung der Interaktion mit einzelnen Patienten und Patientinnen gefährdet. Wir werden diese Fragen in diesem Buch weiter diskutieren.

2.2 Evidenzbasierte Physiotherapie

Wenn wir den Begriff der evidenzbasierten Medizin nehmen und uns fragen, was eigentlich evidenzbasierte Physiotherapie ist, dann unterscheiden sich die allgemeinen Prozesse hinsichtlich der Anwendung nicht. Jedoch gibt es im Detail einige kleine Unterschiede, die sich nicht eins zu eins aus der Medizin für die Physiotherapie adaptieren lassen [68]. So sollte unser Handeln auch auf hochwertiger Forschung basieren, jedoch spielt in der evidenzbasierten Medizin der Gebrauch von Medikamenten eine tragende Rolle. Deren Wirksamkeit lässt sich nach den Regeln der Wissenschaft oft qualitativ hochwertiger untersuchen als physiotherapeutische Interventionen. Ebenso können Blutparameter forschungsqualitativ hochwertiger untersucht werden als klassische Tests und Untersuchungsmethoden der Physiotherapie. Deswegen ist es wichtig, bei der Anwendung von evidenzbasierter Physiotherapie gewisse Differenzen zur evidenzbasierten Medizin zuzulassen.

Merke

Herbert et al. definieren **„Evidenzbasierte Physiotherapie"** als das Handeln, das durch relevante, möglichst qualitativ hochwertige klinische Forschung gestützt wird [68].

Das bedeutet, dass wir, wenn wir uns auf Evidenz beziehen, eine qualitativ hochwertige Forschung meinen. Die Definition der evidenzbasierten Praxis unterscheidet sich von früheren Definitionen der evidenzbasierten Praxis und der evidenzbasierten Medizin. Frühere Autoren waren der Auffassung, dass die Anwendung von evidenzbasierter Medizin dann geschieht, wenn es um die Verwendung der besten verfügbaren Evidenz geht [50], [82]. Die beste verfügbare Evidenz könnte eine qualitativ hochwertige klinische Forschung sein oder manchmal auch qualitativ hochwertige Forschung aus den Grundlagen der Medizin, aber wenn keine qualitativ hochwertige Forschung verfügbar ist, könnte die beste verfügbare Evidenz aus einer qualitativ schlechten klinischen Forschung, Konsensmeinungen oder klinischen Erfahrungen bestehen. Das heißt, nach früheren Definitionen könnte die evidenzbasierte Praxis eine Praxis sein, die auf schlechter Forschung, Konsensansichten oder klinischer Erfahrung basiert. Wir sind uns bewusst, dass es oft nicht genügend relevante und qualitativ hochwertige Forschung gibt, um klinische Entscheidungen zu treffen, und dass in diesem Fall dennoch Entscheidungen getroffen werden müssen. Manchmal können bewährte Verfahren nur durch qualitativ minderwertige klinische Forschung, Konsensmeinungen oder klinische Erfahrungen aufgezeigt werden. Unserer Ansicht nach können solche Praktiken jedoch nicht als evidenzbasiert angesehen werden. Der Begriff „evidenzbasierte Praxis" sollte den Therapie-, Diagnose- und Behandlungsformen vorbehalten bleiben, die auf qualitativ hochwertiger Forschung basieren.

Ziel der evidenzbasierten Praxis ist es, dass, wo immer möglich, klinische Entscheidungen durch qualitativ hochwertige klinische Forschung beeinflusst werden sollten. Das bedeutet nicht, dass klinische Entscheidungen ausschließlich durch qualitativ hochwertige klinische Forschung getroffen werden sollten. Gute Entscheidungen müssen die Erwartungen, Wünsche und Werte der Patienten berücksichtigen [67]. Darüber hinaus können erfahrene Mediziner Erfahrungen und prozedurales Wissen [69] nutzen, um klinische Entscheidungen zu treffen.

Merke

Wo immer möglich, sollten klinische Entscheidungen durch qualitativ hochwertige wissenschaftliche Forschung, aber nicht nur durch wissenschaftliche Forschung beeinflusst werden. Gute klinische Entscheidungen, ob evidenzbasiert oder nicht, sollten die Berücksichtigung von Patientenpräferenzen und das Erfahrungswissen der Therapeuten beinhalten.

2.2.1 Hochwertige Forschung

Unter hochwertiger Forschung verstehen wir insbesondere klinisch relevante Forschung, manchmal aus den Grundlagen der Medizin (Grundlagenforschung), aber vor allem aus der patientenzentrierten klinischen Forschung zur Genauigkeit und Präzision diagnostischer Tests (einschließlich der klinischen Untersuchung), zur Kraft prognostischer Indikatoren und zur Wirksamkeit und Sicherheit therapeutischer, rehabilitativer und präventiver Strategien.

Der Begriff klinische Forschung wird in der Regel verwendet, um die Forschung an Patienten in klinischen Umgebungen zu beschreiben. Die klinische Forschung ist empirischer Natur, d. h., sie verwendet nicht die Theorie, sondern experimentiert oder beobachtet, um Erkenntnisse zu gewinnen. Es wurde ein enormer Teil der klinischen Forschung durchgeführt, aber nicht jede klinische Forschungsarbeit ist von hoher Qualität. Hochwertige klinische Forschung unterscheidet sich von minderwertiger Forschung dadurch, dass sie so konzipiert, durchgeführt und berichtet wird, dass wir den Ergebnissen vertrauen können. Das heißt, qualitativ hochwertige Forschung ist solche, bei der ein geringes Verzerrungsrisiko zu erwarten ist. In Wirklichkeit ist ein Großteil der klinischen Forschung weder von sehr hoher noch von sehr niedriger Qualität; die meisten Forschungsarbeiten sind in mancher Hinsicht von hoher Qualität und in anderen von niedriger Qualität. Ein gewisses Maß an Urteilsvermögen ist erforderlich, um festzustellen, ob eine bestimmte Forschung von ausreichender Qualität ist, um die klinische Entscheidungsfindung zu unterstützen.

2.2.2 Praktisches Wissen und klinische Erfahrung

Unter klinischer Expertise verstehen wir die Fähigkeit, unsere klinischen Fähigkeiten und bisherigen Erfahrungen zu nutzen, um den einzigartigen Gesundheitszustand und die Diagnose jedes/jeder Patient*in, seine/ihre individuellen Risiken und Vorteile potenzieller Interventionen/Expositionen/ Diagnosetests sowie die persönlichen Werte und Erwartungen schnell zu identifizieren. Darüber hinaus ist klinisches Fachwissen erforderlich, um Evidenz mit den Werten und Begleitumständen der Patienten und Patientinnen zu integrieren [83].

Als praktisches Wissen gilt dabei das Wissen aus der professionellen Tätigkeit und der eigenen Erfahrung [70]. Bewusst oder unbewusst ergänzen Physiotherapeuten bei jeder Patientenbegegnung ihre persönliche Wissensbasis. Dieses Wissen wird zusammen mit anderen Informationsquellen, wie der hochwertigen klinischen Forschung, täglich zur Information der Praxis genutzt. Praktisches Wissen „untermauert die schnelle und flüssige Reaktion der Kliniker auf eine Situation". Es ist das, was gut ausgebildete Hochschulabsolventen und erfahrene Physiotherapeuten unterscheidet. Praktische Erfahrung ist aber keine „Evidenz", wie man sie sich selbst ausgemalt hat. Dennoch sollte das praktische Wissen immer in den Entscheidungsprozess eingebracht werden, und in manchen Fällen sollte das praktische Wissen die Evidenz dominieren (▶ Abb. 2.2).

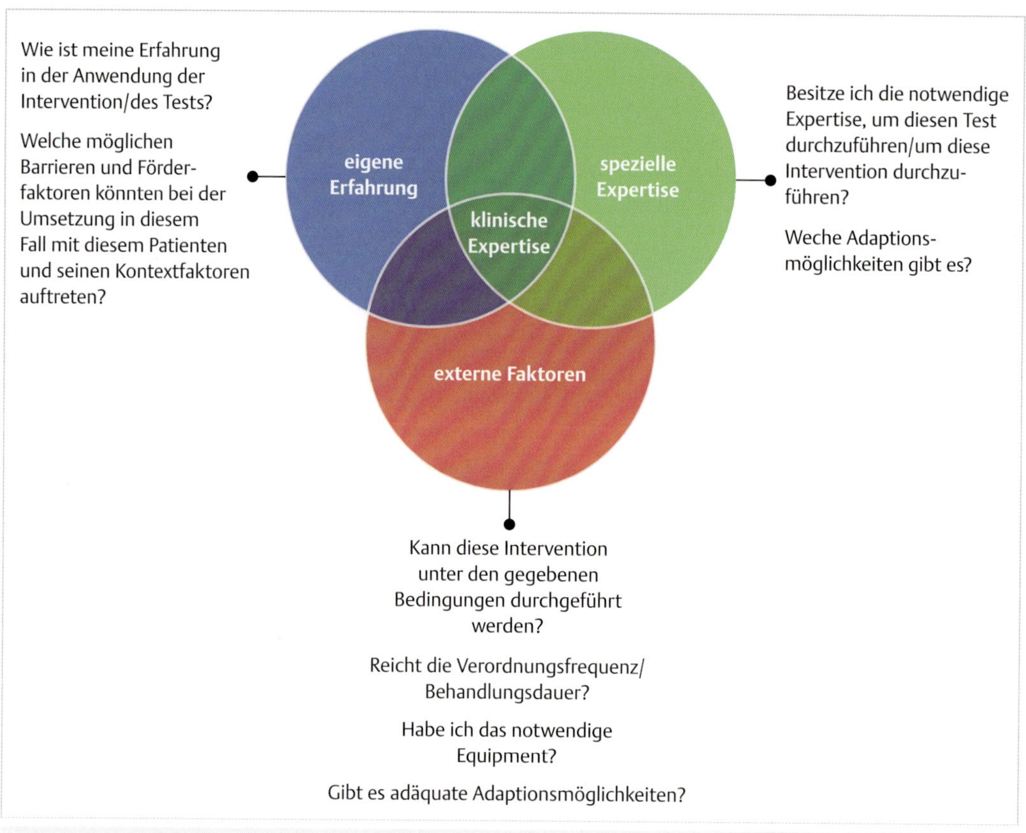

Abb. 2.2 Matrix der klinischen Expertise.

2.2.3 Patientenpräferenzen

Unter Patientenwerten verstehen wir die spezifischen Einstellungen, Anliegen und Erwartungen, die jeder Patient in eine klinische Begegnung einbringt und die in gemeinsame klinische Entscheidungen integriert werden müssen, wenn sie dem Patienten oder der Patientin dienen sollen; unter Patientenbedingungen verstehen wir den individuellen klinischen Zustand des Patienten und das klinische Umfeld [83].

Das traditionelle Modell der klinischen Entscheidungsfindung war so angelegt, dass Kliniker/Therapeuten für ihre Patienten Entscheidungen über die Therapieform treffen. In den letzten Jahren hat es eine stärkere Einbeziehung der Patienten an der Entscheidungsfindung gegeben und viele Patienten und Patientinnen erwarten heute eine Mitwirkungsmöglichkeit bei Entscheidungen über ihre Gesundheit bzw. die Behandlung [57]. Patienten haben eine sehr unterschiedliche Vorstellung von einer Intervention: Einige halten sie nur dann für sinnvoll, wenn sie sehr große positive Effekte mit sich bringt, während andere eine Intervention wünschen, auch wenn die Wirkung sehr gering wäre. Daher müssen Entscheidungen über die Akzeptanz einer Intervention mit den einzelnen Patienten individuell abgestimmt werden. Jeder Patient muss über den zu erwartenden Effekt der Intervention informiert werden und gefragt werden, ob er oder sie das Gefühl hat, dass diese Wirkung groß genug ist, um sich für die Intervention zu entscheiden (▶ Abb. 2.3). Dies ist ein wichtiger gesellschaftlicher Wandel. Es erfordert, dass Physiotherapeuten Kommunikationsfähigkeiten, Empathie und Flexibilität trainieren, um den Patienten die Risiken und den Nutzen alternativer Behandlungsmöglichkeiten nahezubringen [68].

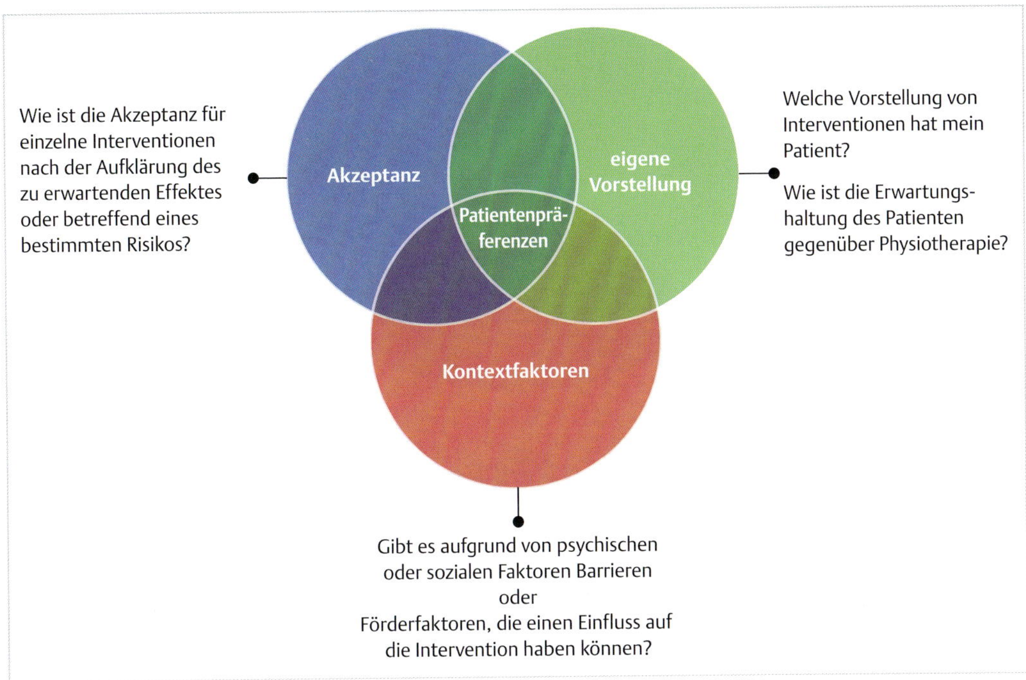

Abb. 2.3 Patientenpräferenzen.

2.2.4 Weitere Faktoren, die die klinischen Entscheidungen beeinflussen

Wir haben erörtert, wie gute klinische Entscheidungen die Integration von hochwertiger klinischer Forschung, Patientenpräferenzen und Praxiswissen voraussetzen. Aber auch andere Faktoren können die Entscheidung beeinflussen. Gute Vorgehensweisen berücksichtigen eine Reihe von kontextabhängigen Faktoren. Die Verfügbarkeit von Ressourcen beeinflusst oft klinische Entscheidungen. So könnte beispielsweise die effektivste Intervention für ein bestimmtes Problem große Mengen an Personalaufwand oder ein kostspieliges Equipment erfordern, das nicht zur Verfügung steht, sodass in diesem Fall möglicherweise eine weniger effektive Intervention eingesetzt werden muss. Weitere zu berücksichtigende Ressourcen könnten die Kompetenzen der Therapeuten sein. Bei der gemeinsamen Entscheidung über eine angemessene Intervention sind Physiotherapeuten in der Pflicht, zu beurteilen, ob sie über die erforderlichen Kenntnisse und Fähigkeiten für die sichere und effektive Durchführung der Behandlung verfügen. Wenn nicht, kann es sinnvoll sein, den Patienten an eine andere Person zu verweisen, welche über die notwendigen Fähigkeiten und Fachkenntnisse verfügt. Möglicherweise ist auch zu prüfen, ob die Dienste in anderen Umgebungen (z. B. in der Nachbarschaft anstelle eines Krankenhauses) verfügbar sind und, wenn es eine Wahl gibt, welche Rahmenbedingung den größeren Nutzen für die Patienten bringen würde. Wenn wir die Rehabilitationsarbeit aus einer globalen Perspektive betrachten, sehen wir enorme Unterschiede im Spektrum der zu behandelnden Erkrankungen und in den für die Gesundheitsversorgung bereitgestellten Ressourcen. Globale Vergleiche von Mortalität und Behinderung [72], [76], Wahrnehmungen von Invalidität [85] und das Niveau der Therapieleistungen zeigen deutlich, wie wichtig diese Faktoren sind. Diese regionalen Faktoren haben enorme Auswirkungen darauf, mit welchen Patienten und Fragestellungen sich Gesundheitsdienstleister und Kliniker beschäftigen sollten und wie klinische Entscheidungen getroffen werden (▶ Abb. 2.4).

Darüber hinaus gibt es wichtige kulturelle Einflüsse, die die Praxis der Rehabilitationsarbeit beeinflussen. Die kulturelle Entwicklung beeinflusst die Erwartungen der Patienten und Therapeuten,

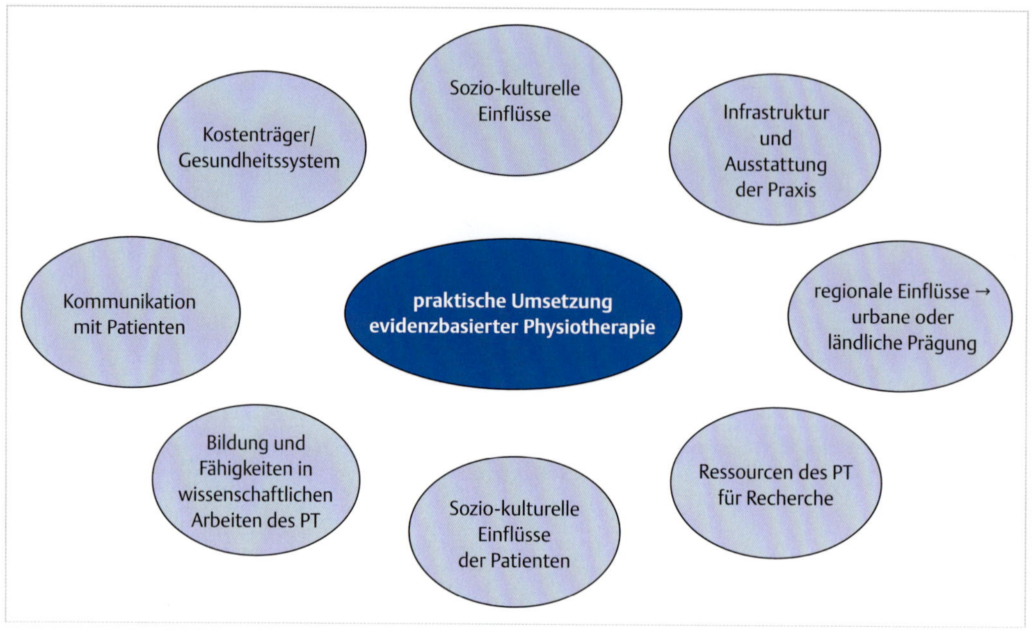

Abb. 2.4 Einflüsse weiterer Faktoren auf die Umsetzung von evidenzbasierter Physiotherapie.

die Einstellung zu Krankheiten, die Bereitstellung von Gesundheitsversorgung, Kommunikation und Interaktion zwischen Patienten und Therapeuten sowie die Art und Weise, wie Interventionen durchgeführt werden. Das bedeutet, dass es durchaus sinnvoll sein kann, Physiotherapie in einzelnen Regionen sehr unterschiedlich zu betreiben. Wir erkennen an, dass einige Kulturen, insbesondere solche mit starken sozialen Hierarchien, Kontexte bieten, die für evidenzbasierte Praktiken oder gemeinsame Entscheidungsfindungen weniger förderlich sind. In multikulturellen Gesellschaften müssen Therapeuten möglicherweise in der Lage sein, die unterschiedlichen kulturellen Hintergründe ihrer Patienten zu berücksichtigen.

Merke

Evidenzbasierte Praxis umfasst das Handeln und die klinische Entscheidungsfindung, welche auf Basis bestverfügbarer klinischer Forschung entstehen. Das Handeln in der evidenzbasierten Praxis sollte die Integration von Evidenz (bestverfügbare klinische Forschung) mit Patientenpräferenzen und Praxiswissen bzw. klinischer Erfahrung beinhalten.

2.3 Prozess der klinischen Entscheidungsfindung

Die klinische Entscheidungsfindung ist komplex. Klinisches Denken muss verwendet werden, um relevante Informationen zu analysieren, zu synthetisieren und zu interpretieren. Nachweise, Patienteninformationen und praktische Kenntnisse müssen nach professionellem Ermessen integriert werden. Klinisches Denken muss als ein zentraler Punkt des Wissensmanagements in der Praxis angesehen werden, indem die Prinzipien der evidenzbasierten Praxis und die Ergebnisse der Forschung genutzt werden, es erfordert aber auch professionelles Urteilsvermögen, um Forschung zu interpretieren und für den spezifischen Patienten und die aktuelle klinische Situation relevant zu machen. Nur wenn Physiotherapie auf diese Weise praktiziert wird, können wir „behaupten, eine glaubwürdige Praxis anzunehmen, die nicht nur evidenzbasiert, sondern auch klientenzentriert und kontextbezogen ist“ [69], [70]. Der Fokus dieses Buches ist enger gefasst: Wir möchten Physiotherapeuten dabei unterstützen, ihre Praxis durch relevante und qualitativ hochwertige klinische Forschung zu informieren.

2.4 Warum ist eine evidenzbasierte Praxis/Therapie wichtig?

2.4.1 Patienten

Eine Grundannahme der evidenzbasierten Praxis ist, dass eine von einer hochwertigen Forschung geprägte Praxis wahrscheinlich sicherer und effektiver ist als eine solche, die nicht auf einer hochwertigen Forschung basiert. Viele Patientinnen haben Zugang zu einer Vielzahl von Informationsquellen, aber nicht alle diese Quellen liefern zuverlässige Informationen. Die am weitesten verbreitete Informationsquelle ist das Internet, das aber das gesamte Spektrum der Informationsqualität bietet. Wenn Patienten fundierte Erkenntnisse über das Management ihrer Erkrankungen gewinnen wollen, benötigen sie Unterstützung bei der Identifizierung einer qualitativ hochwertigen klinischen Forschung. In einigen Ländern, wie beispielsweise im Vereinigten Königreich, wurde der Informationsbedarf der Patienten befriedigt und gefördert. Eine Reihe von Regierungsprogrammen mit hoher Priorität haben die gemeinsame Entscheidungsfindung und Wahlfreiheit gefördert, indem sie den Verbrauchern von Gesundheitsdiensten Zugang zu zuverlässigen Evidenzen verschafft haben [53] und indem sie Patienten dabei unterstützt haben, sich gegenseitig beim Verständnis von Krankheitsprozessen zu unterstützen [84].

2.4.2 Therapeuten und Beruf

Therapeutinnen, Klinikerinnen und Gesundheitsfachkräfte versichern, dass sie „Profis" sind. Koehn argumentiert, dass ein besonders einzigartiges Merkmal von Professionalität die Vertrauenswürdigkeit ist, was bedeutet, dass von den Fachleuten erwartet werden kann, dass sie sich um das Bestmögliche bemühen, im Mittelpunkt das Wohl des Patienten sehen, mit hohen ethischen Standards [74]. Ein konkreter Beweis für das Interesse eines Berufsstandes am Wohlergehen seiner Patienten ist seine Bereitschaft, auf der Grundlage objektiver Erkenntnisse über gute Methoden zu agieren, unabhängig davon, wie unbefriedigend die Ergebnisse sein könnten. Voraussetzung ist, dass sich der Berufsstand darüber im Klaren ist, was die Evidenz aussagt. Praktizierende, die nicht wissen, ob die Beweise darauf hindeuten, dass die von ihnen angebotenen Interventionen wirksam sind, haben möglicherweise einen zweifelhaften Anspruch darauf, „Fachleute" zu sein. Die verschiedenen Professionen von Gesundheitsfachkräften gelten als professionell, sofern die Ausübung durch Beweise gestützt wird. Und wo dies nicht der Fall ist, besteht die Gefahr, dass eine Profession das Ansehen und das Vertrauen der Patientinnen und der breiten Öffentlichkeit verliert.

Der Rolle der verschiedenen therapeutischen Berufe, wie Physiotherapie, Ergotherapie oder Logopädie, hat sich in den letzten 60 Jahren stark verändert. Es gab einen Umstieg von einer Rolle, in der Therapeutinnen das taten, was Ärztinnen ihnen gesagt haben, zu der derzeitigen Position, in der verschiedene therapeutische Berufsgruppen in vielen Ländern als autonome oder teilautonome Gesundheitsfachkräfte auftreten. Diese neu gefundene berufliche Eigenständigkeit sollte verantwortungsbewusst ausgeübt werden. Mit der Autonomie kommt die Verantwortung, sicherzustellen, dass die Patienten genaue Diagnosen und Prognosen erhalten und gut über Vorteile, Schäden und Risiken einer Intervention informiert sind.

2.4.3 Kostenträger, Finanzierer und Auftraggeber von physiotherapeutischen Leistungen

Therapeutische Maßnahmen sollten mehr Nutzen bringen als Risiken. Dies gilt unabhängig davon, ob Therapieleistungen von der Öffentlichkeit, durch Abgaben oder von Einzelpersonen in Form von Leistungsentgelten oder Versicherungsleistungen finanziert werden. Politische Entscheidungsträger, Verantwortliche und Auftraggeber von Gesundheitsdienstleistungen haben ein Interesse daran, sicherzustellen, dass Entscheidungen über die Inanspruchnahme von Gesundheitsleistungen auf der Grundlage von Beweisen getroffen werden [62].

2.5 Wie wird dieses Buch helfen, evidenzbasierte Therapie zu praktizieren?

Dieses Buch bietet eine Schritt-für-Schritt-Anleitung zur Praxis der evidenzbasierten Therapie/Rehabilitation (▶ Abb. 2.5). Der Schwerpunkt liegt auf der Verwendung von Evidenz zur Entscheidungshilfe, die sich auf einzelne Patientinnen oder kleine Patientengruppen bezieht. Aber vieles von dem, was präsentiert wird, gilt gleichermaßen für

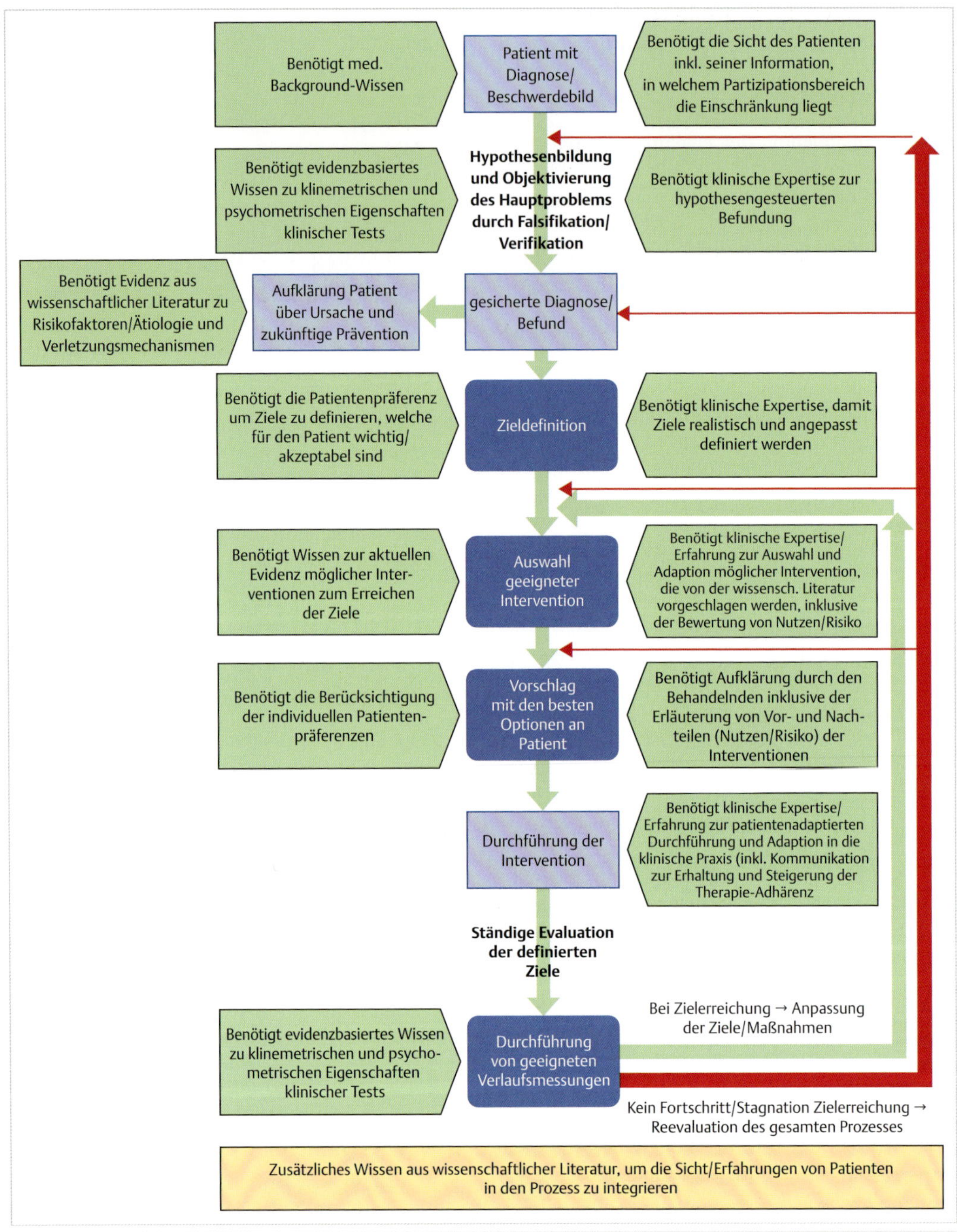

Abb. 2.5 Implementierung von EBP im Clinical Reasoning Prozess.

Entscheidungen über Berufstherapiepolitik und Fragen der öffentlichen Gesundheit.

Die evidenzbasierte Praxis umfasst die folgenden Schritte (▶ Abb. 4.15) [82]:

- Schritt 1: Die Konvertierung von Informationsbedürfnissen in beantwortbaren klinische Fragen.
- Schritt 2: Auffinden der besten Evidenz, mit der diese Fragen beantwortet werden können.
- Schritt 3: Kritische Bewertung der Evidenz für ihre Gültigkeit, Wirksamkeit und Anwendungsfähigkeit.
- Schritt 4: Integration der Evidenz mit klinischem Fachwissen und mit den individuellen biologischen Faktoren, Wertvorstellungen und Umständen der Patient*innen.
- Schritt 5: Bewertung der Effektivität und Effizienz bei der Durchführung der Schritte 1–4 und Suche nach Möglichkeiten, diese bei der nächsten Gelegenheit zu verbessern.

2.6 Literatur

[48] Antman EM, Lau J, Kupelnick B et al. A comparison of results of meta-analyses of randomized control trials and recommendations of clinical experts. Treatments for myocardial infarction. JAMA 1992; 268: 240–8

[49] Brater DC, Daly WJ. Clinical pharmacology in the Middle Ages: principles that presage the 21st century. Clin Pharmacol Ther 2000; 67: 447–50

[50] Bury TJ, Mead JM. Evidence based healthcare: A practical guide for therapists. Oxford: Butterworth-Heinemann; 2002

[51] Cherkin DC, Deyo RA, Wheeler K et al. Physician views about treating low back pain. The results of a national survey. Spine 1995; 20: 1–9

[52] Cochrane AL. Effectiveness and efficiency: Random reflections on health services. London: The Royal Society of Medicine Press; 2004

[53] Coulter A, Entwistle V, Gilbert D. Sharing decisions with patients: Is the information good enough? BMJ 1999; 318: 318–22

[54] Covell DG, Uman GC, Manning PR. Information needs in office practice: Are they being met? Ann Intern Med 1985; 103: 596–9

[55] Daly WJ, Brater DC. Medieval contributions to the search for truth in clinical medicine. Perspect Biol Med 2000; 43: 530–40

[56] Davis D, O'Brien MA, Freemantle N et al. Impact of formal continuing medical education: Do conferences, workshops, rounds, and other traditional continuing education activities change physician behavior or health care outcomes? JAMA 1999; 282: 867–74

[57] Edwards A, ed. Evidence-based patient choice: Inevitable or impossible? Oxford: Oxford University Press; 2001

[58] Evans CE. Does a Mailed Continuing Education Program Improve Physician Performance? JAMA 1986; 255: 501

[59] Evidence-Based Medicine Working Group. Evidence-based medicine. A new approach to teaching the practice of medicine. JAMA 1992; 268: 2420–5

[60] Feinstein AR. Clinical judgment. 1967th ed. Malabar: Krieger; 1985

[61] Glasziou P, Altman DG, Bossuyt P et al. Reducing waste from incomplete or unusable reports of biomedical research. The Lancet 2014; 383: 267–76

[62] Gray JAM. Evidence-based healthcare: how to make health policy and management decisions. 2nd ed. Edinburgh: Churchill Livingston; 2001

[63] Greenhalgh T. Effectiveness and Efficiency: Random Reflections on Health Services. BMJ 2004; 328: 529

[64] Guyatt GH, Sackett DL, Cook DJ. Users' guides to the medical literature. II. How to use an article about therapy or prevention. B. What were the results and will they help me in caring for my patients? Evidence-Based Medicine Working Group. JAMA 1994; 271: 59–63

[65] Haynes R. Where's the meat in clinical journals [editorial]. ACP J Club 1993: A-22–3

[66] Haynes RB, Cotoi C, Holland J et al. Second-order peer review of the medical literature for clinical practitioners. JAMA 2006; 295: 1801–8

[67] Haynes RB, Devereaux PJ, Guyatt GH. Physicians' and patients' choices in evidence based practice. BMJ 2002; 324: 1350

[68] Herbert RD, Jamtvedt G, Hagen KB et al. Practical evidence-based physiotherapy. 2nd ed. Edinburgh: Elsevier/Churchill Livingstone; 2012

[69] Higgs J, Richardson B, Dahlgren MA, eds. Developing practice knowledge for health professionals. Edinburgh: Butterworth-Heinemann; 2004

[70] Higgs J, Titchen A. Rethinking the Practice-Knowledge Interface in an Uncertain World: A Model for Practice Development. Br J Occup Ther 2016; 64: 526–33

[71] Jaeschke R, Guyatt GH, Sackett DL. Users' guides to the medical literature. III. How to use an article about a diagnostic test. B. What are the results and will they help me in caring for my patients? The Evidence-Based Medicine Working Group. JAMA 1994; 271: 703–7

[72] James SL, Abate D, Abate KH et al. Global, regional, and national incidence, prevalence, and years lived with disability for 354 diseases and injuries for 195 countries and territories, 1990–2017: A systematic analysis for the Global Burden of Disease Study 2017. Lancet 2018; 392: 1789–858

[73] Kennedy J, Quan H, Ghali WA et al. Variations in rates of appropriate and inappropriate carotid endarterectomy for stroke prevention in 4 Canadian provinces. CMAJ 2004; 171: 455–9

[74] Koehn D. Ground of professional ethics. London, New York: Routledge; 2016

[75] Macleod MR, Michie S, Roberts I et al. Biomedical research: Increasing value, reducing waste. Lancet 2014; 383: 101–4

[76] Murray CJ, Lopez AD. Alternative projections of mortality and disability by cause 1990–2020: Global Burden of Disease Study. Lancet 1997; 349: 1498–504

[77] Oxman AD, Guyatt GH. The science of reviewing research. Ann N Y Acad Sci 1993; 703: 125–33

[78] Oxman AD, Sackett DL, Guyatt GH. Users' guides to the medical literature. I. How to get started. The Evidence-Based Medicine Working Group. JAMA 1993; 270: 2093–5

[79] Pimlott NJG, Hux JE, Wilson LM et al. Educating physicians to reduce benzodiazepine use by elderly patients: A randomized controlled trial. CMAJ 2003; 168: 835–9

[80] Sackett D. Using Evidence-Based Medicine to Help Physicians Keep Up-To-Date. Serials 1996; 9: 178–81

[81] Sackett DL, Rosenberg WM, Gray JA et al. Evidence based medicine: what it is and what it isn't. BMJ 1996; 312: 71–2

[82] Sackett DL, Straus SE, Richardson WS. Evidence-based medicine: How to practice and teach EBM. 2nd ed. Edinburgh: Churchill Livingstone; 2001

[83] Straus SE, Glasziou P, Richardson SW et al., eds. Evidence-based medicine: How to practice and teach EBM. 5th ed. Edinburgh, London, New York: Elsevier; 2018

[84] Tattersall RL. The expert patient: A new approach to chronic disease management for the twenty-first century. Clin Med (Lond) 2002; 2: 227–9

[85] Üstün TB, Rehm J, Chatterji S et al. Multiple-informant ranking of the disabling effects of different health conditions in 14 countries. Lancet 1999; 354: 111–5

Kapitel 3

Erstellung relevanter klinischer Fragen

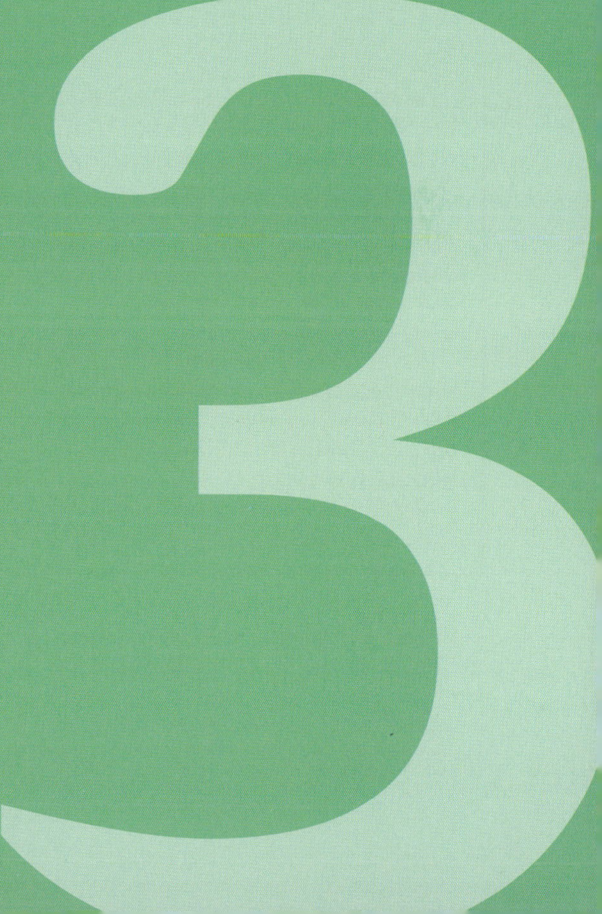

3 Erstellung relevanter klinischer Fragen

Bei der Betreuung von Patienten und Patientinnen in der täglichen klinischen Praxis wird oft neues medizinisches Wissen benötigt, um fundierte Entscheidungen treffen zu können und fundierte Maßnahmen zu verwenden. Der Wissensbedarf kann dabei verschiedene Arten von nützlichem Know-how umfassen und von einfachem und leicht verfügbarem bis hin zu komplexem und schwer zu findendem Fachwissen reichen. Es kann allerdings beschwerlich sein, an die notwendigen Informationen heranzukommen, zumal die Suche nach ihnen im hektischen Praxisalltag oftmals mühsam ist. Das Ziel der nachfolgenden Kapitel ist es, Ihnen dabei zu helfen, wichtige Evidenz zielgerichtet (und schnell) ausfindig zu machen.

3.1 Was sind klinische Fragen?

Fallbeispiel

Herr Arbeiter ist 45 Jahre alt. Er kommt aufgrund von Schmerzen im unteren Rücken, welche relativ akut aufgetreten sind (vor ca. 2 Wochen) und in sein linkes Bein ausstrahlen, zu Ihnen in die Praxis. Er hat keine offensichtlichen neurologischen Defizite.

Das Problem trat auf, als er während seiner Tätigkeit als Maurer mehrere schwere Zementsäcke heben musste und verschlimmerte sich in den folgenden Tagen zunehmend.

Herr Arbeiter suchte daraufhin seinen Hausarzt auf, welcher ihm Schmerzmittel, entzündungshemmende Medikamente und 5 Tage lang Bettruhe verordnete, was jedoch nur wenig Besserung brachte.

Herr Arbeiter erhielt daraufhin eine Verordnung über 6 Einheiten physiotherapeutischer Behandlungen, um seine Schmerzen zu lindern und seine körperliche Leistungsfähigkeit wiederherzustellen.

Herr Arbeiter erhofft sich einen zügigen Therapieerfolg.

Vielleicht wirft dieses Fallbeispiel bereits jetzt mehrere (klinische) Fragen bei Ihnen auf (evtl. unbewusst). Einige dieser Fragen lassen sich nur beantworten, wenn Sie weitere Informationen vom Patienten einholen, z. B. ob er Taubheitsgefühle im linken Bein hat oder ob die verordneten Medikamente die Beschwerden positiv beeinflussen. Andere Fragen lassen sich am besten durch hochwertige klinische Studien beantworten, die mit einer ähnlichen Gruppe von Patienten und Patientinnen mit vergleichbaren Problemen durchgeführt wurden. Aufgrund der Informationen aus dem Fallbeispiel haben Sie vielleicht Fragen zu unterschiedlichen Bereichen der Patientenversorgung, einige könnten ähnlich wie die folgenden sein:

- Was sind Kreuzschmerzen? Dies ist ein Beispiel für eine **Backgroundfrage.** Diese Art von Fragen beziehen sich auf allgemeine Informationen und sind nicht auf einen bestimmten Patienten bezogen. Wenn Sie mit einer bestimmten Krankheit weniger vertraut sind, stellen Sie mehr Hintergrundfragen. Mit zunehmendem Wissen über eine Erkrankung nimmt die Häufigkeit der Backgroundfragen ab und der Bedarf an vorrangigen klinischen Fragen (foreground questions) steigt [87], [89]. Antworten auf Backgroundfragen finden Sie in der Regel am besten in einer allgemeinen Quelle. Die klassischen medizinischen Lehrbücher, in denen die Pathophysiologie oder Epidemiologie einer Erkrankung beschrieben wird, sind eine gute Quelle für die Beantwortung dieser Hintergrundfragen.
- **Foreground questions** sind spezifisch für einen bestimmten Patienten, einen bestimmten Zustand oder ein bestimmtes klinisches Ergebnis. Diese Fragen werden in der Regel anhand von Forschungsergebnissen oder evidenzbasierten klinischen Praxisleitlinien beantwortet. Elektronische Datenbanken enthalten Tausende bis Millionen von Artikeln und Leitlinien. Bezogen auf das Fallbeispiel könnten einige Fragen so aussehen:
  - Warum hat dieser Patient Ausstrahlungen ins linke Bein?
  - Was kann ich tun, um seine Schmerzen zu lindern?
  - Wie kann ich herausfinden, ob eine Nervenwurzel beteiligt ist?
  - Wie wahrscheinlich ist eine erneute Episode der Rückenschmerzen (nach Abschluss der Behandlung)?
  - Ist schweres Heben die Ursache für das Problem dieses Patienten?
  - Hätte das aktuelle Problem verhindert werden können?

- Was ist das Hauptanliegen des Patienten im Zusammenhang mit der aktuellen Problematik?
- Wenn mein Ziel darin besteht, seine Funktionsfähigkeit zu verbessern, sollte ich ihm raten, sich aktiv zu bewegen oder im Bett zu bleiben?
- Wie groß ist die Wahrscheinlichkeit, dass sich das Problem innerhalb eines Monats von selbst erledigt?
- Kann ich etwas tun, um seine Genesung zu beschleunigen?
- Was denkt er darüber, im Bett zu bleiben bzw. wieder zu arbeiten?

Zur Beantwortung jeder dieser Fragen ist andere Art von Evidenz notwendig. Die Klassifizierung in ▶ Tab. 3.1 zeigt die häufigsten Formen von Fragen, die in der klinischen Praxis auftauchen.

Tab. 3.1 Kategorisierung klinischer Fragen in Anlehnung an Herbert et al. [90] und Glasziou et al. [88].

Frage	notwendige Evidenz	Beschreibung
Hätte das aktuelle Problem verhindert werden können?	Wirksamkeit von Interventionen	Die häufigste Art von klinischen Fragen betrifft die Behandlung einer Erkrankung oder die Linderung anderer Gesundheitsprobleme.
Wenn mein Ziel darin besteht, seine Funktionsfähigkeit zu verbessern, sollte ich ihm raten, sich aktiv zu bewegen oder im Bett zu bleiben?		
Was kann ich tun, um seine Schmerzen zu lindern?		
Kann ich etwas tun, um seine Genesung zu beschleunigen?		
Wie groß ist die Wahrscheinlichkeit, dass sich das Problem innerhalb eines Monats von selbst erledigt?	Prognose	Eine wesentliche Voraussetzung für die Durchführung einer Behandlung ist es, die Wahrscheinlichkeit zu kennen, dass eine Person eine bestimmte Krankheit oder ein bestimmtes Problem entwickeln wird, damit gezielte Maßnahmen zur Vorbeugung getroffen werden können. Zum Beispiel das Risiko eines Maurers, Rückenschmerzen zu erleiden.
Ist schweres Heben die Ursache für das Problem dieses Patienten?	Verletzungsmechanismus, Ätiologie oder Risikofaktoren	Die Ursache von Gesundheitsproblemen ist häufig von Interesse, z. B. ob schweres Heben das Risiko von Rückenschmerzen erhöht.
Wie kann ich herausfinden, ob eine Nervenwurzel beteiligt ist?	Diagnose	Um eine Person behandeln zu können, ist es zunächst wichtig, den Gesundheitszustand oder das Problem richtig zu bestimmen. Da die meisten Testverfahren nicht zu 100 % genau sind, stellen sich oft Fragen zur diagnostischen Genauigkeit der verfügbaren Tests.
Was ist sein Hauptanliegen im Zusammenhang mit der Problematik?	Phänomene, Gedanken und Patientenerfahrungen	Einige Fragen beziehen sich auf allgemeinere Themen.

Die klinische Forschung, die diese unterschiedlichen Arten von Fragen beantwortet, ist die wichtigste Forschung für die klinische Praxis. Um eine effiziente und effektive Suche nach der jeweiligen Evidenz durchführen zu können, müssen Sie zunächst eine gezielte, relevante klinische Frage entwickeln.

3.2 Aufbau klinischer Fragen

Die Einteilung klinischer Fragen in Fragen zur Intervention, zu Erfahrungen, zur Prognose und zur Präzision diagnostischer Tests ist eine schematische Hilfe. In der Praxis sind viele klinische Fragen vielschichtiger und erfordern die Kombination von Ergebnissen aus den unterschiedlichen Forschungsbereichen. Die klinische Frage, ob eine bestimmte Intervention sinnvoll ist oder nicht, kann Informationen über die Auswirkungen dieser Intervention erfordern, aber auch Studien über die Prognose und über die Präferenzen der Patienten und Patientinnen.

Bevor Sie sich jedoch jetzt auf die Suche nach der Evidenz für Ihre klinischen Fragen machen können, benötigen Sie etwas Zeit, um die Fragen zu präzisieren. Denn genau wie in anderen Bereichen des (täglichen) Lebens bestimmen „wer", „wann", „wo" und „wie" eine Frage gestellt wird den weiteren Verlauf des Geschehens. Das Formulieren einer klar strukturierten klinischen Frage zur Durchführung einer Literaturrecherche erfordert ein gewisses Maß an Geschick, das erlernt werden kann [93]. Allerdings fällt es Einsteigern oft schwer, zu entscheiden, wie sie ihre Frage formulieren sollen. Die sorgfältige Formulierung Ihrer Frage ist jedoch entscheidend, da die Gestaltung der Frage einen großen Einfluss auf die Durchführung und die Ergebnisse Ihrer Recherche hat [93]. Die gefundenen Ergebnisse könnten am Ende dazu führen, dass Sie aufgrund der gefundenen Informationen Ihre klinische Praxis verändern (und hoffentlich verbessern).

Eine Frage in ihre Bestandteile zu zerlegen und sie so umzustrukturieren, dass die Antworten leicht zu finden sind, ist ein wesentlicher erster Schritt in der Literaturrecherche und der EBP. Die meisten Fragen lassen sich in vier Komponenten unterteilen [94], nützliche Eselsbrücke für diesen Prozess ist das Bilden von Akronymen, wie beim sogenannten PICO-Schema [88] (▶ Tab. 3.2).

Tab. 3.2 PICO-Schema in Anlehnung an Glasziou et al. [88].

Kürzel	Kategorie	Beschreibung
P	Patient, Problem, Population	Hieraus geht hervor, wer die relevanten Personen in Bezug auf das klinische Problem sind, das Sie im Auge haben.
I	Intervention (Exposition)	Hier wird die jeweilige Intervention, Exposition oder ein klinischer Test angegeben, über die Sie sich im Zusammenhang mit dem klinischen Problem informieren möchten, z. B.: • eine medikamentöse Behandlung, eine Operation oder eine physiotherapeutische Technik (Intervention) • Exposition gegenüber einer Gefahr, einem körperlichen Merkmal (z. B. Übergewicht) oder ein Faktor, der ein gesundheitliches Ergebnis beeinflussen könnte • ein diagnostischer Test, z. B. Patellarsehnenreflex oder Empty-Can-Test
C	Comperator, Control group (wenn notwendig)	Dies steht für eine Alternativstrategie oder Kontrollstrategie (Vergleichsbehandlung), eine Exposition oder einen Test zum Vergleich.
O	Outcome	Dies zeigt, an welchen Ergebnissen Sie interessiert sind.
(T)	Timeframe	Der Zeitrahmen ist in der Regel in jeder Frage versteckt enthalten, manchmal ist es jedoch sinnvoll, diese Komponente explizit hinzuzufügen (aus PICO wird PICOT).

Im Hinblick auf die Bandbreite von Aspekten der physiotherapeutischen Praxis, die zu einer Suche nach relevanter Evidenz führen können, werden im Folgenden unterschiedliche Akronyme und ihre Verwendung bei der Erstellung von Forschungsfragen vorgestellt. Es ist wichtig, dass Sie Ihre Fragen nach Möglichkeit anhand dieser Komponenten strukturieren, obwohl Sie, wie Sie noch sehen werden, möglicherweise nicht alle Komponenten für jeden Fragetypus benötigen. Wie Sie diese unterschiedlichen Schemata auf die unterschiedlichen Arten klinischer Fragen anwenden können, ist in den folgenden Abschnitten anhand des Fallbeispiels von Herrn Arbeiter dargestellt.

3.2.1 Effekte von Interventionen

Herr Arbeiter hat Sie während der Befundaufnahme um eine Strategie gebeten, die seine Schmerzen lindert, aber auch seine körperlichen Funktionen wiederherstellt. Sie überlegen, ob Sie Herrn Arbeiter raten sollen, im Bett zu bleiben oder seinen Alltag so aktiv wie möglich zu gestalten. Ihre klinische Frage lautet deswegen: „Führt bei Patienten mit akuten Kreuzschmerzen Bettruhe oder Aktivbleiben zu einer stärkeren Verringerung von Schmerzen und Behinderung?" (▶ Tab. 3.3).

Tab. 3.3 PICO-Schema zur Frage nach der Intervention bezogen auf das Fallbeispiel.

Kürzel	Kategorie	Beschreibung
P	Patient, Problem, Population	(erwachsene)* Patienten mit akuten Kreuzschmerzen
I	Intervention	Bettruhe
C	Control group	aktiv bleiben
O	Outcome	Schmerzen und Behinderung

* In diesem Fall erscheint es sinnvoll, Teil P (Patient) um die Altersgruppe von Herrn Arbeiter (Erwachsene) zu erweitern, da Sie bei einer alleinigen Suche nach Patienten mit akuten Kreuzschmerzen auch Ergebnisse von Kindern/Jugendlichen erhalten könnten, was in diesem Fall nicht zielführend wäre.

3.2.2 Valide Messungen und Assessments

Fehleinschätzungen und fehlerhafte Diagnosen sind (leider) ein unvermeidlicher Bestandteil der klinischen Praxis, da auch die besten diagnostischen Tests Patienten oder Patientinnen gelegentlich nicht korrekt beurteilen. Bei Fragen zur Diagnostik geht es deswegen darum herauszufinden, wie genau ein diagnostischer Test bei verschiedenen Patientengruppen und im Vergleich zu anderen verfügbaren Tests ist. Zu den Messgrößen für die Genauigkeit eines Tests gehören unter anderem seine Sensitivität, Spezifität sowie sein positiver und negativer prädiktiver Wert (s. Kap. 6) [88], [90], [91]. Da, bezogen auf das Fallbeispiel, bisher keine bildgebende Diagnostik (z.B. ein MRT) durchgeführt wurde, fragen Sie sich, ob es einen diagnostischen Test gibt, der Ihnen anzeigt, ob bei Herrn Arbeiter eine Nervenwurzel betroffen ist. Vielleicht überlegen Sie, ob der SLR (Straight Leg Raise) Ihnen hier mehr Aufschluss geben kann. Ihre klinische Fragestellung hierzu könnte lauten: „Wie groß ist die Treffsicherheit des neurodynamischen SLR-Tests bei der Diagnose einer lumbosakralen Radikulopathie bei Patienten mit akuten lubalen Rückenschmerzen im Vergleich zum MRT?" oder auch: „Wie hoch ist die Wahrscheinlichkeit, dass bei Erwachsenen mit akuten Kreuzschmerzen bei einem positiven SLR-Test eine Beeinträchtigung der Nervenwurzeln vorliegt?" (▶ Tab. 3.4). Für diese Art der Fragestellung ist das PICO-Schema weniger geeignet, hier wird das PIRD-Schema verwendet [86].

Tab. 3.4 PIRD-Schema [86] zur Frage nach der Genauigkeit des SLR.

Kürzel	Kategorie	Beschreibung
P	Patient, Problem, Population	(erwachsene) Patienten mit akuten Kreuzschmerzen
I*	Index Test	positiver SLR
R**	Reference Test	positiver MRT-Befund
D***	Diagnose	Beeinträchtigung einer Nervenwurzel

* In diesem Fall steht das I für Index Test.
** Die Vergleichsintervention (C) ist in diesem Fall ein Referenzstandard (R)
*** In diesem Fall ist das Outcome eine Diagnose (D).

3.2.3 Prognosestellung

Bei Fragen zur Prognose (Vorhersage) geht es darum, wie wahrscheinlich ein bestimmtes Ergebnis für eine Population mit bestimmten Merkmalen ist [88], [89], [94]. Es geht also um die Ermittlung der Gesamtprognose für eine Erkrankung. In anderen Fällen kann es auch um die Ermittlung des Zusammenhangs zwischen spezifischen prognostischen Faktoren und einem Ergebnis und/oder von Prognose-/Vorhersagemodellen und prognostischen Tests gehen.

Beispielsweise können Fragen zur Prognose von Personen gestellt werden, die keine Behandlung erhalten (natürlicher Verlauf einer Erkrankung), oder zur Prognose von Personen, die eine Behandlung erhalten (klinischer Verlauf einer Erkrankung) [88], oder von Personen, die eine bestimmte Erwartungshaltung an die verwendete Therapie haben.

Oftmals beziehen sich die meisten Prognosestudien auf ziemlich breite Populationen und werden nicht in einzelne Untergruppen differenzieren. Dies macht wiederum die Anwendung des klassischen PICO-Schemas schwierig. Aus diesem Grund sollte die Modifikation, das PFO-Schema genutzt werden [86].

Für das obige Beispiel von Herrn Arbeiter könnte die formulierte Frage dann so lauten: „Welcher Zusammenhang besteht bei (erwachsenen) Patienten mit Kreuzschmerzen zwischen individuellen Heilungserwartungen und dem Ausmaß der empfundenen Einschränkungen?" (▶ Tab. 3.5).

Tab. 3.5 PFO-Schema zur Frage nach der Prognose.

Kürzel	Kategorie	Beschreibung
P	Patient, Problem, Population	(erwachsene) Patienten mit akuten Kreuzschmerzen
F	Prognostic Factors	individuelle Heilungserwartungen
O	Outcome	Ausmaß der empfundenen Einschränkungen

3.2.4 Patientenerfahrungen

Fragen zu Erfahrungen können sich auf jeden Aspekt der klinischen Praxis beziehen. Da solche Fragen potenziell sehr vielfältig sind, sollten sie relativ offen formuliert werden. Wenn Sie Fragen zu Erfahrungen entwickeln, spezifizieren Sie den Patienten oder das Problem und die relevanten Phänomene. Bezogen auf das Fallbeispiel von Herrn Arbeiter könnte es sein, dass er sich Sorgen macht, dass seine Beschwerden chronisch werden könnten oder dass er eine schwere Krankheit haben könnte. Ihre Frage könnte daher lauten: „Was sind die Hauptsorgen von Erwachsenen mit akuten Kreuzschmerzen in Deutschland?" (▶ Tab. 3.6).

Tab. 3.6 PICo-Schema zur Frage nach der Patientenerfahrung (Gedanken, Sorgen).

Kürzel	Kategorie	Beschreibung
P	Patient, Problem, Population	(erwachsene) Patienten mit akuten Kreuzschmerzen
I*	Phenomena of Interest	Hauptsorgen
Co	Context	Deutschland

* Das I steht hier stellvertretend für die Phänomene von Interesse (Phänomene, Gedanken und Patientenerfahrungen).

3.2.5 Ätiologie und Risikofaktoren

Bei Fragen zur Ätiologie und zu Risikofaktoren geht es um die Ursachen für eine Krankheit oder einen Gesundheitszustand. Sie bilden das Gegenteil von Fragen zur Intervention, da sie sich mit den potenziell schädlichen Folgen einer Aktivität oder Exposition befassen. Bezogen auf das Fallbeispiel wäre es interessant zu wissen, ob das schwere Heben die Ursache für die Rückenschmerzen von Herrn Arbeiter ist. „Besteht bei Erwachsenen, die schwer heben, ein (erhöhtes) Risiko, Kreuzschmerzen zu entwickeln?" (▶ Tab. 3.7). Zur Schematisierung dieser Frage eignet sich das Akronym PEO wahrscheinlich am Besten [92].

Tab. 3.7 PEO-Schema zur Frage nach Ätiologie und Risikofaktoren.

Kürzel	Kategorie	Beschreibung
P	Patient, Problem, Population	(erwachsene) Patienten mit akuten Kreuzschmerzen
E	Exposition	schweres Heben
O	Outcome	Auftreten von Rückenschmerzen

Wie sich anhand der Beispiele erkennen lässt, ist es manchmal sinnvoll, das klassische PICO-Schema zu modifizieren. So kann es vorkommen, dass Sie nicht an einer speziellen Intervention interessiert sind, sondern an der Genauigkeit eines klinischen Tests, wo es statt um Intervention (I), Kontrollgruppe (C) und ein Outcome (O) um den Index-Test, den Referenzstandard und die Diagnose (PIRD) geht. In anderen Fällen ist ein Vergleich mit einer anderen Gruppe von Patienten (Prognose etc.) nicht von Belang, in diesem Fall wäre die PICO-Variation dann PFO.

Durch die konsequente Anwendung des PICO-Schemas und seiner Variationen lassen sich nahezu alle klinischen Fragen klar strukturieren, sodass eine anschließende Suche nach entsprechender Evidenz zum gefragten Themengebiet deutlich erleichtert wird.

3.3 Literatur

[86] Campbell JM, Klugar M, Ding S et al. Diagnostic test accuracy: methods for systematic review and meta-analysis. Int J Evid Based Healthc 2015; 13: 154–162. doi:10.1097/XEB.000 000 0000 000 061

[87] Fetters L, Tilson J. Evidence based physical therapy. Philadelphia: F.A. Davis Co; 2012

[88] Glasziou P, Del Mar C, Salisbury J, Hrsg. Evidence-based practice workbook: bridging the gap between health care research and practice. 2. ed. Malden, Mass. Oxford: Blackwell [u. a.]; 2007

[89] Guyatt G. Users' Guides to the Medical Literature. New York: McGraw-Hill Education; 2014

[90] Herbert R, Jamtvedt G, Hagen KB et al. Practical Evidence-Based Physiotherapy. 2. edition. Edinburgh London New York Oxford Philadelphia St. Louis Sydney Toronto: Churchill Livingstone Elsevier; 2012

[91] Luijendijk HJ. How to create PICO questions about diagnostic tests. BMJ Evid-Based Med 2021; 26: 155–157. doi:10.1136/bmjebm-2021-111 676

[92] Moola S, Munn Z, Sears K et al. Conducting systematic reviews of association (etiology): The Joanna Briggs Institute's approach. Int J Evid Based Healthc 2015; 13: 163–169. doi:10.1097/XEB.000 000 0000 000 064

[93] Stern C, Jordan Z, McArthur A. Developing the Review Question and Inclusion Criteria. AJN Am J Nurs 2014; 114: 53–56. doi:10.1097/01.NAJ.000 044 5 689.67 800.86

[94] Straus SE, Glasziou P, Richardson WS et al., Hrsg. Evidence-based medicine: how to practice and teach EBM. fifth edition. Edinburgh London New York Oxford Philadelphia St. Louis Sydney: Elsevier; 2019

Kapitel 4

Wissenschaftliche Forschung und Studien

4

4 Wissenschaftliche Forschung und Studien

Die Forschung bildet die Grundlage und den Rahmen für die evidenzbasierte physiotherapeutische Praxis. Um als Kliniker effektiv und evidenzbasiert arbeiten zu können, ist es wichtig, ein breites Verständnis der verschiedenen Forschungsansätze zu haben. Nach dem Lesen des vorherigen Kapitels kennen Sie fünf wichtige Arten von klinischen Fragen:

- Fragen zu den Auswirkungen von Interventionen
- Fragen zu Erfahrungen
- Fragen zu diagnostischen Tests
- Fragen zu Prognosen
- Fragen zur Ätiologie (oder zu Risikofaktoren)

Jede dieser Fragen benötigt eine andere Art von Evidenz, um sie zu beantworten. Deswegen werden im aktuellen Kapitel unterschiedliche Arten von wissenschaftlichen Studien betrachtet. So erhalten Sie einen Einblick, welche der verschiedenen Forschungsdesigns zur Beantwortung der unterschiedlichen klinischen Fragen geeignet sind (▶ Abb. 4.1). Aus epidemiologischer Sicht gibt es zwei Hauptarten von klinischen Studiendesigns: Beobachtungsstudien und experimentelle Studien [110], [140].

4.1 Beobachtende Studiendesigns

Beobachtungsstudien sind nicht-experimentelle Studien, in denen Forscher die Beziehungen zwischen Variablen untersuchen, ohne aktiv in den Studienablauf einzugreifen. Sie dienen gelegentlich auch zur Generierung von Hypothesen, die in weiteren Studien überprüft werden können. Sie lassen sich in deskriptive und analytische Studien unterteilen. Im Rahmen von Beobachtungsstudien werden die folgenden Fragen gestellt: was, wer, wo und wann. Forschende führen deskriptive Studien durch, um die Häufigkeit, den natürlichen Verlauf und die möglichen Einflussfaktoren einer Erkrankung zu beschreiben [140]. Es gibt verschiedene Studiendesigns, die unter den Oberbegriff der deskriptiven (beobachtenden) Studiendesigns fallen, darunter Fallberichte und Fallserien. Die Ergebnisse dieser Studien können Auskunft darüber geben, wie viele Menschen im Laufe der Zeit eine bestimmte Erkrankung oder ein bestimmtes Leiden entwickeln, die Merkmale der Erkrankung und der betroffenen Personen beschreiben und Hypothesen über die Ursache der Erkrankung aufstellen.

4.1.1 Beobachtung als Indikator für Wirksamkeit?

Patienten und Therapeuten interpretieren eine beobachtete Verbesserung des Zustands oftmals als Beweis für die Wirksamkeit der gewählten Intervention. Es kann jedoch falsch sein, klinische Beobachtungen erfolgreicher (Behandlungs-)Ergebnisse als Beweis für eine positive Wirkung der Intervention zu interpretieren (und umgekehrt). Die Auswirkungen einer Intervention können auch durch externe (andere) Faktoren beeinflusst werden [144]. Ein Gedankenmodell zur physiotherapeutischen Behandlung geht von einer spezifischen Wirkung bzw. einem spezifischen Effekt eines spezialisierten Therapieansatzes aus [133].

Merke

Spezifische Effekte sind die Effekte, die für eine verwendete Intervention einzigartig sind. Es ist das, was diese Intervention für den menschlichen Körper bewirkt, was nichts anderes bewirken kann. Der Effekt ist spezifisch für diese Intervention, und er ist somit für alle menschlichen Probanden vorhersehbar, bei denen diese Intervention vorgenommen wird.

Unspezifisch sind die Effekte einer Intervention, die auf etwas zurückzuführen sind, das nicht spezifisch für die Intervention ist.

Welche externen Faktoren (bzw. unspezifischen Effekte) verfälschen einfache Ursache-Wirkungs-Interpretationen von Interventionen und Ergebnissen?

Natürliche Heilung

Von einer natürlichen Heilung kann immer dann gesprochen werden, wenn sich die Beschwerden auch ohne Intervention verbessern. Ein Beispiel für eine Erkrankung, die sich ohne (physiotherapeutische) Behandlung bessern kann, sind akute unspezifische Schmerzen im unteren Rückenbereich [107]. Personen, die unter solchen Beschwerden leiden, können also auch dann zufriedenstellende Ergebnisse erzielen, wenn sie keine oder eine unwirksame Behandlung erhalten. Das

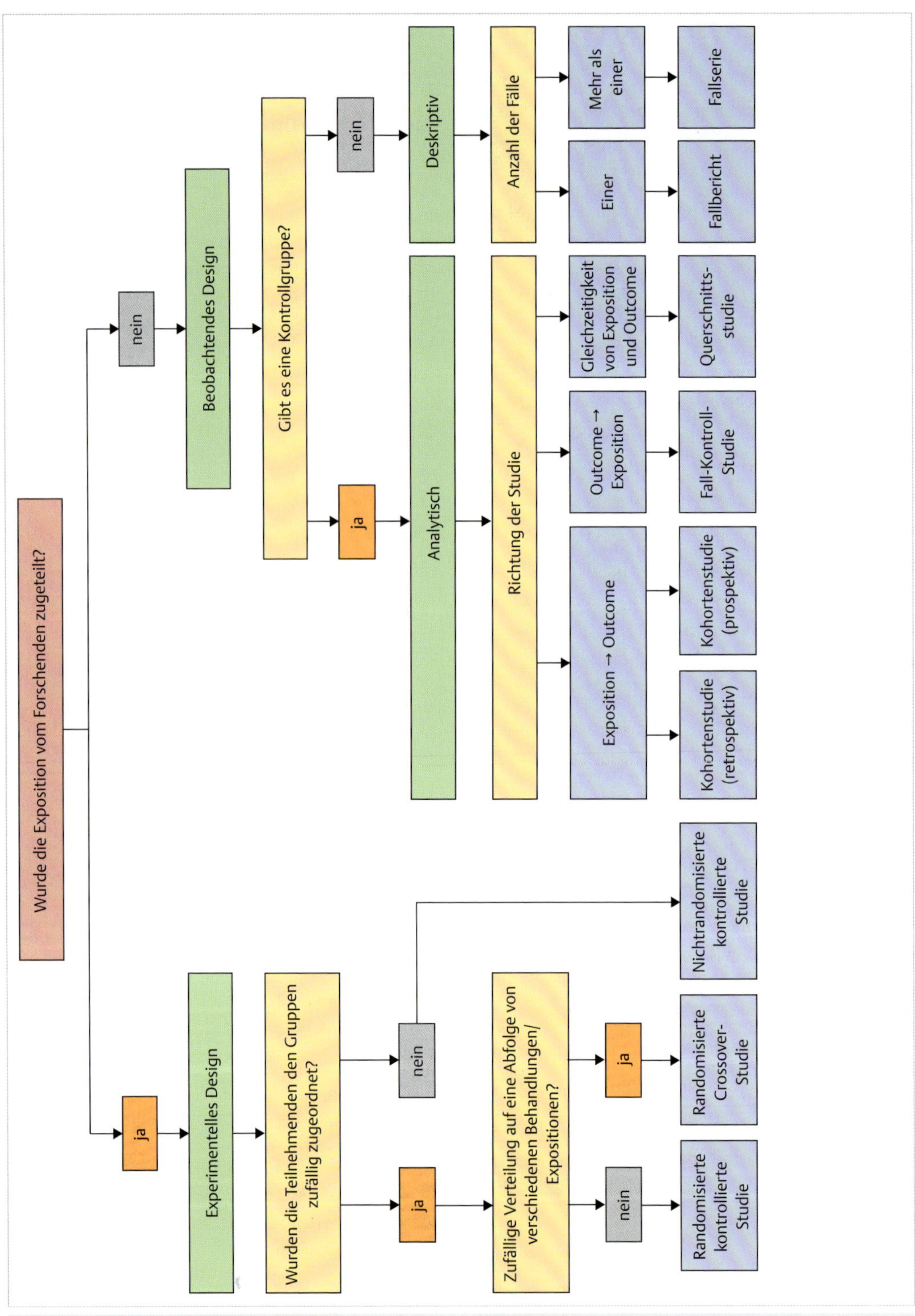

Abb. 4.1 Bestimmung des Forschungsdesigns. Modifiziert in Anlehnung an Di Girolamo u. Mans [144], Grimes u. Schulz [140] und Chidambaram u. Josephson [133].

Phänomen der natürlichen Heilung erschwert es, im Verlauf der täglichen Arbeit festzustellen, welcher Teil der Verbesserung auf die verwendete Intervention zurückzuführen ist und welcher Teil auch ohne Intervention eingetreten wäre. Die Selbstheilung kann eintreten, weil die zugrunde liegende Erkrankung eine allmähliche Besserung mit sich bringt (z. B. akuter unspezifischer Rückenschmerz, „einfache" Erkältung") oder weil der Krankheitsverlauf, wie bei einigen chronischen Erkrankungen, schubweise auftritt.

Regression zur Mitte

Ein eher allgemeineres Phänomen aus der Statistik, welches auch das spontane Abklingen von episodisch verlaufenden Krankheiten umfasst, ist die Regression zur Mitte [104], [176] (regression to the mean). Wenn beispielsweise die Symptome einer schubweise verlaufenden Erkrankung besonders lästig oder schwerwiegend werden, suchen die Betroffenen meist eine Behandlung auf. In der statistischen Betrachtung von schubweise verlaufenden Krankheiten wird jedoch davon ausgegangen, dass der Schweregrad einer Erkrankung auch eine Zufallskomponente aufweist, die Patientinnen und Patienten also zur Behandlung erscheinen, wenn zufällige Schwankungen in Richtung einer Verschlimmerung der Symptome gehen [104], [176]. Ein Abklingen der Symptome kann somit also ebenfalls nicht allein auf die Wirkung der verwendeten Intervention zurückgeführt werden, da auch die zufälligen Schwankungen des Krankheitsverlaufs für die Besserung verantwortlich sein können.

Fallbeispiel

Sie werden von einer Patientin mit akuten Nackenschmerzen aufgesucht und überprüfen einmalig die Beweglichkeit in Richtung Rotation. Diese erscheint ihnen eindeutig eingeschränkt. Sie wählen eine Intervention und kontrollieren im Anschluss an Ihre Behandlung erneut die Beweglichkeit, welche sich als gesteigert darstellt. Das Bewegungsausmaß in Richtung Rotation hat sich aufgrund Ihrer Behandlung somit eindeutig verbessert – oder?

Ein weiteres Phänomen, das in diesem Zusammenhang zu einer falschen Schlussfolgerung führen könnte, ist, dass auch der Ausgang von diagnostischen Tests einer Zufallswahrscheinlichkeit unterliegt. Wird ein bestimmter Test lediglich einmal durchgeführt, besteht eine hohe Wahrscheinlichkeit, zufällig ein abnormales Ergebnis zu erhalten [176]. Aufgrund dieses Zufallseffekts ist die Wahrscheinlichkeit groß, dass sich nachfolgende Messungen spontan wieder dem Mittelwert annähern [176]. Dies kann bei Klinikern und Patienten den Eindruck erwecken, die Behandlung sei wirksam gewesen, obwohl sie eventuell nicht erforderlich oder unwirksam war. In der klinischen Praxis sind deshalb Durchschnittswerte aus nacheinander durchgeführten Tests eine geeignete Lösung für manche Testarten.

Hawthorne Effect und die soziale Erwünschtheit

Der ursprüngliche „Hawthorne-Effekt" bezieht sich auf die Tatsache, dass die Teilnehmer und Teilnehmerinnen an einer Studie ihr Verhalten ändern können, wenn sie wissen, dass ihr Verhalten beobachtet wird [207]. Es wurde jedoch festgestellt, dass es nicht nur einen einzigen Hawthorne-Effekt gibt und dass die Terminologie eine Vielzahl potenzieller Verzerrungen umfasst [193].

Informationen über Behandlungsergebnisse werden häufig von Patienten geliefert und nicht direkt von Physiotherapeuten beobachtet oder gemessen. Beispiele hierfür sind Informationen über die Schmerzstärke und die Funktion, die fast immer von den Patienten angegeben werden. Selbstaussagen zu den Ergebnissen sind jedoch potenziell irreführend, da die Antworten der Patienten und Patientinnen auf Fragen zu den Ergebnissen durch die sozialen Normen, die die Interaktionen zwischen Therapeutinnen und Patienten bestimmen, verzerrt werden können. Höflichkeit oder ein Gefühl der Verpflichtung kann dazu führen, dass Patienten Verbesserungen angeben, die nicht eingetreten (oder übertrieben) sind. Dies kann eine Intervention wirksamer erscheinen lassen, als sie tatsächlich ist.

Placebo-Effekt

Placebo-Effekte sind Verbesserungen des Patientenzustands, die sich aus dem „Behandlungsritual" ergeben, was sich gut durch die Wirkung von Scheininterventionen nachweisen lässt [155], [156]. Es scheint Mechanismen zu geben, die das psychologische Phänomen der Erwartung einer wirksamen Therapie in das biopsychosoziale Phänomen der Genesung umwandeln. Beobachtet wurde unter anderem, dass Erwartungen und der Informationsstand der Patientinnen und Patienten eine wichtige Rolle bei der Entstehung von Placebo-Effekten zu spielen scheinen [173]. Placebo-Effekte scheinen auch wesentlich zum Erfolg der meisten Interventionen beizutragen.

All die genannten Effekte verdeutlichen, dass die Wirksamkeit einer Intervention (oftmals) nicht durch die Beobachtung einer Verbesserung nachgewiesen werden kann. Somit wird eine andere, zusätzliche Art der Evidenz benötigt, um feststellen zu können, ob und wie sich eine Intervention auf eine bestimmte Problematik auswirkt.

4.1.2 Fallstudien und Fallserien

Einer der wahrscheinlich häufigsten und ältesten Ansätze für medizinische Forschungen sind sorgfältige Beobachtungen dessen, was in der täglichen klinischen Praxis passiert. Solche Beobachtungen auf individueller Ebene können in einem Fallbericht festgehalten werden, in dem ein bestimmtes klinisches Phänomen bei einzelnen Patientinnen und Patienten beschrieben wird, oder in einer Fallserie, in der mehrere Patienten und Patientinnen mit ähnlichen Problemen beschrieben werden. Bei letzterem wird eine Reihe von Personen, die z. B. alle dieselbe Intervention erhalten, vor und nach einer Intervention beobachtet, wobei es keine Kontrollgruppe gibt [122]. Der typische Ablauf bei der Durchführung einer Fallserie ist wie folgt:

1. Patienten mit der betreffenden Erkrankung werden untersucht.
2. Eine Intervention wird durchgeführt.
3. Es wird festgestellt, ob sich der Zustand der Patienten im Durchschnitt verbessert hat.

Die systematische Aufzeichnung der Fälle geschieht wie in der „normalen" klinischen Praxis. Wie in der klinischen Praxis geht es auch hier um die Anhäufung von Beobachtungen.

Fallbeispiel

Sie haben sich in Ihrer Praxis auf die Behandlung von Patienten und Patientinnen mit Kniegelenksarthrose spezialisiert. Alle Patienten werden an ihrem ersten Termin untersucht und die Untersuchung wird dokumentiert. Im Anschluss daran erfolgt ein standardisiertes Trainingsprogramm zur neuromuskulären Stabilisation der Kniegelenke für eine Dauer von 12 Wochen [194]. Nach Abschluss des Programms erfassen Sie, wie beim ersten Termin, alle erforderlichen Parameter. Fassen Sie nun die erhobenen Daten aller Patientinnen und Patienten zusammen, die dieses Programm in Ihrer Praxis durchlaufen haben, erhalten Sie eine Fallserie.

Die Erstellung einer Fallserie ist vergleichsweise simpel (siehe Fallbeispiel), da sie sich z. B. mit der täglichen Praxis gut vereinbaren lässt. Die Patienten, die in diese Betrachtung eingeschlossen werden, bilden oftmals einen guten Querschnitt der betroffenen Bevölkerungsgruppe ab, weswegen sich die Ergebnisse gut verallgemeinern lassen. Jedoch ist dieses Design anfällig für Verzerrungen (S. 175), weil andere Einflussfaktoren als die Intervention als erfolgreiche Behandlung gewertet werden können. Auch schwere Verzerrungen durch externe Faktoren, wie natürliche Heilung, statistische Regression, Placebo-Effekte und höfliche Patienten sind in diesem Forschungsdesign nicht auszuschließen, weshalb die Aussagekraft am Ende eher gering ist. Stärken und Schwächen des Fallseriendesigns in Anlehnung an Kooistra et al. [164] sind:

- Stärken:
  - hohe externe Validität
    - keine Einmischung in den Entscheidungsprozess bezüglich der Behandlung
    - breites Spektrum von Patienten
  - kostengünstig
  - Durchführung nimmt wenig Zeit in Anspruch
- Schwächen
  - fehlende Vergleichsgruppe
  - Datenerhebung oft unvollständig
  - starke Anfälligkeit für Verzerrungen, z. B.
    - Selection Bias
    - Measurement Bias

Das Hauptziel von Fallberichten und Fallserien besteht darin, eine umfassende und detaillierte Beschreibung des/der untersuchten Falles/Fälle zu liefern. Fallberichte und Fallserien sind wichtige Instrumente zur Hypothesenbildung, vor allem, wenn sie einfach und kostengünstig sind und deshalb im Rahmen des klinischen Alltags leicht durchgeführt werden können. Das Fehlen einer Kontrollgruppe, und die dadurch bedingte starke Anfälligkeit für Verzerrungen, ist jedoch ein großer Nachteil.

4.1.3 Beobachtungen zur Identifikation von Krankheitsursachen und prognostischer Faktoren

Fallbeispiel

Herr Arbeiter ist 45 Jahre alt. Er kommt aufgrund von Schmerzen im unteren Rücken, welche relativ akut aufgetreten sind (vor ca. 2 Wochen) und in sein linkes Bein ausstrahlen, zu Ihnen in die Praxis.

Das Problem trat während auf, als er während seiner Tätigkeit als Maurer mehrere schwere Zementsäcke heben musste und verschlimmerte sich in den folgenden Tagen zunehmend. Herr Arbeiter möchte von Ihnen wissen, ob das Heben schwerer Lasten ursächlich für sein Problem ist. Außerdem möchte er wissen, wie lange seine Problematik (erfahrungsgemäß) anhält.

In der täglichen klinischen Praxis fragen Patientinnen und Patienten häufig nach der Ursache der aktuellen Problematik und wann, ob oder wie stark sich ihr Zustand verbessern wird. Hierbei handelt es sich um Fragen zur Ätiologie, zu Risikofaktoren oder zur Prognose. Im Allgemeinen lassen sich Informationen über Ätiologie, Risikofaktoren und Prognose durch klinische Forschung gewinnen.

Um aussagekräftige Informationen über die Prognose einer Problematik zu erhalten, müssen die Forschenden eine Gruppe von Menschen (Kohorte) mit der betreffenden Problematik identifizieren und beobachten dann, wie sich deren Zustand im Laufe der Zeit verändert. Ein ähnliches Vorgehen eignet sich auch zur Gewinnung von Informationen zu Risikofaktoren und Ätiologie einer Problematik oder Erkrankung.

Kohortenstudien

Kohortenstudien werden so genannt, weil sie eine Gruppe von Personen erfassen und über einen längeren Zeitraum hinweg verfolgen (d. h. im Längsschnitt bzw. longitudinal). Es werden häufig zwei oder mehr Gruppen von der Exposition bis zum Endpunkt verfolgt. In ihrer einfachsten Form vergleicht eine Kohortenstudie die Entwicklung einer Gruppe, die einem bestimmten Faktor ausgesetzt ist, mit einer anderen Gruppe, die diesem Faktor nicht ausgesetzt ist [110], [139], [140], [141]. Deswegen sind Kohortenstudien gut geeignet, die Häufigkeit und den natürlichen Verlauf einer Krankheit zu beschreiben und Zusammenhänge zwischen vermeintlichen Risikofaktoren und gesundheitlichen Konsequenzen zu ermitteln [100]. Das bestimmende Merkmal aller Kohortenstudien ist, dass sie die Menschen von der Exposition bis zum Ergebnis im Verlauf der Zeit verfolgen. Forschende, die diese Art von Studien durchführen, müssen daher bei der Bestimmung ihrer Kohorten von der Gegenwart vorwärts in die Zukunft (prospektiv) oder rückwärts in die Vergangenheit (retrospektiv) gehen.

Bei der Durchführung einer **prospektiven Kohortenstudie** wird eine Gruppe von Personen ausgewählt, die nicht an dem gesuchten Problem leiden (z. B. Rückenschmerzen). Die Forschenden erheben dann eine Reihe von Faktoren (z. B. berufliche Tätigkeiten), die für die Entwicklung der Erkrankung relevant sein könnten. Über einen bestimmten Zeitraum hinweg werden die Personen in der Stichprobe beobachtet, um festzustellen, ob sie das gesuchte Outcome (d. h. Rückenschmerzen) entwickeln (▶ Abb. 4.2). Solche Studien können

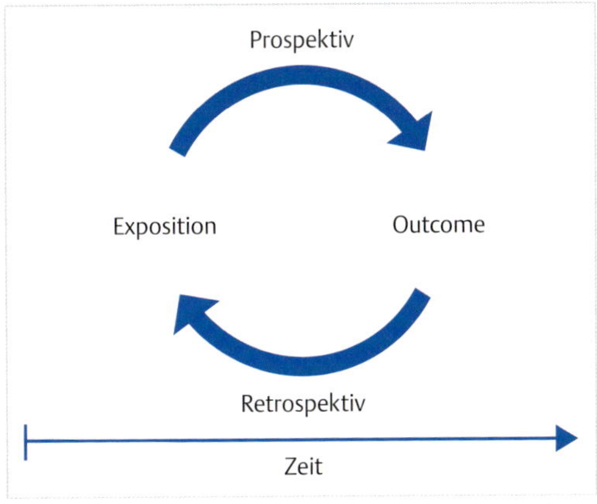

Abb. 4.2 Kohortenstudien. Zeitlicher Verlauf von prospektiven und retrospektiven Kohortenstudien.

viele Jahre in Anspruch nehmen und sind daher aufwendig in der Durchführung. Ein Vorteil ist jedoch, dass die Forschenden planen können, wie sie die einzelnen Patienten und Patientinnen begleiten und entsprechende Daten sammeln.

Fallbeispiel

Sie möchten wissen, ob das Heben schwerer Lasten ein auslösender Faktor für Schmerzen im unteren Rückenbereich sein kann. Um dies herauszufinden, entscheiden Sie sich für das Design einer prospektiven Kohortenstudie. Sie rekrutieren 100 Personen. 50 Personen gehören zu einer Gruppe von berufstätigen Maurern, welche regelmäßig schwere Lasten heben muss. Die zweite Gruppe (ebenfalls 50 Personen) besteht aus Finanzbeamten, welche keine schweren Lasten heben. Beide Gruppen werden von Ihnen über einen Zeitraum von fünf Jahren beobachtet. Es wird regelmäßig das Auftreten von akuten Rückenschmerzen dokumentiert. Wenn die erste Gruppe (Maurer) eine höhere Häufigkeit von akuten Rückenschmerzen aufweist als die nicht exponierte Gruppe, dann ist ein Zusammenhang zwischen Exposition und Ergebnis wahrscheinlich (▶ Abb. 4.3).

Bei der Durchführung einer **retrospektiven Kohortenstudie** ist das Outcome (bzw. die Erkrankung) bereits bekannt. Die Kohorte wird retrospektiv beobachtet. Es wird also in die Vergangenheit zurückgeschaut, um herauszufinden, warum die Teilnehmenden eine Krankheit (oder ein anderes Outcome) entwickelt haben [100], [129], [171]. Diese Studien lassen sich relativ leicht durchführen, da sie auf Daten über bereits eingetretene Expositionen und Folgen basieren.

Fallbeispiel

Sie haben in Ihrer Praxis eine Häufung von Maurern mit akuten Rückenschmerzen und überlegen, was die Ursache dafür sein könnte. Deswegen nehmen Sie die Daten aller Betroffenen auf und betrachten dann retrospektiv, ob es einen möglichen gemeinsamen auslösenden Faktor (z. B. schweres Heben) für die Problematik gab (▶ Abb. 4.4).

Kohortenstudien sind der beste Weg, um sowohl die Häufigkeit (Inzidenz) als auch den natürlichen Verlauf einer Erkrankung zu ermitteln [157]. Auch die Erforschung von Risikofaktoren stützt sich weitgehend auf Kohortenstudien [171]. Da pro-

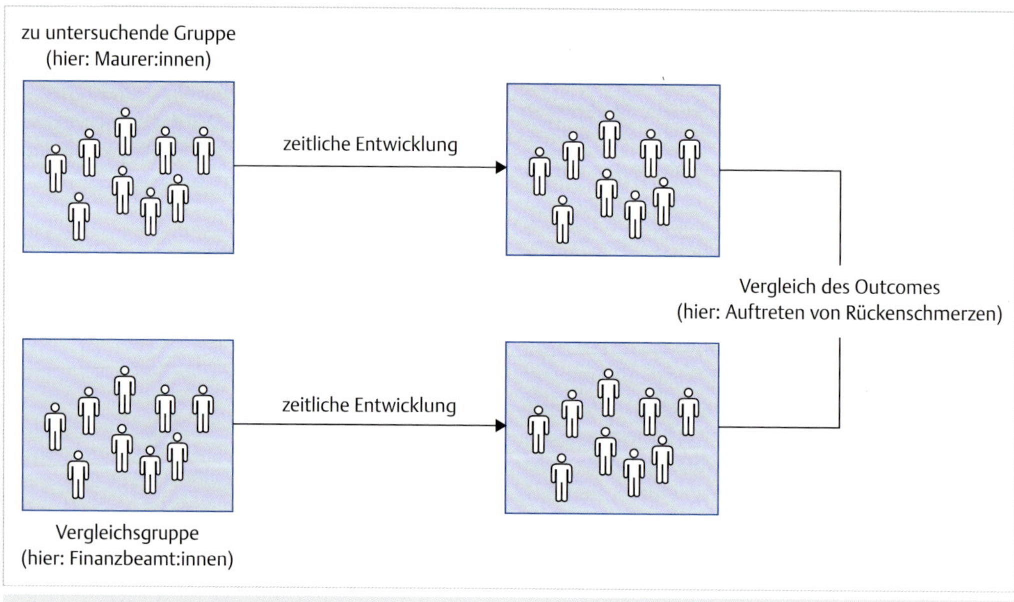

Abb. 4.3 Prospektive Kohortenstudie. Prospektive Kohortenstudie im Zwei-Gruppen-Design.

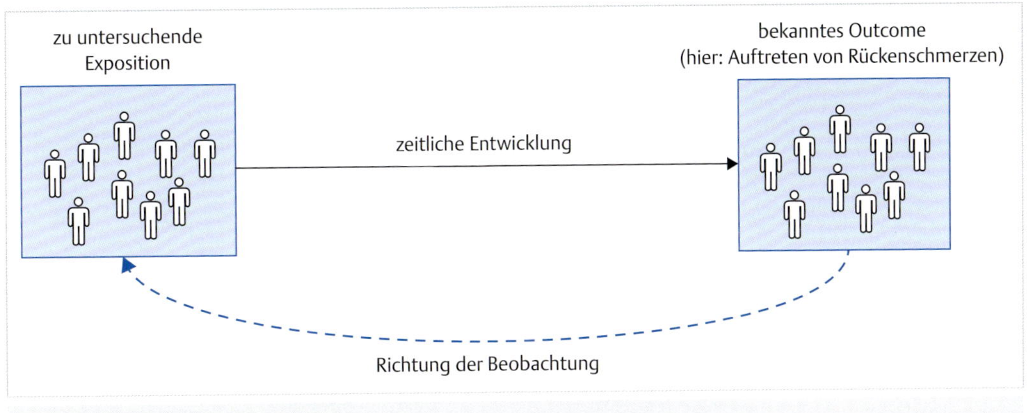

Abb. 4.4 Retrospektive Kohortenstudie.

spektive Kohortenstudien potenzielle Ursachen erfassen, bevor deren Auswirkung eingetreten ist, kann die Studie nachweisen, dass diese Ursachen dem Ergebnis vorausgegangen sind. Dadurch kann die Debatte darüber vermieden werden, was Ursache und was Wirkung ist [141], [157], [171].

Kohortenstudien haben jedoch auch Einschränkungen; so sind sie z. B. mit Selektionsverzerrungen behaftet (s. Kap. 8.2). Im Vergleich zu klinischen Studien ist ein weiterer Nachteil der Kohortenstudien, dass der kausale Rückschluss schwierig ist und die Interpretation oft durch den Einfluss von Störvariablen (Confounder) getrübt wird. Bei prospektiven Kohortenstudien muss oftmals eine große Anzahl von Personen über lange Zeiträume beobachtet werden, um aussagekräftige Ergebnisse ermitteln zu können. Die Nachteile einer retrospektiven Kohortenstudie liegen vor allem darin, dass die Forschenden nur eine begrenzte Kontrolle über die Vorgehensweise bei der Auswahl der Stichprobe und der Nachverfolgung der Population sowie über die Art und die Qualität der Basismessungen haben. Die vorhandenen Daten können unvollständig oder ungenau sein oder sie werden auf eine Weise erhoben, die für die Beantwortung der Forschungsfrage nicht ideal ist.

Ein genereller Punkt ist, dass Studien, die keine Vergleichsgruppe haben, keine Bewertung von Zusammenhängen erlauben. Nur vergleichende Studien (sowohl analytische als auch experimentelle) ermöglichen die Bewertung von möglichen kausalen Zusammenhängen.

Querschnittsstudie

Bei einer Querschnittsstudie wird eine Stichprobenpopulation zu einem einzigen festen Zeitpunkt beobachtet. Im Gegensatz zu Kohortenstudien, die eine Längsschnittstudie sind und zur Schätzung der Inzidenz (Anteil derjenigen, die eine Krankheit oder ein Leiden im Laufe der Zeit entwickeln) verwendet werden können, liefern Querschnittsstudien Informationen über die Prävalenz, also den Anteil derjenigen, die eine Krankheit oder ein Leiden zu einem bestimmten Zeitpunkt aufweisen (▸ Abb. 4.5) [112], [171]. Die Prävalenz ist für die tägliche physiotherapeutische Praxis interessant, weil sich durch sie die Wahrscheinlichkeit einschätzen lässt, ob eine Patientin eine bestimmte Krankheit hat, oder nicht. Je größer die Prävalenz, desto größer ist die Vorwahrscheinlichkeit einer Krankheit (also die Wahrscheinlichkeit, bevor die Ergebnisse verschiedener diagnostischer Tests vorliegen) [157]. Obwohl das Querschnittsdesign häufig für deskriptive Prävalenzstudien verwendet wird, eignet sich dieses Design auch zur Untersuchung von Zusammenhängen zwischen Risikofaktoren und Erkrankungen [100].

Viele Querschnittsstudien werden unter Verwendung von Fragebögen durchgeführt.

Der Vorteil von Querschnittsstudien ist, dass sämtliche Messungen an den jeweiligen Personen zu einem einzigen Zeitpunkt durchgeführt werden. Dadurch können Querschnittsstudien ohne Follow-up-Untersuchungen durchgeführt werden, was ihre Durchführung kostengünstiger macht.

Die Haupteinschränkung von Querschnittsstudien besteht darin, dass der zeitliche Zusammenhang zwischen dem Ergebnis und der Exposition

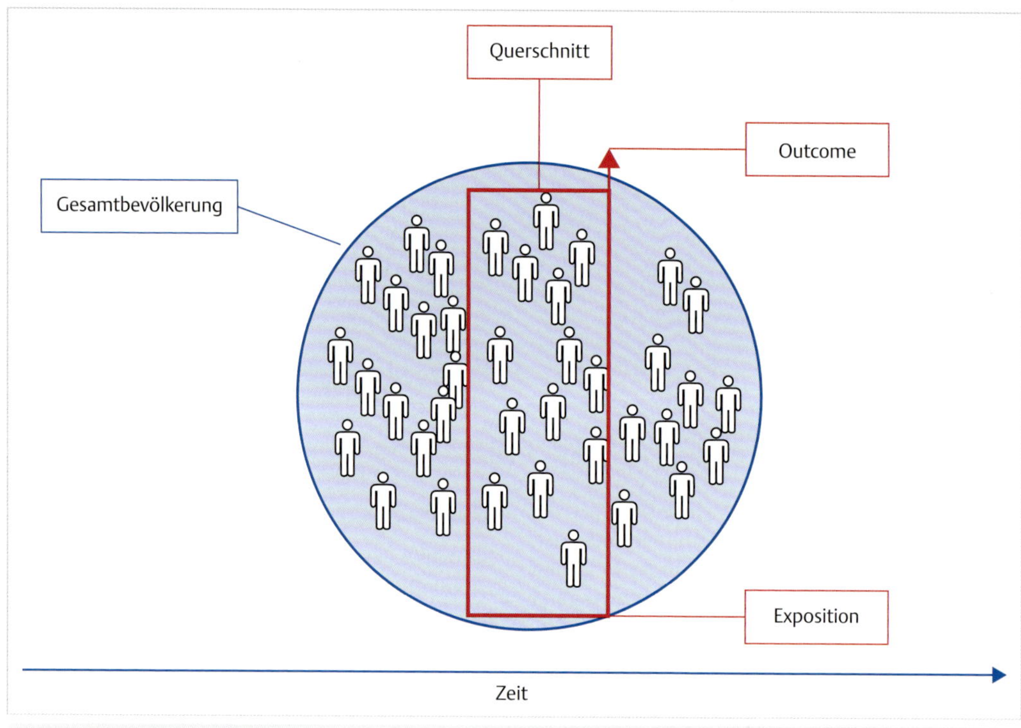

Abb. 4.5 Querschnittsstudie.

nicht bestimmt werden kann, da beide gleichzeitig untersucht werden [125]. Sie haben beispielsweise durch eine Querschnittsstudie herausgefunden, dass Personen mit Schmerzen im unteren Rücken häufiger einen hohen BMI aufweisen als Personen ohne Rückenschmerzen. Unklar ist jetzt jedoch, ob das höhere Körpergewicht zum Rückenschmerz geführt hat oder die durch den Rückenschmerz bedingte verminderte körperliche Aktivität zum erhöhten BMI. Die Frage nach dem Zusammenhang beider Phänomene lässt sich allerdings nicht durch eine Querschnittsstudie beantworten. Generell liefern Querschnittsstudien keine Erklärung für ihre Ergebnisse [171].

Fall-Kontroll-Studie

Fall-Kontroll-Studien waren ursprünglich epidemiologische Studien zur Ermittlung von Risikofaktoren für Erkrankungen. Das Fall-Kontroll-Design kann auch verwendet werden, um andere weniger häufige Ereignisse zu untersuchen, wie z. B. Behinderungen bei Personen, die bereits an einer bestimmten Erkrankung leiden [100], [157]. Generell werden zwei Gruppen aus derselben Ausgangspopulation verglichen, z. B. Personen mit einer Krankheit (Fälle) mit Personen ohne Krankheit (Kontrollen), um den Zusammenhang zwischen dem Ergebnis und der vorherigen Exposition (z. B. Teilnahme an einer Intervention) zu untersuchen (▸ Abb. 4.6) [112], [151], [171], [188]. Wenn negative Ergebnisse eher die Regel als die Ausnahme sind, können die Fälle in einer Fall-Kontroll-Studie aus den seltenen Patienten bestehen, die ein positives Ergebnis erzielt haben, wie z. B. die Genesung von einer normalerweise tödlichen Erkrankung [157]. Ausgehend von einem Endpunkt, z. B. einer Erkrankung, wird bei dieser Art von Studie in der Vergangenheit (retrospektiv) nach Expositionen gesucht, die mit dem Endpunkt im Zusammenhang stehen könnten und somit erklären, warum die Fälle erkrankt sind und die Kontrollgruppe nicht.

Fall-Kontroll-Studien sind gut geeignet, um seltene Ergebnisse oder Ergebnisse mit einer langen Latenzzeit zu untersuchen, da die Probanden und Probandinnen von vornherein nach ihrem Ergebnisstatus ausgewählt werden. Im Vergleich zu Ko-

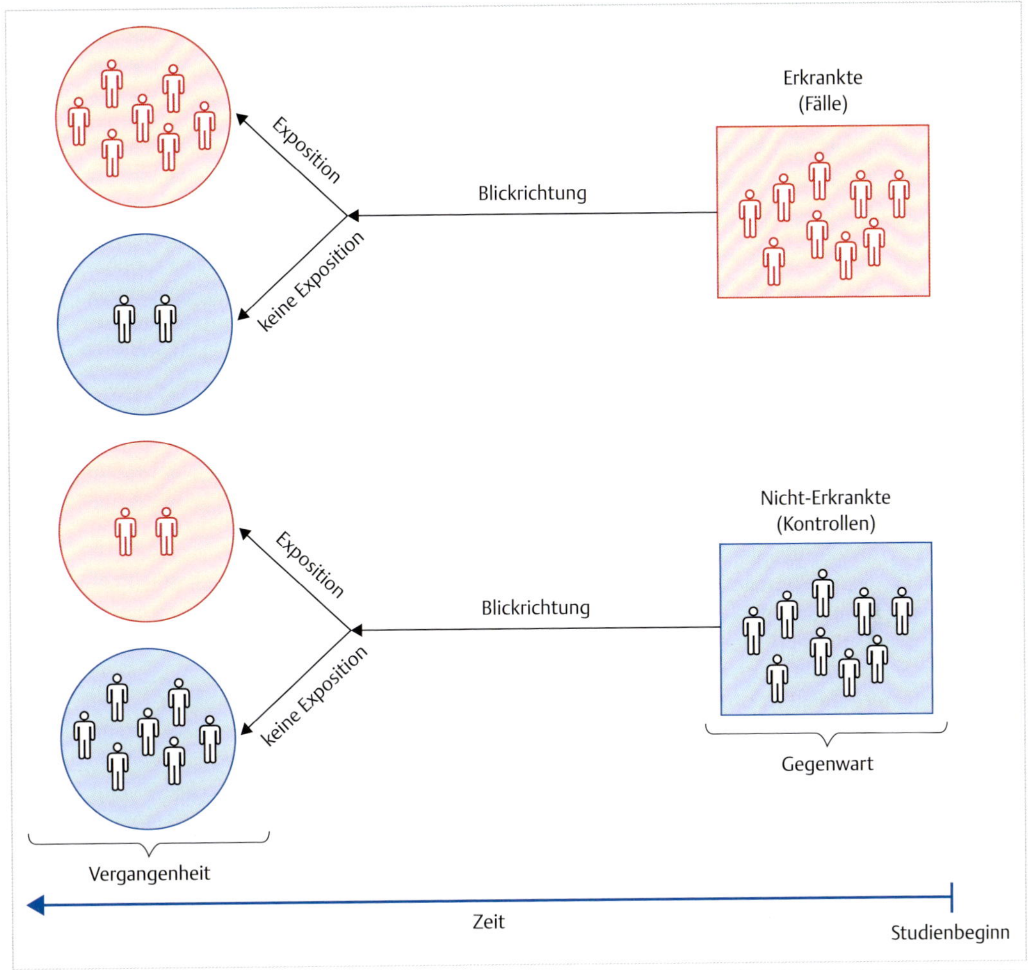

Abb. 4.6 Fall-Kontroll-Studie.

hortenstudien sind Fall-Kontroll-Studien somit schnell und relativ kostengünstig durchzuführen, erfordern eine vergleichsweise geringe Anzahl von Probanden und ermöglichen die Untersuchung mehrerer Expositionen oder Risikofaktoren für ein einzelnes Outcome [110], [100], [112], [195].

Eine der Einschränkungen von Fall-Kontroll-Studien besteht darin, dass die untersuchten Stichproben auf Fälle und Kontrollen und nicht auf Expositionen bezogen sind. Deswegen können keine Inzidenzraten, relativen Risiken oder Prävalenzen berechnet werden [140]. Eine weitere Schwachstelle von Fall-Kontroll-Studien ist die Auswahl einer geeigneten Kontrollgruppe. Die Kontrollen sollten den Fällen in allen wichtigen Aspekten ähnlich sein, außer dass sie das zu untersuchende Phänomen nicht aufweisen [110], [171]. Fall-Kontroll-Studien sind auch anfällig für Verzerrungen, wie z. B. den Recall Bias, da die Probandinnen und Probanden Informationen auf der Grundlage ihrer Erinnerungen liefern. Deswegen ist die Wahrscheinlichkeit hoch, dass sich die Probanden mit einer Erkrankung an das Vorhandensein von Risikofaktoren erinnern, im Gegensatz zu den Probanden ohne die Erkrankung [112], [140], [188], [195].

4.2 Experimentelle Studiendesigns

Experimentelle Studien dienen der Überprüfung von Hypothesen. Sie beinhalten meistens eine Intervention, bei der der Zusammenhang zwischen der Exposition (Anwendung der Intervention) und dem Ergebnis (der Anwendung) überprüft wird.

4.2.1 Arten von Effektivitätsstudien

Kontrollierte Studien

Ein Vergleich der Ergebnisse von Personen, die eine bestimmte Intervention erhalten haben und von Personen, die sie nicht erhalten haben (oder eine andere Intervention), bietet (evtl.) eine bessere „Kontrolle" der Verzerrungen. Beide Gruppen unterliegen der natürlichen Heilung und der statistischen Regression, ebenso wie der Beeinflussung durch Placeboeffekte oder die Höflichkeit der Patienten. Da diese Quellen für eine Verzerrung der Ergebnisse kontrolliert wurden, ist davon auszugehen, dass die Unterschiede zwischen den Ergebnissen der einzelnen Gruppen auf die Intervention zurückzuführen sind.

Es lassen sich drei Arten von kontrollierten Studien unterscheiden, die sich in der Art der Intervention und der Kontrolle unterscheiden:

- Eine Gruppe erhält eine Intervention, die andere Gruppe erhält keine Intervention.
- Eine Gruppe erhält die Standardintervention, und die andere Gruppe erhält die Standardintervention plus eine neue Intervention.
- Eine Gruppe erhält eine bestimmte Intervention, und die andere Gruppe eine andere Intervention (siehe Fallbeispiel).

Fallbeispiel

Sie haben sich in Ihrer Praxis auf die Behandlung von Patienten und Patientinnen mit Kniegelenksarthrose spezialisiert. Alle Patienten werden an ihrem ersten Termin untersucht, und die Untersuchung wird dokumentiert. Im Anschluss daran teilen Sie alle teilnehmenden Patienten in zwei Gruppen auf. Eine Gruppe erhält an zwei Tagen pro Woche ein standardisiertes Trainingsprogramm zur neuromuskulären Stabilisation der Kniegelenke (Behandlung A) für die Dauer von 12 Wochen [194]. Die andere Gruppe erhält, ebenfalls zweimal wöchentlich, eine manualtherapeutische Intervention am betroffenen Kniegelenk (Behandlung B). Die Entscheidung, wie die Patienten den Gruppen zugeteilt werden, machen Sie abhängig von der Präferenz der Patienten. Nach Abschluss des Programms erfassen Sie, wie beim ersten Termin, alle erforderlichen Parameter (▶ Abb. 4.7).

Sie fassen nun die erhobenen Daten aller Patienten der jeweiligen Gruppe zusammen und vergleichen die Ergebnisse beider Gruppen. Dabei stellen Sie fest, dass sich die Personen aus Behandlungsgruppe A in allen gemessenen Parametern verbessert haben. Diese Verbesserungen sind außerdem deutlich größer als die Verbesserungen der Behandlungsgruppe B.

Ein entscheidender Punkt bei der Betrachtung der Ergebnisse einer nichtrandomisierten kontrollierten Studie ist, ob beide Gruppen miteinander vergleichbar waren. Wenn beide Gruppen einander

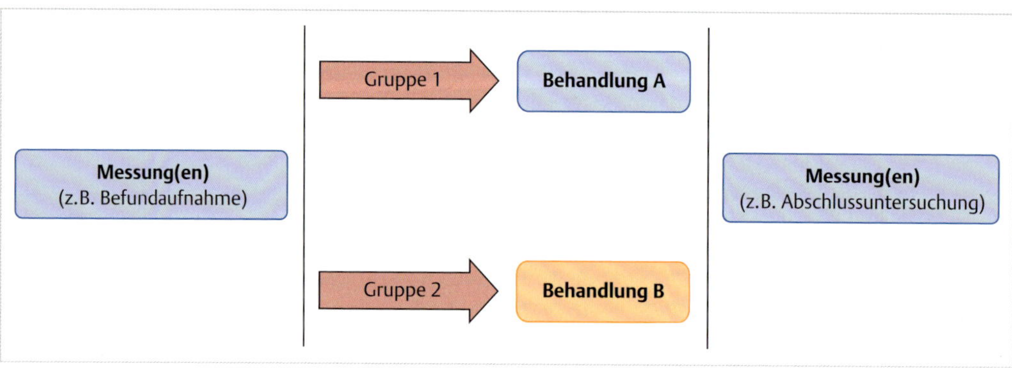

Abb. 4.7 Kontrollierte klinische Studie (CCT). Skizze des möglichen Ablaufs einer kontrollierten klinischen Studie.

sehr ähnlich (vergleichbar) waren, kann davon ausgegangen werden, dass die beiden Gruppen, wenn sie die gleiche Intervention erhalten hätten, die gleichen Ergebnisse erzielt hätten. Wenn die Gruppen nicht miteinander vergleichbar sind, kann nicht davon ausgegangen werden, dass Unterschiede zwischen den Ergebnissen der beiden Gruppen ausschließlich die Auswirkungen der Intervention widerspiegeln. Es kann also auch nicht davon ausgegangen werden, dass die beiden Gruppen, wenn sie die gleiche Intervention erhalten hätten, die gleichen Ergebnisse erzielt hätten. Da die Studienteilnehmer aus dem obigen Fallbeispiel nicht nach dem Zufallsprinzip der Behandlung zugewiesen wurden, war die Studie anfällig für Allokationsverzerrungen (Kap. 8.2.1). Im oben genannten Beispiel könnte es zu einer Verzerrung der Zuteilung gekommen sein, da die Teilnehmer und Teilnehmerinnen der Studie nach ihrer Präferenz einer Intervention zugeteilt wurden. Im Allgemeinen haben die Gruppen bei dieser Art der Selektion keine identischen Merkmale; einige Merkmale der Probanden oder ihre Erfahrungen führen dazu, dass sie eher der einen als der anderen Gruppe zugewiesen werden. Diese Tatsache kann einen entscheidenden Einfluss auf das Ergebnis der Beispielstudie nehmen, da sich Unterschiede in den Ergebnissen auf unterschiedliche Merkmale der Teilnehmenden zurückführen lassen könnten.

Um Interventions- und Kontrollgruppen so zusammenzustellen, dass eine Vergleichbarkeit der Gruppen zu erwarten ist, gibt es nur eine Möglichkeit: Die Zuordnung der Probandinnen und Probanden zu der jeweiligen Gruppe erfolgt nach dem Zufallsprinzip (randomisiert).

Randomisierte kontrollierte Studie (RCT)

Fallbeispiel

Sie haben sich in Ihrer Praxis auf die Behandlung von Patienten mit Kniegelenksarthrose spezialisiert. Alle Patienten werden an ihrem ersten Termin untersucht, und die Untersuchung wird dokumentiert. Im Anschluss daran informieren Sie Ihre Patienten über die Möglichkeit, an einer Studie teilzunehmen, welche die Effektivität zweier Behandlungsmethoden (neuromuskuläre Stabilisation oder manualtherapeutische Intervention) miteinander vergleicht. Die Teilnehmenden sollen dabei zufällig einer der beiden Gruppen zugeordnet werden. Nach dem Einverständnis der Teilnehmenden verteilen Sie blickdichte Umschläge, in denen jeweils ein Zettel mit einer Nummer zu finden ist. Teilnehmende mit einer geraden Zahl erhalten an zwei Tagen pro Woche ein standardisiertes Trainingsprogramm zur neuromuskulären Stabilisation der Kniegelenke (Behandlung A) für die Dauer von 12 Wochen [194]. Teilnehmende mit einer ungeraden Zahl erhalten, ebenfalls zweimal wöchentlich, eine manualtherapeutische Intervention am betroffenen Kniegelenk (Behandlung B). Nach Abschluss des Programms erfassen Sie, wie beim ersten Termin, alle erforderlichen Parameter (▶ Abb. 4.7).

Sie fassen nun die erhobenen Daten aller Patientinnen und Patienten der jeweiligen Gruppe zusammen und vergleichen die Ergebnisse beider Gruppen.

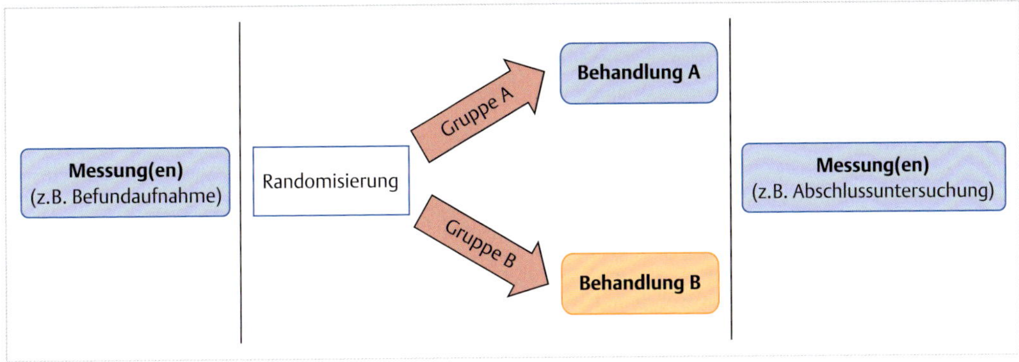

Abb. 4.8 Randomisierte kontrollierte Studie (RCT). Möglicher Ablauf einer randomisierten kontrollierten Studie.

Die randomisierte kontrollierte Studie (RCT) gilt als das ideale Design, um sowohl die Wirksamkeit als auch die Nebenwirkungen neuer Interventionsformen zu bewerten [110]. Bei einer RCT werden die Probanden nach dem Zufallsprinzip einer von mindestens zwei Gruppen zugeteilt (d. h. zugewiesen) [138], [143], [162], [198]. Klassisch ist, dass eine der Gruppen eine geplante Behandlung (die zu untersuchende Intervention) erhält, während die andere(n) Gruppe(n) keine Behandlung, eine andere Intervention oder eine Pseudobehandlung (ein Placebo) erhalten (▶ Abb. 4.8). Die Probanden werden im Vorfeld der Studie darüber informiert, dass die Möglichkeit besteht, auch ein Placebo (oder gar keine Behandlung) zu erhalten (je nach Fragestellung und Design).

Die unterschiedlichen Gruppen werden dann (fortlaufend) beobachtet, um festzustellen, ob es Unterschiede bei den Ergebnissen zwischen den Gruppen gibt. Anhand der Ergebnisse und der anschließenden Analyse der Studie wird die Wirksamkeit einer Intervention überprüft, d. h. das Ausmaß, in dem eine Behandlung oder ein Verfahren den Patientinnen und Patienten mehr nützt als schadet [162].

4.2.2 Einschränkungen von Effektivitätsstudien

Auch randomisierte kontrollierte Studien haben Nachteile, obwohl ihr Design häufig als Goldstandard bezeichnet wird.

Verallgemeinerbarkeit

Die interne und externe Validität einer bestimmten klinischen Studie wird untersucht, um ihren Nutzen in der Praxis abzuschätzen. Um Verzerrungen zu vermeiden und die interne Validität zu gewährleisten, werden randomisierte, kontrollierte Studien nach strengen Protokollen durchgeführt, die jedoch ihre externe Validität extrem beeinträchtigen können.

> **Merke**
>
> **Interne Validität**
>
> Diese beschreibt die methodologische Qualität einer wissenschaftlichen Arbeit. Eine gute interne Validität bedeutet, dass die Ergebnisse der Studie aussagekräftig und gültig sind, dass den gemessenen Effekten also vertraut werden kann. Studien mit einer hohen internen Validität beinhalten zumeist auch statistische Ergebnisse und dokumentieren, mit welchen Methoden diese ermittelt wurden. Die interne Validität wird durch Verzerrungen bedroht [161], da Bias in klinischen Studien dazu führen kann, dass die Wirksamkeit und/oder Risiken einer Maßnahme oder Exposition über- oder unterschätzt werden [106].
>
> **Externe Validität**
>
> Die externe Validität beschreibt die Generalisierbarkeit der Forschungsergebnisse. Lassen sich die Ergebnisse einer Studie ohne Probleme auf andere Patienten übertragen oder gelten sie nur speziell für die untersuchte Gruppe? Wichtig ist auch, ob die Behandlung gut beschrieben und praxisnah ist.

Die Verallgemeinerbarkeit der Studienergebnisse von qualitativ hochwertigen RCTs ist oftmals problematisch. Es lässt sich nicht sagen, ob die Ergebnisse sinnvoll auf alle Patienten und Patientinnen (mit der gleichen Problematik) in der täglichen Praxis angewendet werden können. Während eine randomisierte kontrollierte Studie, wenn sie korrekt durchgeführt wird, über gute interne Validität verfügt (d. h., Gestaltung und Umsetzung müssen das Risiko von Verzerrungen so gering wie möglich halten), hat sie möglicherweise keine (oder eine sehr geringe) externe Validität [197]. Im Gegensatz zur täglichen klinischen Praxis werden in eine randomisierte kontrollierte Studie nur Freiwillige aufgenommen, die vor der Aufnahme ein Screening-Verfahren durchlaufen haben. Stimmen die Parameter der Freiwilligen nicht mit den jeweiligen (oftmals strengen) Ein- und Ausschlusskriterien überein, werden sie nicht in die Studie aufgenommen [140]. Diejenigen, die sich freiwillig für Studien zur Verfügung stellen, unterscheiden sich jedoch in der Regel von der Gesamtpopulation der Erkrankten und somit auch von den meisten Patienten in der Praxis – trotz des gleichen gesundheitlichen Problems. Außerdem erscheint nur ein kleiner Teil der Erkrankten in den Studien [187].

Labor oder Realität

Viele klinischen Studien bewerten die Wirksamkeit (Efficacy) einer Intervention. Diese Wirksamkeit beschreibt das Ausmaß, in dem eine Intervention unter idealen Bedingungen mehr Nutzen als Schaden anrichtet („kann das funktionieren?") [146], [147]. Um Verzerrungen zu vermeiden, werden in randomisierte kontrollierte Studien oftmals Patienten eingeschlossen, die eine sorgfältige Diagnostik durchlaufen haben, die keine anderen schweren Erkrankungen haben und bei denen die Wahrscheinlichkeit am größten ist, dass sie auf die gewünschte Behandlung ansprechen [146]. Auch das Studienpersonal (z. B. die Behandelnden) folgen einem strikten Protokoll. Die Ergebnisse solcher Studien sind sehr wichtig, denn wenn eine Intervention unter idealen Bedingungen nicht funktioniert, wird sie sicher auch unter normalen Bedingungen nicht funktionieren. Allerdings lassen sich die Ergebnisse aus diesen Studien nicht einfach in die tägliche Praxis übertragen (s. o.). Die Effektivität einer Intervention in der täglichen klinischen Praxis hängt jedoch nicht nur von ihrer Wirksamkeit ab. Auch die diagnostische Genauigkeit eines Tests, mit dem eine Behandlungsindikation gestellt wird, oder die Therapietreue der Patienten beeinflussen die Wirksamkeit einer Intervention unter realen Bedingungen [146], [147], [148]. Um zu wissen ob z. B. eine Intervention auch in der täglichen Praxis funktionieren kann, sollte deswegen zusätzlich immer die Effektivität (Effectiveness) überprüft werden.

Einschränkungen im Bereich der Therapieforschung

RCTs sind ein hervorragendes Instrument für Forschungsarbeiten, bei denen das Konzept „einfach" ist, in denen deutliche Veränderungen erwartet werden, bei denen die beteiligten Faktoren relativ spezifisch sind und bei denen die Zahl der zusätzlichen Variablen, die das Ergebnis beeinflussen könnten, entweder gering ist oder durch das Randomisierungsverfahren voraussichtlich ausgeglichen wird. Einige Bereiche der Therapieforschung sind jedoch meist deutlich komplexer als z. B. Studien zur Wirkweise bestimmter Medikamente. Während bei Studien zur Effektivität eines Medikaments die Dosierung beispielsweise genau festgelegt werden kann, lässt sich die Dosierung einer trainingstherapeutischen Intervention nur zu Beginn standardisieren. Wenn die Teilnehmenden jedoch physiologisch auf die Trainingsbelastung reagieren, ist bald eine Anpassung der Trainingsparameter notwendig – wahrscheinlich zulasten der standardisierten Dosierung. Ein weiteres Beispiel für die Problematik einer standardisierten Dosierung stellen alle Arten von manuellen Techniken dar. Während sich die Dauer der Intervention klar standardisieren lässt, gibt es kaum Möglichkeiten, die Intensität, mit der eine manuelle Intervention ausgeführt wird, zu standardisieren.

Eine weitere Einschränkung besteht darin, dass eine randomisierte kontrollierte Studie in einigen Fällen nicht verwendet werden kann, da eine absichtliche Exposition gegenüber potenziell schädlichen Substanzen oder das Nichtbehandeln bestimmter Problematiken unethisch wäre [140].

4.2.3 Grundsätze von Effektivitätsstudien im Falle eines RCTs

Die randomisierte kontrollierte Studie ist für die klinische Forschung die einzige bekannte Methode zur Vermeidung von Selektions- und Confounding Bias. Kennzeichnend für randomisierte kontrollierte Studien ist die Zuweisung der Teilnehmer zu den verschiedenen Expositionen (z. B. Behandlungen) nach dem Zufallsprinzip (randomisiert).

Die Forschungsfrage

Zur Beantwortung einer Forschungsfrage mittels einer RCT sollte zunächst einmal eine Hypothese aufgestellt werden. Bei der Entwicklung einer Forschungsfrage müssen sich die Forschenden zunächst mit der aktuellen Forschungsliteratur auseinandersetzen, um herauszufinden, was über das zu erforschende Thema bereits bekannt ist, sowie was unbekannt ist und noch untersucht werden muss. Oft ist es nicht einfach, direkt die passende Frage zu finden. Wichtig ist, sich darüber im Klaren zu sein, dass die Entwicklung einer möglichst relevanten und gut zu beantwortenden Frage einige Zeit in Anspruch nehmen kann.

Die Hauptbestandteile einer guten Forschungsfrage sollten Folgendes umfassen (s. Kap. 3.2):

- P (interessierende Population)

- I (zu untersuchende Intervention)
- C (Vergleichsintervention)
- O (zu bewertende Ergebnisse)

Sobald die Forschungsfrage feststeht, werden im nächsten Schritt zur Durchführung einer RCT die Zielpopulation, die Ein- und Ausschlusskriterien, der Prozess der Durchführung, die Zuteilung, die Verblindung der Intervention, die Durchführung der Behandlung und der Kontrolle, die Bewertung der Ergebnisse, die Definition der Ergebnisse, die erforderliche Stichprobengröße, die ethischen Anforderungen, der Übermittlungsprozess und schließlich das Datenmanagement klar definiert. All diese Überlegungen sollten in einem strukturierten Studienprotokoll festgehalten und vor Beginn der Studie von einer unabhängigen Ethikkommission geprüft und genehmigt werden.

Möglichkeiten der Randomisierung

Alle infrage kommenden Probanden sollten die gleiche Wahrscheinlichkeit haben, die Intervention zu erhalten. Bei der einfachen Randomisierung werden die Versuchspersonen nach dem Zufallsprinzip auf der Grundlage einer konstanten Wahrscheinlichkeit den Experiment-/Interventionsgruppen zugewiesen. Das entscheidende Element jeder Art von Randomisierung ist die Unvorhersehbarkeit der nächsten Zuteilung [110]. Die einfachste Art der Randomisierung stellt das Werfen einer Münze dar [95]. Das heißt, wenn es zwei Gruppen (A und B) gibt, hat die Versuchsperson eine Wahrscheinlichkeit von 0,5, einer der beiden Gruppen zugeordnet zu werden. Computergenerierte Zufallszahlen können auch zur einfachen Randomisierung von Probanden verwendet werden. Dieser Ansatz der Randomisierung ist einfach und leicht in der klinischen Forschung umzusetzen. Im Rahmen von großen klinischen Studien kann man sich darauf verlassen, dass die einfache Randomisierung eine ähnliche Anzahl von Probanden in den Gruppen zur Folge hat. Die Ergebnisse der Randomisierung können jedoch in der klinischen Forschung mit relativ kleinen Stichproben problematisch sein und zu einer ungleichen Anzahl von Teilnehmern und Teilnehmerinnen in den einzelnen Gruppen führen.

Zusätzlich zur „einfachen" Variante der Randomisierung besteht auch die Möglichkeit der Blockrandomisierung oder stratifizierten Randomisierung.

Eine alternative Zuordnungsmethode, die ein Gleichgewicht zwischen den Behandlungsgruppen erzwingt, wird als **Blockrandomisierung** bezeichnet, auch bekannt als permutiertes Blockdesign. Bei der Blockrandomisierung werden die Probanden mit ähnlichen Merkmalen in Blöcke eingeteilt. Ziel der Blockrandomisierung ist es, die Anzahl der Probanden, die jeder Versuchs-/Interventionsgruppe zugeteilt werden, möglichst gleichmäßig zu verteilen. Die Blockgröße wird vom Forschenden festgelegt und sollte ein Vielfaches der Anzahl der Gruppen sein (d. h., bei zwei Behandlungsgruppen beträgt die Blockgröße entweder 4, 6 oder 8). Blöcke werden am besten in kleineren Schritten verwendet, da die Forschenden das Gleichgewicht leichter kontrollieren können [166]. Wenn es beispielsweise in jedem Block sechs Probanden gibt und drei der sechs Probanden in jedem Block zufällig jeder Gruppe zugeteilt werden, befinden sich drei Probanden in einer Gruppe und drei Probanden in der anderen Gruppe. Obwohl mit dieser Methode eine ausgewogene Stichprobengröße erreicht werden kann, werden möglicherweise Gruppen gebildet, die im Hinblick auf bestimmte andere Merkmale kaum vergleichbar sind (z. B. Risikofaktoren oder Begleiterkrankungen etc.). Ein weiterer Nachteil bei dieser Vorgehensweise besteht darin, dass bei der Auswahl der Probanden eine gewisse Vorhersehbarkeit gegeben ist.

Die **stratifizierte Randomisierungsmethode** (► Abb. 4.9) berücksichtigt die Tatsache, dass verschiedene Einflussfaktoren kontrolliert und ausgeglichen werden sollten. Diese Methode kann verwendet werden, um ein Gleichgewicht zwischen den Gruppen in Bezug auf die Ausgangsmerkmale der Probanden (Kovariaten) zu erreichen [112]. Beispielsweise können prognostische Faktoren wie der BMI als Kovariate berücksichtigt werden, woraufhin die angegebene Population innerhalb jeder BMI-Gruppe in Bezug auf eine Experiment-/Interventionsgruppe randomisiert werden kann. Der Vorteil dieser Methode besteht darin, dass sie die Vergleichbarkeit zwischen den Versuchs-/Interventionsgruppen ermöglicht und somit die Ergebnisanalyse effizienter macht. Allerdings müssen bei dieser Methode die Kovariaten vor dem Randomisierungsprozess gemessen und bestimmt werden [112].

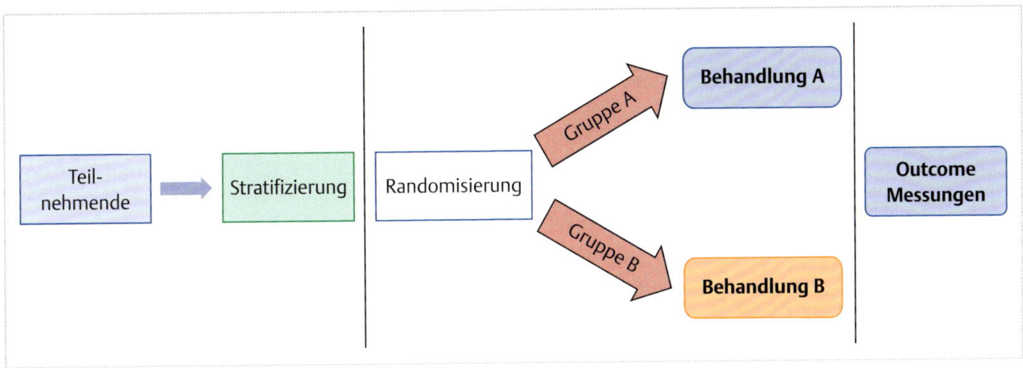

Abb. 4.9 Stratifizierte Randomisierungsmethode. Zweiarmige randomisierte kontrollierte Studie (RCT) mit Stratifizierung.

Verdeckte Zuordnung

Eine der wichtigsten Komponenten einer RCT ist die verborgene Zuteilung zu den jeweiligen Behandlungsgruppen. Das bedeutet, dass der Randomisierungsprozess von der Rekrutierung der Teilnehmerinnen und Teilnehmer getrennt ist [161], [114]. Somit wissen weder die Forschenden noch die Teilnehmenden, ob der nächste Proband eine Behandlung oder eine Kontrollintervention erhält. Eine Möglichkeit der verdeckten Zuordnung ist die Verwendung von Umschlägen (SNOSE) [152]. Um den Anforderungen zu genügen, sollten die Umschläge absolut blickdicht sein, fortlaufend nummeriert und in der richtigen Reihenfolge geöffnet werden. Dies ist besonders wichtig in Situationen, in denen eine Verblindung der Intervention nicht möglich ist [103].

Verblindung

Die Durchführung einer RCT zielt auf die Vermeidung von Bias (S. 175) ab. Eine unbewusste Verzerrung kann auftreten, wenn die Forscher oder Probanden wissen, wer die Intervention erhält und wer nicht. Wenn möglich, sollten die Versuchsleiter fünf Gruppen von Personen, die an einer Studie beteiligt sind, verblinden:

- Probandinnen/Probanden
- Kliniker/Klinikerinnen (Physiotherapeuten/Physiotherapeutinnen)
- datenerhebendes Studienpersonal
- outcomemessendes Studienpersonal
- datenanalysierendes Studienpersonal

Der Begriff „doppelblind" bedeutet, dass die Teilnehmer, die Kliniker (Physiotherapeuten) und die Untersucher während der gesamten Studie keine Kenntnis über die jeweilige Interventionszuweisung haben. Triple-Blind bedeutet in der Regel eine Doppelblindstudie, bei der auch die Datenanalyse verblindet erfolgt [191], [192].

Ermittlung der Ergebnisse

Die vorab festgelegten primären und sekundären Outcomes sollten von unabhängigen Beobachtern erhoben werden, die keine Kenntnis von der Zuteilung und den Behandlungszweigen der Teilnehmerinnen und Teilnehmer haben (s. o.). Der Schwerpunkt einer Studie legt die Art der benötigten Daten bereits fest. Wenn beispielsweise Statistiken angefertigt werden sollen, um die Effektstärke von zwei Behandlungen zu vergleichen, sind die Daten numerisch und die Forschung ist quantitativ. Die Zahl der Patienten mit unvollständigen Daten sollte so weit wie möglich reduziert werden. Eine hohe Abbrecherquote führt zu einem geringeren Vertrauen in die Ergebnisse und kann zu fehlerhaften Schlussfolgerungen führen.

Ethische Aspekte

Bei allen RCTs, die Versuche an Tieren, Menschen oder menschlichem biologischem Material beinhalten, müssen strenge ethische Grundsätze berücksichtigt werden [208]. Die Abwägung von Risiko und Nutzen für die Teilnehmenden und die Gesellschaft, die Ethikprüfung und die Einwilligung (der Probanden) nach vorheriger Aufklärung sind entscheidend [103], [208]. Vor der Planung und Durchführung einer RCT muss geprüft und bewertet werden, ob es ethisch vertretbar ist, die Teilnehmer und Teilnehmerinnen nach dem Zufallsprinzip einer Interventionsgruppe zuzuordnen.

4.2.4 Interpretation von Effektivitätsstudien

Die Ergebnisse einer Studie lassen sich nur dann sinnvoll interpretieren, wenn alle Verzerrungen – Bias (S. 175) – als Erklärung für die beobachteten Unterschiede zwischen den jeweiligen Gruppen ausgeschlossen wurden. Gut gemachte randomisierte Studien können die klinische Entscheidungsfindung unterstützen, indem sie neutrale Schätzungen der durchschnittlichen Stärke der Behandlungseffekte darstellen. Wichtig bei der Interpretation von Ergebnissen aus Effektivitätsstudien sind jedoch nicht nur die Unterschiede zwischen den jeweiligen Gruppen, sondern auch, ob sich die Ergebnisse einer Studie auf das jeweilige klinische Setting oder den jeweiligen Patienten übertragen lassen. Jede Behandlung hat bei den verschiedenen Patientinnen und Patienten eine unterschiedliche Wirkung. Einige Patienten reagieren positiv, während bei anderen die Behandlung keine oder sogar eine negative Reaktion hervorrufen kann. Am zuverlässigsten lassen sich Rückschlüsse auf die Wirkung einer Therapie aus klinischen Studien auf Ihre eigene klinische Praxis übertragen, wenn die Patienten und Maßnahmen aus diesen Studien Ihren Patienten und Maßnahmen ähneln. Je ähnlicher die Patientinnen und Patienten aus einer Studie Ihren eigenen Patienten sind, und je ähnlicher die Maßnahmen aus einer Studie den Maßnahmen sind, die Sie verwenden (möchten), desto zuverlässiger können diese Studien als Grundlage für die klinische Entscheidungsfindung genutzt werden. Nur wenn es triftige Gründe für die Annahme gibt, dass sich die Patienten aus einer Studie eindeutig von denen unterscheiden, für die Sie eine Therapieentscheidung treffen wollen, sollten Sie die Ergebnisse der Studie nicht als Basis Ihres Entscheidungsprozesses verwenden [148].

Ergebnisse

Die Ergebnisse einer quantitativen wissenschaftlichen Arbeit können dichotom oder stetig sein (s. Kap. 5). Dichotome Outcomes sind z. B. Ja/Nein-Antworten, sie sind somit entweder eingetreten oder nicht eingetreten. Schwangerschaften oder Todesfälle eignen sich hier als gutes Beispiel. Entweder eine Person ist schwanger oder nicht; eine Person ist verstorben oder nicht – Abstufungen (ein bisschen schwanger) sind nicht möglich. Kontinuierliche (oder stetige) Variablen hingegen können einen beliebigen Wert oder mehrere Werte haben, wie z. B. Schmerzen auf der NRS oder Ergebnisse des TUG-Tests (Timed „Up and Go“) [149], [150], [175].

Jede Intervention hat ganz unterschiedliche Effekte. Es kann sein, dass einige Patienten von einer Intervention profitieren, während andere keine oder sogar schädliche Wirkungen erfahren. Daher kann streng genommen nicht von „dem Effekt“ einer Intervention gesprochen werden. In den meisten Fällen liefern klinische Studien keine Aussage darüber, wie alle Patienten oder jeder einzelne Patient auf die jeweilige Intervention reagieren wird. Sie liefern oftmals nur eine Schätzung des durchschnittlichen Effekts einer Intervention. Eine gute Möglichkeit, diese Schätzungen über die Auswirkungen einer Intervention in der klinischen Praxis zu verwenden, besteht darin, sie als Grundlage für die Vorhersage der Wirkung einer Intervention bei einem bestimmten Patienten zu nutzen. Diese Schätzung kann dann, je nach individuellen Merkmalen der Patientinnen und Patienten, die die Interventionen erhalten, nach oben oder unten korrigiert werden.

Zufall und Vertrauen – ist das signifikant?

Bei der Interpretation von Studienergebnissen wird häufig auf den p-Wert (S. 110) des Unterschieds zwischen den Gruppen geachtet.

> **Merke**
>
> Der p-Wert gibt die Wahrscheinlichkeit dafür an, ob ein Unterschied zwischen den einzelnen Gruppen zufällig aufgetreten ist oder einen echten Behandlungseffekt darstellt [149].

Gewöhnlich deutet ein p-Wert von 0,05 auf eine statistische Signifikanz hin. Dieses 5 %-Niveau ist jedoch ein willkürlicher Mindestwert, sodass p-Werte viel kleiner sein sollten, bevor sie als überzeugender Beweis für die Ablehnung der Nullhypothese (die Hypothese, dass das zu beweisende Phänomen de facto nicht vorhanden ist [130]) gelten können [126]. Ein statistisch signifikanter Unterschied ist jedoch nicht unbedingt von klinischer Relevanz. Wird also nur auf p-Werte geachtet und nicht klar zwischen statistischer Signifikanz und klinischer Relevanz unterschieden, wird die Größe des Behandlungseffekts möglicherweise übersehen. Kleine Unterschiede, die keine wesentliche klinische Bedeutung haben, können bei großen Stichproben statistisch signifikant sein, und klinisch bedeutsame Effekte können statistisch nicht signifikant sein, weil die Stichprobengröße zu gering war, um einen solchen Effekt zu erkennen [96]. Für die Entscheidung, ob eine Therapieform in der Praxis angewendet werden sollte oder nicht, ist es günstig zu wissen, wie groß der Behandlungseffekt in einer Population tatsächlich ist. Deshalb ist es für das Verständnis von Ergebnissen einer Studie nicht ausreichend, nur den p-Wert zu betrachten.

Konfidenzintervalle (CIs) haben im Allgemeinen eine höhere Aussagekraft als p-Werte. Sie sind eine Schätzung des Wertebereichs, der wahrscheinlich den echten Wert umfasst [142]. Bei stetigen Daten dient der Mittelwert zur Schätzung des Effektes auf die Grundgesamtheit. Da der Mittelwert der Stichprobe eine einzige Zahl ist, wird er als „Punktschätzung" bezeichnet. Es kann jedoch nicht davon ausgegangen werden, dass der Stichprobenmittelwert genau dem Durchschnittswert der Bevölkerung entspricht. Deswegen bietet die schließende Statistik das Konfidenzintervall (CI) zur Ermittlung von Mittelwerten der Grundgesamtheit aus Stichprobendaten [96], [138]. Ein Konfidenzintervall ermöglicht also die Überleitung von einem Einzelwert – z. B. dem Stichprobenmittelwert, der Differenz zwischen Stichprobenmittelwerten usw. – zu einem Bereich von Werten, die für die Grundgesamtheit als wahrscheinlich erachtet werden können. Das CI berücksichtigt außerdem die Ungenauigkeiten, die entstehen, wenn von Stichprobendaten auf Populationen verallgemeinert wird. Das CI für einen Mittelwert gibt untere und obere Grenzen für den geschätzten Populationsmittelwert bei einem bestimmten Wahrscheinlichkeitsniveau (meistens 95 %) an. In der Regel werden die CIs als 95 %-CIs angegeben, d. h. der Wertebereich, der mit einer Wahrscheinlichkeit von 95 % den tatsächlichen Wert enthält. Es besteht eine 5 %ige Chance, dass der Mittelwert der Population außerhalb der oberen und unteren Grenze dieses Intervalls liegt [96], [134], [138], [142], [149]. Wenn das 95 %-CI für den Unterschied zwischen Behandlungs- und Kontrollgruppe klein ist und sich nicht mit dem Punkt „kein Effekt" überschneidet (0 für einen Unterschied oder 1 für ein Verhältnis), kann ziemlich sicher davon ausgegangen werden, dass das Ergebnis korrekt ist (d. h. mit einem p-Wert von weniger als 0,05) [96], [134], [142]. Je mehr Probanden an der Studie teilnehmen, desto schmalere CIs sind wahrscheinlich, weswegen sich durch größere Studien zuverlässigere Ergebnisse erzielen lassen. Ein schmales CI ist für die evidenzbasierte Praxis hilfreicher als ein breiteres CI, da enge CIs die Genauigkeit der Schätzwerte für die Grundgesamtheit erhöhen. Wie groß die Studie sein muss, um ein aussagekräftiges Ergebnis zu liefern, hängt jedoch davon ab, wie selten das zu messende Phänomen tatsächlich auftritt [191].

Eine Intervention kann jedoch nur dann als nützlich angesehen werden, wenn das 95 %-CI klinisch wichtige Behandlungseffekte einschließt. Es gilt daher, zwischen statistischer Signifikanz und klinischer Relevanz zu unterscheiden.

Die statistische Signifikanz bezieht sich auf die Größe des Effekts und das 95 %-CI in Bezug auf die Nullhypothese. Die klinische Relevanz bezieht sich auf die Größe des Effekts und das 95 %-CI im Verhältnis zu einem als klinisch relevant geltenden Minimum-Effekt (▸ Abb. 4.10) [134], [138].

Ist das relevant?

Deskriptive und schließende Statistiken sagen nichts darüber aus, wie groß der Effekt einer Behandlung sein muss, um die Gesundheit oder die Lebensqualität (etc.) von Patienten und Patientinnen positiv zu beeinflussen oder gar zu verbessern. Ein beobachteter statistischer Effekt einer Intervention reicht nicht zwangsläufig aus, um mit ihr einen spürbaren Unterschied im Alltag der Patienten zu erzielen. Der einfachste Weg zu entscheiden, ob die Anwendung einer Intervention aus klinischer Sicht sinnvoll ist, besteht darin, zunächst den kleinsten Effekt zu benennen, der aus klinischer Sicht lohnenswert ist. Die kleinstmögliche Verbesserung, die den Aufwand, die Kosten und das Risiko einer medizinischen Intervention lohnenswert macht, wird als **minimal clinically important difference** (**MCID**) oder **minimal important difference** (**MID**) bezeichnet (▸ Abb. 4.11). Wenn eine Studie also einen Effekt nachweist, der

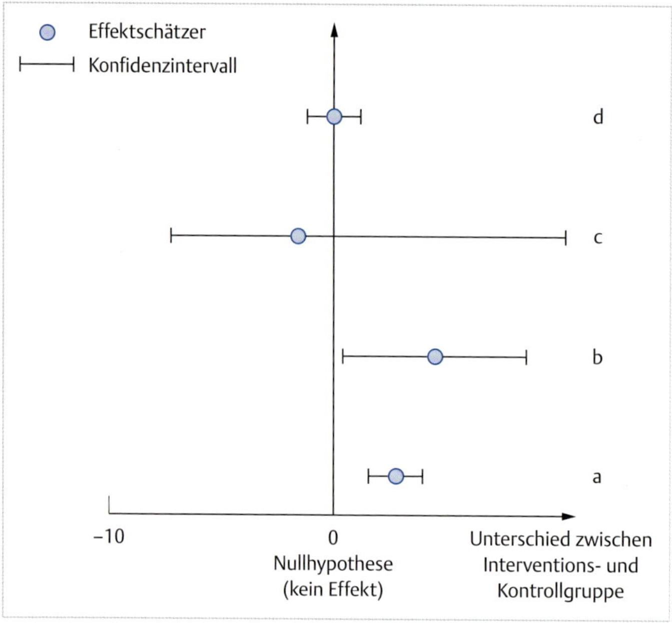

Abb. 4.10 Statistische Signifikanz. a: statistisch signifikant (p < 0,05) mit hoher Präzision; b: statistisch signifikant (p < 0,05), aber mit geringer Präzision; c: statistisch nicht signifikant (p > 0,05) mit geringer Präzision; d: statistisch nicht signifikant (keine Wirkung) mit hoher Präzision. Modifiziert nach [192].

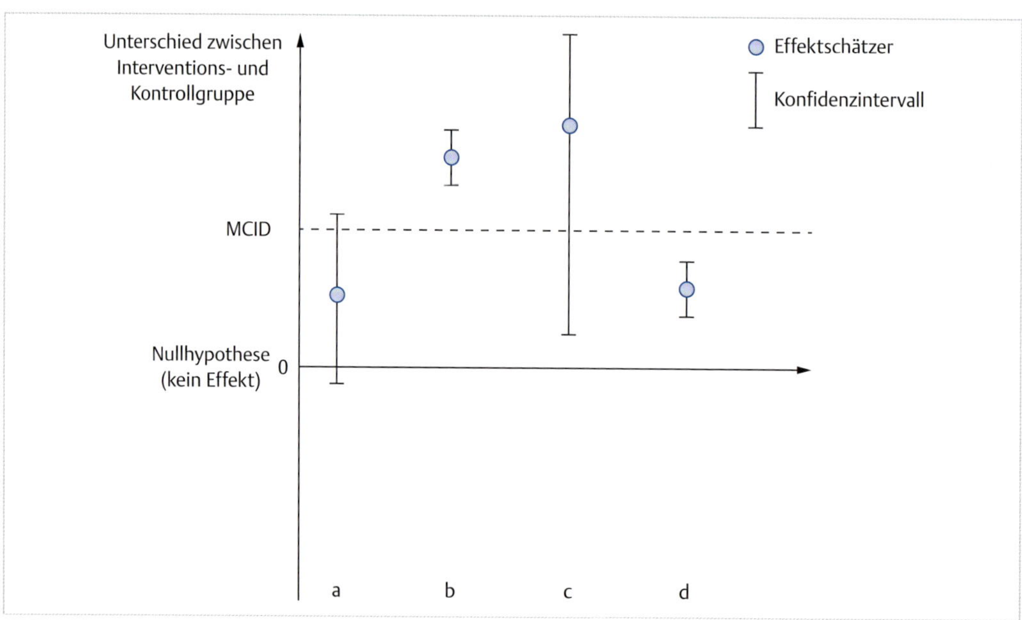

Abb. 4.11 Klinische Relevanz. a: statistisch nicht signifikant und nicht klinisch relevant; b: statistisch signifikant und klinisch relevant; c: statistisch nicht signifikant, aber klinisch relevant; d: statistisch signifikant, aber nicht klinisch relevant. Modifiziert nach [138], [192].

mindestens so groß ist wie der MCID (in einer positiven Richtung), ist dieser Effekt klinisch relevant. Wenn ein beobachteter Effekt kleiner ist als der MCID, ist dieser Effekt nicht relevant und die entsprechende Behandlungsmethode sollte in der klinischen Praxis nicht verwendet werden. Beim Lesen einer Studie sollten Sie deshalb die **Effektstärke (d)** der Wirkung einer Intervention betrachten und entscheiden, ob die Vorteile und Risiken diese Behandlung im Vergleich zu anderen Behandlungsmöglichkeiten oder keiner Behandlung rechtfertigen. Bei stetigen Outcomes ist die beste Methode zur Schätzung des Effekts einer Intervention die Differenz zwischen den Mittelwerten (oder in einigen Studien den Medianen) der Interventions- und der Kontrollgruppe zu vergleichen. Danach können Sie entscheiden, ob dieser Effekt lohnenswert ist oder nicht. So kann z. B. eine Verringerung eines Symptoms messbar und statistisch signifikant sein, wenn sie jedoch nicht ausreicht, um weitere physiotherapeutische Behandlungen zu vermeiden oder die Lebensqualität der Patienten zu verbessern, kann sie nicht als klinisch wichtig angesehen werden.

4.3 Literaturstudien

Die oben beschriebenen Studientypen wie RCTs, Kohortenstudien oder Studien zur Genauigkeit diagnostischer Tests (s. Kap. 6) sind allesamt Beispiele für Primärforschung, während eine Literaturarbeit ein Beispiel für Sekundärforschung ist. Die Vielzahl an Informationen, die die Primärforschung Klinikern und Forschern liefert, nimmt ständig zu. In vielen Bereichen ist es für eine Person schlichtweg unmöglich geworden, den gegenwärtigen Wissensstand zu lesen, kritisch zu bewerten und zusammenzufassen, geschweige denn, ihn regelmäßig zu aktualisieren. Zusätzlich zur Masse an Informationen ist auch der zeitliche Aspekt in der täglichen Praxis eine Hürde, die es vielen Menschen in der Praxis erschwert, klinische Entscheidungen auf der Grundlage aktueller Primärforschung zu treffen. Deswegen sind Übersichtsarbeiten zu einem unverzichtbaren Hilfsmittel für alle geworden, die in ihrem Fachgebiet auf dem aktuellen Stand bleiben wollen. Außerdem sind systematische Übersichtsarbeiten erforderlich, um Lücken in der bestehenden Evidenz zu ermitteln und Impulse für weitere Forschung zu liefern. Deshalb wurde in den letzten Jahren zunehmend auf die Erstellung von Literaturarbeiten zur systematischen Überprüfung von Studien gesetzt, was auch durch den starken Anstieg der Zahl an systematischen Übersichtsarbeiten im Gesundheitsbereich innerhalb der letzten 20 Jahre (2000–2021) veranschaulicht wird (▶ Abb. 4.12).

Aktuell werden mehr als 14 verschiedene Arten von Literaturstudien beschrieben [136]. Jede Art von Review hat ihre eigenen Ziele und Protokolle,

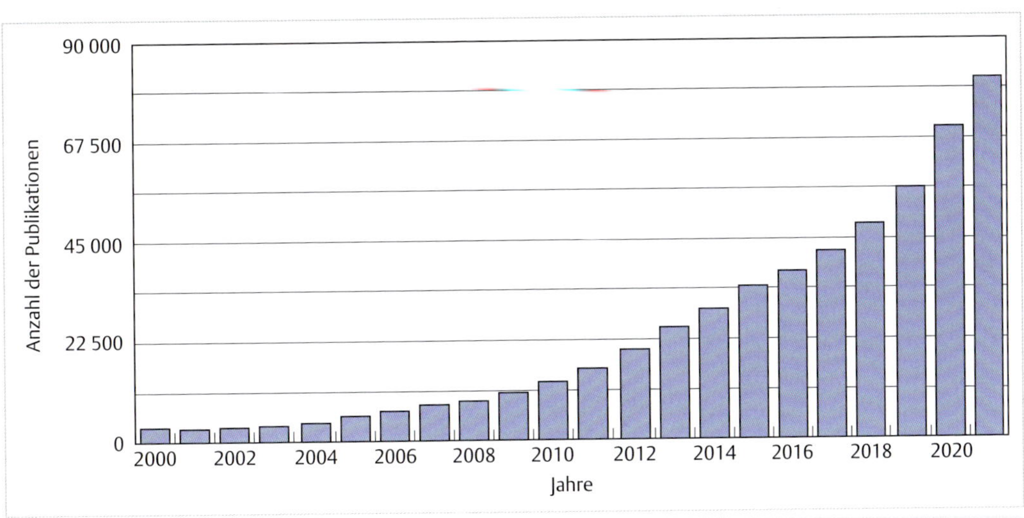

Abb. 4.12 Anzahl der Veröffentlichungen von systematischen Reviews, 2000–2021. Ergebnisse der MEDLINE-Suche unter Verwendung des Textworts und des medizinischen Fachgebiets (MESH) „meta-analysis" und des Textworts „systematic review".

die zu individuellen Vorteilen und Einschränkungen führen. Der Schwerpunkt soll im Folgenden auf fünf verschiedenen Arten liegen (▶ Tab. 4.1), die dabei helfen, ein Problem zu spezifizieren und entsprechende Interventionsmöglichkeiten aufzuzeigen.

Tab. 4.1 Vergleich verschiedener Arten von Literaturstudien, adaptiert aus [123], [136], [182].

Art	primäres Ziel	Art der Fragestellung	Literatursuche	Hinweise	Qualitätsstandards
Narratives Review	Zusammenfassung von Vorwissen	breit gefächert	meist selektiv	• kein strukturiertes Suchprotokoll, keine Interpretation oder Bewertung der Qualität der inkludierten Studien • Synthese ausschließlich narrativ • meist nicht reproduzierbar	keine
Scoping Review	Zusammenfassung von Vorwissen	breit gefächert	teilweise fokussiert auf Frage	inhaltliche oder thematische Analyse	nicht obligatorisch
Systematisches Review	systematische Suche, Bewertung und Synthese von Forschungsergebnissen, häufig unter Einhaltung von Leitlinien	klar definierte Forschungsfrage	umfassend	schwierig, alle Studien zu finden, insbesondere unveröffentlichte	ja
Metaanalyse	Technik, die die Ergebnisse quantitativer Studien statistisch kombiniert, um eine präzisere Interpretation der Ergebnisse zu ermöglichen	klar definierte Forschungsfrage	umfassend	• die statistische und klinische Bedeutung der Ergebnisse sollte beachtet werden • die Kriterien der einbezogenen Studien beeinflussen den Umfang der Analyse	ja
Overview of Reviews/Umbrella Review	Zusammenfassung oder Verknüpfung von Daten	klar definierte Forschungsfrage	kann eine umfassende Suche beinhalten oder nicht (je nachdem, ob ein systematischer Überblick vorliegt oder nicht)	Zusammenfassung von Erkenntnissen und Entwicklung von Forschungsmethoden und entsprechenden Leitlinien	ja

4.3.1 Narratives Review

Die wohl einfachste Form der Literaturarbeit stellt das narrative Review dar. Es dient dazu, ein paar Studien zu identifizieren, die ein bestimmtes Thema beschreiben. Für gewöhnlich haben narrative Reviews eine Reihe von Nachteilen. So gibt es bei narrativen Reviews in der Regel keine vorher festgelegte Forschungsfrage oder Suchstrategie, die Forschenden beschränken sich lediglich auf ein Schwerpunktthema [123]. Das Fehlen objektiver und systematischer Kriterien führt zu einer Reihe von methodischen Mängeln, dadurch wird der Inhalt der Arbeit stark subjektiv und damit anfällig für Verzerrungen und Fehler [201]. Trotz der Tatsache, dass Sie beim Lesen eines narrativen Reviews mehr über ein bestimmtes Thema erfahren, erhalten Sie keinen umfassenden Überblick über den aktuellen Stand der Wissenschaft zu Ihrer gewählten Thematik. Deswegen gelten narrative Reviews in der evidenzbasierten Praxis nicht als wissenschaftlich wertvolle Studien [127], [135], [170].

4.3.2 Scoping Review

Scoping Reviews beschreiben die vorhandene Literatur und andere Informationsquellen und enthalten in der Regel Ergebnisse aus einer Reihe unterschiedlicher Studiendesigns [199]. Scoping Reviews werden aus verschiedenen Gründen durchgeführt. Der häufigste Grund ist, die Bandbreite/Tiefe der einschlägigen Veröffentlichungen zu erkunden, die Evidenz zu kartieren und zusammenzufassen, Informationen für die künftige Forschung bereitzustellen und Wissenslücken zu ermitteln bzw. zu schließen [178], [183]. Scoping Reviews sind nützlich für die Sichtung von neuer Evidenz, wenn noch nicht klar ist, welche anderen, spezifischeren Fragen durch eine präzisere systematische Überprüfung gestellt und sinnvoll untersucht werden können [99]. In systematischen Reviews wird in der Regel quantitative Literatur, z. B. zu einer bestimmten Erkrankung oder Intervention, zusammengetragen um z. B. Fragen der Wirksamkeit zu beantworten. Im Unterschied zu systematischen Reviews geht es bei Scoping Reviews eher darum, die Schlüsselkonzepte, die einem bestimmten Forschungsbereich zugrunde liegen, zu erfassen [98]. Deswegen werden sie auch zur Entwicklung des Forschungsgebiets oder zur Ermittlung von Themenbereichen für zukünftige systematische Reviews genutzt. Wenn Sie sich beispielsweise für Interventionen zur Steigerung der körperlichen Aktivität bei Personen mit Phantomschmerzen nach einer traumatischen Unterschenkelamputation interessieren, wird Ihnen ein Scoping-Review voraussichtlich aufzeigen, dass es zahlreiche Formen von Interventionen gibt, die in einer Reihe von Settings eingesetzt werden. Dies könnte Ihnen dabei helfen, eine spezifischere Forschungsfrage zu stellen, basierend auf dem, was Ihnen für jede dieser Interventionen in den verschiedenen Settings (jetzt) bereits bekannt (oder nicht bekannt) ist.

Scoping Reviews, die als Grundlage für systematische Übersichten dienen, beinhalten in der Regel keine Qualitätsbewertung der eingeschlossenen Studien, was die Datensynthese und -interpretation einschränkt. Deswegen ist ihre Durchführung in einem relativ kurzen Zeitraum möglich [99]. Die Erstellung umfassenderer Scoping-Reviews benötigt allerdings teilweise bis zu einem Jahr. Die einzelnen Schritte der Erstellung eines Scoping-Reviews wurden unter anderem von Peters et al. [183] beschrieben und sind in ▶ Tab. 4.2 dargestellt.

Tab. 4.2 Schritte der Erstellung eines Scoping-Reviews nach Peters et al. [183].

Phase	Beschreibung
1	Definition und Abgleich des Ziels und der Fragestellung(en)
2	Entwicklung und Anpassung der Einschlusskriterien mit Zielsetzung(en) und Fragestellung(en)
3	Beschreibung der geplanten Vorgehensweise bei der Suche, Selektion, Extraktion und Darstellung der Evidenz
4	Suche nach Evidenz
5	Selektion der Evidenz
6	Extrahieren der Evidenz
7	Grafische Darstellung der Evidenz
8	Zusammenfassung der Evidenz in Bezug auf die Ziele und Fragestellungen
9	(Fortwährender) Beratungsprozess mit Informationswissenschaftlern, Bibliothekaren und/oder anderen Expertinnen und Experten

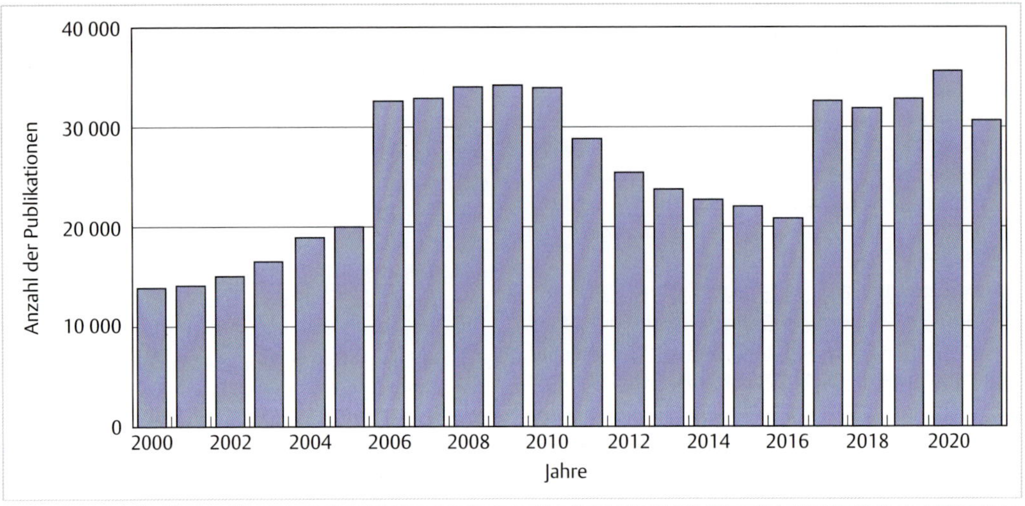

Abb. 4.13 Veröffentlichungen in MEDLINE. Anzahl der Veröffentlichungen von klinischen Studien (RCT und CCT) in den Jahren 2000–2021 in MEDLINE. Ergebnisse der MEDLINE-Suche: („Controlled Clinical Trial“ OR „Clinical Trial, Phase III“ OR „Randomized Controlled Trial“) mit dem Filter „humans“.

4.3.3 Systematische Übersichtsarbeiten und Metaanalysen

In der evidenzbasierten Praxis wird die verfügbare wissenschaftliche Literatur genutzt, um die Qualität von Therapieempfehlungen zu bewerten und dadurch den klinischen Entscheidungsprozess zu unterstützen. Angesichts der ständig wachsenden Menge an Forschungsliteratur (▶ Abb. 4.13) ist es für einzelne Kliniker unmöglich, diese riesige Menge an Primärforschung zu überblicken, um die am besten geeigneten Entscheidungen im Rahmen der täglichen klinischen Praxis zu treffen, die mehr Nutzen als Schaden bringen.

Durch die systematische Bewertung von Primärforschung liefern systematische Reviews eine aktuelle Zusammenfassung des Forschungsstandes zu einer Intervention, einem diagnostischen Test, einem prognostischen Faktor oder einem anderen Themenbereich [167]. Diese Zusammenfassung der bestmöglichen Evidenz bildet eine Grundlage für tägliche evidenzbasierte Entscheidungen in der klinischen Praxis. Dies unterscheidet das systematische Review von den beiden vorangegangenen Arten der Literaturarbeiten, in denen die inkludierten Arbeiten zwar beschrieben, aber nicht systematisch identifiziert, auf ihre Qualität hin bewertet und zusammengefasst werden. Die Vorgehensweise bei der Durchführung dieser Art von Studien ist transparent und beinhaltet eine explizite Auswahl, Bewertung und Darstellung der untersuchten Evidenz.

Vorteile und Nachteile einer systematischen Übersichtsarbeit

Viele einzelne Studien sind zu klein, um kleine, aber wichtige Effekte zu entdecken. Deswegen haben diese Studien oftmals eine zu geringe Aussagekraft. Durch die Kombination der Daten aus den einzelnen Studien wird die Konsistenz der Ergebnisse besser analysiert, d. h., die Aussagekraft wird somit erhöht [135]. Ein weiterer Vorteil, der die Verallgemeinerbarkeit und Übertragbarkeit der Daten einzelner Studien verbessert, ist, dass in einem systematischen Review Effekte in einer großen Bandbreite von Settings und Designs die Zuverlässigkeit und Übertragbarkeit der Resultate auf andere Settings ermöglichen. Allerdings sind die Qualität und die Stärke der in einem Review ausgesprochenen Empfehlungen nur so gut wie das Niveau der Studien, die darin enthalten sind. Jede Studie weist mehr oder weniger schwerwiegende Fehler auf [97], [160], weshalb es wichtig ist, die einzelnen inkludierten Studien auf solche Fehler hin zu überprüfen. Die starke Aussagekraft eines systematischen Reviews kann dazu führen, dass selbst geringe Verzerrungen aus einzelnen Arbeiten sich negativ auf das Ergebnis der gesamten

Übersichtsarbeit auswirken [135]. Darum ist bei der Interpretation und der Übertragung der Ergebnisse des Reviews in die klinische Praxis ein gewisses Maß an Vorsicht geboten. Einen Hinweis auf ein mögliches Verzerrungsrisiko kann das Evidenzlevel der eingeschlossenen primären Arbeiten liefern.

Evidenzhierarchie

Ein Eckpfeiler der evidenzbasierten Praxis ist die hierarchische Klassifizierung der Evidenz, welche als Evidenzlevel oder Evidenzstufen bezeichnet wird. Die Evidenzstufe gibt an, inwieweit den Informationen auf der Grundlage des Studiendesigns vertraut werden kann. Die Evidenzstufen wurden ursprünglich in einem Bericht der Canadian Task Force on the Periodic Health Examination im Jahr 1979 beschrieben [202]. Die Autorinnen und Autoren entwickelten ein System zur Bewertung der Evidenz bei der Beurteilung der Wirksamkeit einzelner Interventionen. Die Evidenzlevel wurden später vom Team um David Sackett näher beschrieben und erweitert [117], [189]. Die Ranglisten ordneten die Studien nach der Wahrscheinlichkeit einer Verzerrung von geringem bis hohem Verzerrungsrisiko. Deswegen stehen in beiden Systemen randomisierte kontrollierte Studien auf der höchsten Stufe und Fallserien oder Expertenmeinungen auf der niedrigsten Stufe. Seit der Einführung der Evidenzstufen haben mehrere weitere Institutionen und Fachzeitschriften Variationen dieses Klassifikationssystems eingeführt. Aktuell werden in der Regel die Evidenzstufen für die gängigste Fragestellung (in Bezug auf die Therapie) in Form einer Pyramide dargestellt, wobei systematische Reviews ganz oben stehen, gefolgt von gut konzipierten randomisierten kontrollierten Studien, dann Beobachtungsstudien wie Kohortenstudien oder Fall-Kontroll-Studien, während Fallstudien, Laborstudien und „Expertenmeinungen" ganz unten stehen (▸ Abb. 4.14) [134], [139].

Das Centrum für Evidenzbasierte Medizin (CEBM) hat in seiner Weiterentwicklung Evidenzstufen so konzipiert, dass sie zusätzlich zur traditionellen kritischen Bewertung (s. Kap. 8) als Orientierungshilfe verwendet werden können, mit der Kliniker und Patienten klinische Fragen schnell und ohne Rückgriff auf bereits bewertete Quellen beantworten können (▸ Abb. 4.15). Ein besonderes Merkmal der 2011 vom CEBM erstellten Rangliste ist, dass die Evidenzstufen gleichzeitig das gesamte Spektrum der klinischen Fragestellungen abdecken. Eine verkürzte und pragmatisch übersetzte Version ist in ▸ Tab. 4.3 dargestellt, die komplette englischsprachige Version ist auf der CEBM-Internetpräsenz unter https://www.cebm.ox.ac.uk zu finden.

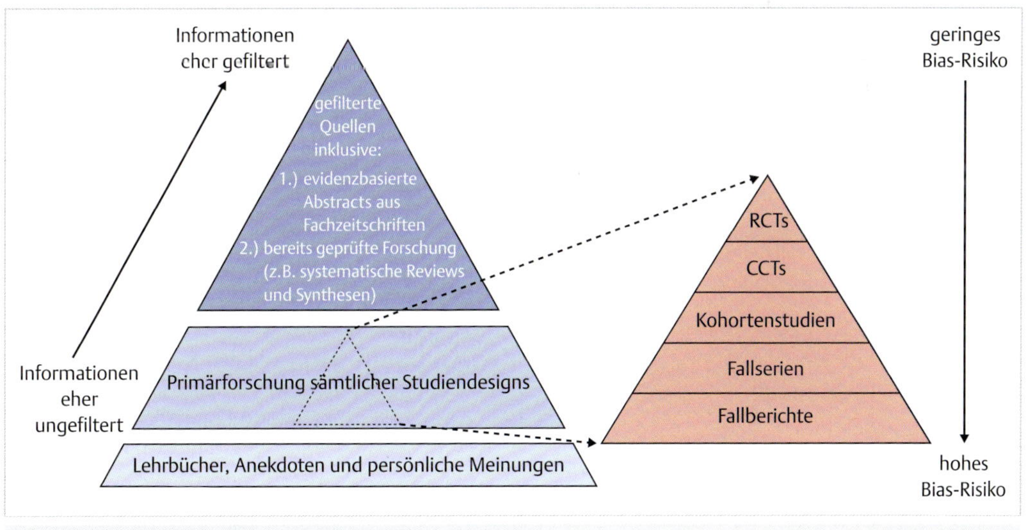

Abb. 4.14 Evidenzhierarchie. Modifiziert nach [139], [134].

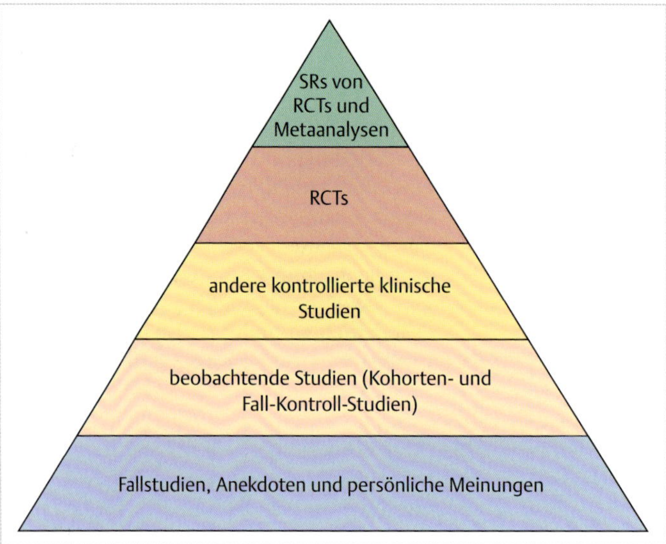

Abb. 4.15 Vereinfachte Darstellung der Evidenzhierarchie in Anlehnung an: [108], [134], [138], [143]; RCT: randomised controlled trial, SR: systematic review

Tab. 4.3 Levels of Evidence des Oxford Centre for Evidence-Based Medicine, 2011 (verkürzte und pragmatisch übersetzte Version) [154].

(Forschungs-) Frage	Schritt 1 (Level 1*)	Schritt 2 (Level 2*)	Schritt 3 (Level 3*)	Schritt 4 (Level 4*)	Schritt 5 (Level 5)
Wie häufig ist das Problem?	lokale und aktuelle Stichprobenerhebungen (oder Zählungen)	systematisches Review von Erhebungen, die eine Anpassung an die lokalen Gegebenheiten ermöglichen**	lokale nichtzufällige Stichprobe**	Fallserie **	n/a
Ist dieser diagnostische oder Kontrolltest zuverlässig? (Diagnose)	systematisches Review von Querschnittsstudien mit einheitlich angewandtem Referenzstandard und Verblindung	einzelne Querschnittsstudien mit einheitlich angewandtem Referenzstandard und Verblindung	nichtkonsekutive Studien oder Studien ohne einheitlich angewandte Referenzstandards**	Fall-Kontroll-Studien oder schlechter oder nichtunabhängiger Referenzstandard**	Schlussfolgerungen auf der Grundlage von Gesetzmäßigkeiten
Ist diese Intervention hilfreich? (Nutzen der Behandlung)	systematisches Review von randomisierten Studien oder n-of-1-Studien	randomisierte Studie oder Beobachtungsstudie mit starkem Effekt	nichtrandomisierte kontrollierte Kohorten-/Follow-up-Studie**	Fallserien, Fall-Kontroll-Studien oder historisch kontrollierte Studien**	Schlussfolgerungen auf der Grundlage von Gesetzmäßigkeiten

* Das Level kann aufgrund von Studienqualität, Ungenauigkeit, Indirektheit (Studien-PICO stimmt nicht mit Fragen-PICO überein), wegen Inkonsistenz zwischen den Studien oder weil die absolute Effektgröße sehr klein ist, herabgestuft werden; das Level kann bei einer großen oder sehr großen Effektgröße heraufgestuft werden.

** Wie immer ist ein systematisches Review im Allgemeinen besser als eine einzelne Studie.

Es kann schwierig sein, sinnvolle Erkenntnisse aus Reviews mit geringer Evidenz zu gewinnen, deshalb beschränken sich systematische Reviews in der Regel auf Studien mit hoher Evidenz (Level II, RCTs). Erfordert eine Forschungsfrage die Einbeziehung von Studien mit geringer Evidenz, z. B. Studien der Stufe III (retrospektive Kohorten) oder der Stufe IV (Fallserien), dann handelt es sich bei der systematischen Übersichtsarbeit ebenfalls um eine Studie mit geringer Evidenz. Solche Übersichten können wichtige Vorstudien sein und die Wahrscheinlichkeit von Ergebnissen und Bereichen für zukünftige Forschung (RCTs) aufzeigen.

4.3.4 Arbeitsschritte bei der Erstellung von Literaturstudien im Falle eines systematischen Reviews

Ein typisches systematisches Review untersucht z. B. die Wirksamkeit einer Intervention (z. B. körperliches Training) im Vergleich zu einer anderen Behandlung (oder keiner Behandlung) bei einem konkreten Krankheitsbild (z. B. Gonarthrose). Diese Überprüfung und Zusammenfassung der vorhandenen Evidenz findet in einem eng abgesteckten Rahmen statt. Um jedoch überhaupt mit einer Literaturarbeit beginnen zu können, ist es notwendig, eine konkrete Forschungsfrage zu formulieren. Diese bildet die Grundlage für den weiteren Forschungsprozess (genau wie bei primärer Forschung auch).

Forschungsfrage

Es ist nicht einfach, die passende Frage zu finden. Wichtig ist, sich darüber im Klaren zu sein, dass die Entwicklung einer möglichst relevanten und gut zu beantwortenden Frage einige Zeit in Anspruch nehmen kann. Oftmals hilft es, sich selbst zu fragen: „Warum will ich das wissen? Warum ist das wichtig?“. Beim Erstellen einer Forschungsfrage muss auch entschieden werden, welche Art von Frage gestellt werden soll. Liegt das Interesse auf der Wirksamkeit einer Intervention, diagnostischer Genauigkeit eines Testes, der Ätiologie einer Erkrankung oder der Prognose?

Eine gut formulierte Forschungsfrage besteht in der Regel aus vier Teilen und ist unter dem Akronym PICO bekannt (s. Kap. 3.2):

- Population, d. h. untersuchte Patientengruppen
- Intervention, d. h. Behandlung, Test oder Exposition für die Population
- Control (Vergleich), d. h. alternative Intervention oder Kontrolle
- Outcome, d. h. Ergebnisse der Interventionen [127], [135], [211]

Studienprotokoll und Registrierung

Wenn die Forschungsfrage formuliert ist, muss das Forschungsprotokoll ausgearbeitet werden. Die einzelnen Schritte zur Durchführung eines systematischen Reviews sind klar definiert. Systematisches Review und Meta-Analysen sollten ebenso sorgfältig geplant werden wie jedes andere (primäre) Forschungsprojekt. Analog zur Primärforschung sollte auch bei der Erstellung eines systematischen Reviews vor Beginn ein detailliertes schriftliches Protokoll erstellt und in einer offiziellen Datenbank (z. B. PROSPERO) registriert werden. Das Protokoll dient unter anderem dazu, Verzerrungen (S. 175) zu minimieren. Es enthält immer die geplanten Methoden zur Literatursuche, zum Screening, zur Datenextraktion und zur Analyse.

Finden von passender Literatur

Nach der Entwicklung der Forschungsfrage und des Forschungsprotokolls wird eine Literaturrecherche durchgeführt. Die Literaturrecherche für ein systematisches Review beginnt mit der Suche nach anderen Reviews mit der gleichen Forschungsfrage. Denn es ist unnötig ein systematisches Review zu schreiben, wenn bereits vor kurzem ein gut gemachtes mit derselben Fragestellung durchgeführt wurde [147]. Die Suchstrategien, die für das Auffinden von Literatur in elektronischen bibliografischen Datenbanken verwendet werden, sollten sehr spezifisch sein, denn das Ziel eines systematischen Reviews ist immer die Beantwortung einer Frage auf der Grundlage der besten zur Verfügung stehenden – veröffentlichten und unveröffentlichten – Evidenz [135]. Es ist normalerweise leicht, einige Studien zu finden – alle relevanten Studien zu finden, ist fast unmöglich. Es gibt jedoch eine Reihe von Methoden und Hilfen, die den Suchvorgang erleichtern und produktiver machen können (einige sind in Kap. 7 dargestellt). Im Anschluss an die Recherche in elektronischen Datenbanken sollten die Literaturverzeichnisse von bereits gefundenen Arbeiten durchgesehen werden, um weitere relevante Studien zu identifizieren. Es sollte auch eine Handsuche in einschlägigen Fachzeitschriften durchgeführt werden. Dies ist vor allem für die letzten 6 Monate wichtig, da die Zeitschriftenartikel möglicherweise noch nicht in elektronischen Datenbanken verfügbar sind [211]. Ziel der Literaturrecherche ist es, eine umfassende Liste potenziell relevanter Studien zu erhalten [127], [135]. Alle Studien, die in das systematische Review aufgenommen werden, entstammen dieser Liste.

Ein- und Ausschlusskriterien, Auswahl der Studien

Ein Merkmal, durch das sich ein systematisches Review von einem narrativen Review unterscheidet, ist, dass im Vorfeld Kriterien für die Aufnahme und den Ausschluss von Studien festgelegt wurden. Diese beziehen sich beispielsweise auf den Zeitraum, in dem die Primärstudien veröffentlicht wurden oder die Sprachen, in denen diese verfasst wurden. Auch die eingeschlossenen Patienten, verwendete Messinstrumente und gewünschtes Outcome können Ein- oder Ausschlusskriterium sein – die Hauptkriterien richten sich nach dem zugehörigen PICO der Fragestellung. Zusätzlich sollte das gewünschte Evidenzlevel der einzuschließenden Arbeiten festgelegt werden. Da die Aufnahme oder der Ausschluss einzelner Studien oft mit einer gewissen Subjektivität verbunden ist, ist es sinnvoll, dass mindestens zwei Personen die Eignung der Studien prüfen, wobei Unstimmigkeiten durch eine Diskussion (Konsensverfahren) oder eine dritte Person („Schiedsrichter") geklärt werden können [153], [127].

Da die Qualität der gefundenen Studien in der Regel sehr unterschiedlich ist, sollte eine kritische Bewertung aller relevanten Studien erfolgen. Dieser Schritt stellt sicher, dass nur Studien mit einer entsprechenden Qualität für das Review ausgewählt werden. Zur Vermeidung von Verzerrungen bei der Auswahl (z. B. durch vorgefasste Meinungen) ist es wichtig, einen systematischen und standardisierten Ansatz bei der Bewertung von Studien zu verwenden (s. Kap. 8) [127], [135], [153].

Datenextraktion

Nach dem Einschluss oder Ausschluss der Studien sollten die Daten und Ergebnisse der Studien analysiert werden. Günstig ist es, wenn dazu aus jedem Artikel alle notwendigen Informationen extrahiert und organisiert werden (z. B. in einem separaten Dokument oder Programm), sodass nicht ständig zum Originalartikel zurückgekehrt werden muss. Auch hier empfiehlt es sich zur Vermeidung von Fehlern, dass die Daten von zwei unabhängigen Personen extrahiert werden. Die Kombination von Datenabstraktion und Dateneingabe in einem Schritt und die automatische Erkennung von Unstimmigkeiten zwischen Daten, die von verschiedenen Beobachtern erfasst wurden, wird durch eine Reihe von speziellen Programmen zur Datenverarbeitung ermöglicht (z. B. RevMan der Cochrane Collaboration) [147], [163].

Analyse und Präsentation der Daten

Es ist hilfreich (und vereinfacht später das Lesen), wenn die Ergebnisse der einzelnen inkludierten Studien tabellarisch und/oder grafisch zusammengefasst werden. Zunächst sollte eine deskriptive Zusammenfassung der Ergebnisse der einbezogenen Studien erfolgen. Ziel ist es, die Informationen über die Merkmale der Studien (Populationen, Interventionen und Ergebnisse), ihr Design und ihre Qualität sowie die Resultate verständlich darzustellen. An diesem Punkt müssen noch keine „komplizierten" statistischen Berechnungen stattgefunden haben. Danach schließen sich Darstellungen der Effekte und ihrer Unsicherheit an. Die gängigste und praktischste grafische Darstellung der Ergebnisse einzelner Studien ist ein Punktschätzerdiagramm mit dem 95 %-Konfidenzintervall (CI) für jede Studie (bekannt als „Forest Plot"; s. Kap. 5). Ein Wert von weniger als 1,0 bedeutet, dass die untersuchte Intervention vorteilhaft ist [135].

Interpretation der Ergebnisse

Das Ziel eines systematischen Reviews (egal ob mit oder ohne Metaanalyse) ist die Unterstützung der klinischen Entscheidungsfindung. Deswegen ist die entscheidende Frage am Ende: „Wie können die gesammelten Erkenntnisse für die klinische Entscheidungsfindung genutzt werden?" Die meisten der zur Beantwortung dieser Frage notwendigen Informationen können in der Datenanalyse und den Ergebnistabellen dargestellt werden. Die Stärken und Schwächen der eingeschlossenen Studien müssen in jedem Fall diskutiert werden.

Oftmals wird das Beantworten der Forschungsfrage durch die Anzahl der inkludierten Studien, die Größe der Population oder die Qualität der gefundenen Studien erschwert. Dies führt teilweise dazu, dass die Autorinnen und Autoren eines systematischen Reviews Empfehlungen für künftige Studien aussprechen, um konkretere Aussagen auf der Grundlage von hochwertiger Forschung treffen zu können.

Fazit

Systematische Reviews (und Metaanalysen) sind Forschungsprojekte aus dem Bereich der Sekundärforschung, es werden also Daten und Erkenntnisse zusammengefasst, die vorher in primären Forschungsarbeiten (z. B. RCTs oder Kohortenstudien) gewonnen wurden. Eine Forschungsfrage für ein Review wird im Voraus formuliert, die „Teilnehmenden" sind veröffentlichte Original-Forschungsberichte (oder manchmal systematische Reviews dazu), gründliche Rechercheverfahren werden verwendet, um alle infrage kommenden Artikel zu finden, die Artikel werden nach expliziten Kriterien ausgewählt und auf ihre Qualität hin bewertet, die Ergebnisse der infrage kommenden Artikel werden zusammengefasst und oft statistisch kombiniert, und alle, die das Review lesen, sollten in der Lage sein, zu den gleichen Ergebnissen zu kommen, wenn nicht sogar zu den gleichen Schlussfolgerungen bezüglich ihrer Interpretation.

4.3.5 Overview of Reviews

Die Anzahl an veröffentlichten systematischen Reviews wächst permanent (▸ Abb. 4.12). Weltweit werden jeden Tag ungefähr 22 neue systematische Reviews veröffentlicht [181]. Um diese stetig zunehmende Zahl von Reviews und die darin enthaltene Evidenz weiterhin überblicken zu können, sind neue methodische Ansätze für die Zusammenfassung der Evidenz erarbeitet worden. Beispiele hierfür sind Overviews of Reviews (systematische Reviews von systematischen Reviews), Umbrella-Reviews, Meta-Reviews [184]. Overviews können dazu dienen, die Leser und Leserinnen auf Evidenz aufmerksam zu machen, vorhandene Forschungsergebnisse zusammenzufassen oder das Fehlen von Evidenz aufzuzeigen [184]. Overviews spielen eine wichtige Rolle, wenn es zwar Evidenz zu einem bestimmten Thema gibt, diese aber widersprüchlich ist. Sie führen systematische Reviews auf transparente und systematische Weise zusammen und erleichtern die informierte Entscheidungsfindung durch die Sammlung, Bewertung und systematische Analyse dieser Evidenz [158]. Obwohl die in einem Overview zusammengefasste Evidenz dazu dienen kann, neue Einblicke und Erkenntnisse zu gewinnen, ist es wichtig zu beachten, dass Overviews im Wesentlichen eine Methode sind, um vorhandene Evidenz zusammenzuführen, zusammenzufassen und besser zugänglich zu machen [158]. Die Ziele eines Overviews beinhalten die Zusammenfassung vorhandener Evidenz zu einer Reihe verschiedener Themen, wie z. B.: Interventionen, diagnostische Genauigkeit medizinischer Tests oder Verfahren, Prognose oder Risikovorhersage oder eher qualitative Aspekte, die mit den erwähnten Themen zusammenhängen, wie z. B. Patientenpräferenz oder Akzeptanz von Medizinprodukten. Neben der Zusammenfassung der Ergebnisse mehrerer systematischer Übersichten zu verwandten Themen können Übersichten auch verwendet werden, um verschiedene Aspekte von Fragen zu untersuchen, die bereits in bestehenden systematischen Übersichten behandelt wurden, z. B. Variationen in Bezug auf die Population, den Zustand oder die Intervention [109], [210]. Die Vorgehensweise bei der Erstellung eines Overviews ähnelt der zur Erstellung eines systematischen Reviews. Die Forschungsfrage und das Gesamtziel des Overviews bestimmen die Art des Overviews. Dies kann ein Überblick über bestimmte Arten von systematischen Reviews sein oder auch über systematische Reviews, die spezifische Arten von Primärstudien enthalten.

4.4 Qualitative Forschung

Nur wenige Forschungsthemen im Bereich der klinischen Entscheidungsfindung und der Patientenversorgung können durch rein quantitative Forschung ausreichend erfasst werden. Immer, wenn es darum geht Menschen zu verstehen, ist eine qualitative Studie erforderlich. Qualitative Forschung lässt sich nicht so einfach beschreiben oder definieren, oftmals wird sie durch den Vergleich mit quantitativer Forschung definiert (▸ Tab. 4.4). Sie wird deswegen auch als eine Art der Forschung „ohne Berechnung" angesehen, da sie nicht darauf abzielt, die soziale Welt oder die untersuchten Phänomene zu quantifizieren [185]. Qualitative Forschung wird manchmal auch als naturalistische Forschung bezeichnet, die das Ziel hat, die soziale Realität zu verstehen, z. B. Verhaltensweisen, Perspektiven und Erfahrungen von Einzelpersonen und Gruppen [169]. Qualitative Untersuchungen zielen darauf ab, zu erforschen und darzustellen, was einzelne Menschen in ihrem täglichen Leben erleben und was ihre Handlungen für sie bedeuten [124]. Durch das Erfassen des individuellen Erlebens der Studienpopulation erlangen gut gemachte qualitative Forschungsarbeiten ein hohes Maß an Validität (Wahrheitsnähe). Qualitative Studien helfen zu verstehen, warum vielversprechende Interventionen in der täglichen Praxis manchmal nicht funktionieren, oder wie Patienten die Versorgung (z. B. eine physiotherapeutische Behandlung) erleben und wie Kliniker denken [137].

Qualitative Forschung ist eine wissenschaftliche Vorgehensweise, die bei der Sammlung und Analyse von Daten in der Regel mehr auf Aussagen als auf standardisierte Worte setzt. Diese Forschungsform ist im Wesentlichen induktivistisch, konstruktivistisch und interpretativistisch ausgerichtet [115].

Qualitative Forschung unterscheidet sich in mehrfacher Hinsicht von der quantitativen Forschung. Dies wird am offensichtlichsten durch den Fokus auf Wörter, Aussagen und Beobachtungen. Es gibt jedoch noch weitere Unterschiede. Qualitative Forschung nimmt eine induktive Sichtweise der Beziehung zwischen Theorie und Forschung ein, wobei jeweils die Theorie aus der Forschung hervorgeht. Die erkenntnistheoretische Position wird als interpretativistisch bezeichnet, was bedeutet, dass im Gegensatz zur Anwendung des naturwissenschaftlichen Modells der quantitativen Forschung die Betonung auf dem Verständnis der sozialen und gesellschaftlichen Umwelt durch die Untersuchung der Interpretation dieser sozialen Welt durch die beteiligten Akteure liegt. Weiter nimmt die qualitative Forschung eine ontologische Position ein, die mit dem Begriff „konstruktivistisch" umschrieben wird und bedeutet, dass soziale Aspekte das Ergebnis von Interaktionen zwischen Individuen sind [165].

Tab. 4.4 Unterschiede qualitativer und quantitativer Forschung (adaptiert aus [172]).

	Qualitativer Forschungsstil Was ist X? (Klassifikation)	**Quantitativer Forschungsstil Wie viele Xe? (Aufzählung)**
Ansatz	Beobachtung (zuhören) und Interpretation	Messung und Testung
Methoden der Datenerhebung	Beobachtung, Interview, Gruppendiskussion	Experiment, Umfrage, Tests
Form des Datenmaterials	Interview/Text, Wörter, verbales Datenmaterial, visuelles Datenmaterial	Daten, Zahlen – numerisch
Größe der Fallzahlen	kleine Stichproben – oft in „natürlicher" Umgebung	große Stichproben, um verallgemeinerbare Ergebnisse zu erhalten
Vorgehen in der Datenauswertung	interpretativ, rekonstruierend, Zitate, Kategorien	statistisch
Stärke	Validität	Reliabilität
Prinzipielle Ausrichtung auf die Stellung der Theorie in Bezug auf die Forschung	deduktiv → Prüfung der Theorie/ Hypothese	induktiv → Aufbau von Theorien/ Hypothesen
Erkenntnistheoretische Orientierung	naturwissenschaftliches Modell, insbesondere Positivismus	Interpretativismus
Ontologische Ausrichtung	Objektivismus	Konstruktivismus

Merke

Ontologie

Die Ontologie ist der Zweig der Philosophie, der sich mit Begriffen wie Existenz, Sein, Werden und Wirklichkeit beschäftigt. Sie befasst sich mit der Frage, wie Entitäten in grundlegende Kategorien eingeteilt werden und welche dieser Entitäten auf der fundamentalsten Ebene existieren. Die Ontologie wird manchmal auch als die Wissenschaft vom Sein bezeichnet und gehört zu dem großen Zweig der Philosophie, der als Metaphysik bekannt ist.

Positivismus vs. Interpretativismus

Der Positivismus ist eine erkenntnistheoretische Haltung, die die Anwendung der Methoden der Naturwissenschaften auf die Untersuchung der sozialen Realität und darüber hinaus vertritt.

Dagegen ist Interpretativismus ein Begriff, der gewöhnlich eine Alternative zur positivistischen Haltung bezeichnet, die seit Jahrzehnten vorherrscht. Der Begriff basiert auf der Ansicht, dass eine Strategie erforderlich ist, die die Unterschiede zwischen den Menschen und den Objekten der Naturwissenschaften respektiert und daher vom Wissenschaftler verlangt, die subjektive Bedeutung des sozialen Verhaltens zu erfassen.

4.4.1 Qualitative Methoden

Der Begriff „qualitative Methoden" ist ein Sammelbegriff, der Interviews (Gruppen- oder Einzelgespräche), teilnehmende Beobachtung (persönlich oder online) und Textanalyse (auf Papier oder elektronisch) umfasst [204]. Sprache oder Verhalten können z. B. mithilfe von Audio- oder Videoaufzeichnungen erfasst werden, eine Textanalyse kann sowohl auf Online-Unterhaltungen und Forenbeiträge als auch auf gedruckte Dokumente angewendet werden. Im Grunde genommen benutzen alle Menschen täglich diese Methoden – sie beobachten, was vor sich geht, stellen sich gegenseitig Fragen und versuchen, die Gesellschaft, in der sie leben, zu verstehen. Der Unterschied zwischen den unspezifischen täglichen Beobachtungen und qualitativer Forschung besteht darin, dass die Forschung spezifisch und systematisch vorgeht.

Im Folgenden werden die wichtigsten qualitativen Forschungsmethoden vorgestellt.

Ethnografie / Beobachtung

Ethnografie/teilnehmende Beobachtung wird auch als Feldforschung bezeichnet. Die Ethnografie ist eine Form der Sozialforschung, bei der es darum geht, das Verhalten der Beteiligten in einer bestimmten sozialen Situation zu untersuchen, mit dem Ziel, die Auslegung dieses Verhaltens durch die Gruppenmitglieder selbst zu verstehen. Als eine Form der Untersuchung stützt sich die Ethnografie in hohem Maße auf die teilnehmende Beobachtung, d. h., die Teilnahme des Forschers am Geschehen oder an den zu erforschenden Personen, zumindest in einer marginalen Rolle, und das Bestreben, die Muster der sozialen Interaktion und die Perspektiven der Teilnehmer detailliert zu dokumentieren und diese in ihrem lokalen Kontext zu verstehen.

Ein Beispiel für diese Forschungsmethode in der Physiotherapie ist eine Untersuchung von Costa et al. [119]. Die Forschungsgruppe hatte das Ziel, zu untersuchen, wie sich Unsicherheiten von physiotherapeutischem und ärztlichem Fachpersonal bei der Behandlung von Kreuzschmerzen auswirken und wie die Beteiligten mit den damit verbundenen Emotionen und Stress umgehen. Dafür führte die Forschungsgruppe Beobachtungen in einer privaten Physiotherapiepraxis und in einer Schmerzklinik durch. Sie konnten dabei z. B. Unsicherheit über die Ursachen des Kreuzschmerzes, die Diskrepanz zwischen bildgebenden Befunden und der klinischen Präsentation und die damit verbundene Frustration feststellen. Aufgrund solcher Feststellungen können dann auch Handlungsempfehlungen gegeben werden, um solche Situationen besser zu managen.

Eine andere Studie [200] aus dem Vereinigten Königreich nutzte die Beobachtung in Kombination mit Interviews, um in drei verschiedenen Stroke Units physiotherapeutisches Personal darüber entscheiden zu lassen, welche Betroffenen mit Schlaganfall als geeignet für eine bestimmte Therapieintensität sind.

Studien, wie sie in den Beispielen erwähnt worden sind, scheinen auf den ersten Blick nicht viel mit evidenzbasierter Physiotherapie gemein zu haben. Tatsächlich ist der direkte Einfluss fraglich, jedoch nicht zu unterschätzen. Denn die Anwendung von evidenzbasierter Physiotherapie bringt verschiedenste Förderfaktoren und Barrieren mit sich, die wir mit der Ethnografie besser verstehen können, woraufhin entsprechende Maßnahmen zum Abbau von Barrieren entwickelt werden können.

Interviews

Eine der am häufigsten verwendeten Formen von qualitativer Forschung stellen Interviews dar. Interviews unterscheiden sich durch verschiedene Formen der Durchführung.

Die wichtigsten Arten von Interviews sind:

- **Strukturiertes/standardisiertes Interview.** Bei einem strukturierten Interview wird von einem Interviewer ein Interviewleitfaden erstellt [115]. Ziel ist es, dass alle Befragten genau denselben Fragenkatalog erhalten. Ziel dieser Art der Befragung ist es, die Antworten der Befragten zu konsolidieren, was nur dann zuverlässig erreicht werden kann, wenn die Antworten auf identische Anhaltspunkte erfolgen. Die Interviewer sollen die Fragen genau und in der gleichen Reihenfolge vorlesen, wie sie auf dem Fragebogen stehen. Die Fragen sind in der Regel sehr spezifisch und bieten dem Befragten sehr oft eine feste Auswahl an Antworten (diese Art von Fragen wird oft als geschlossen, mit geschlossenem Ende, vorkodiert oder mit fester Auswahl bezeichnet). Das strukturierte Interview ist die typische Form des Interviews in der Meinungsforschung. Beispiele für Fragen sind: „Konnten Sie die Patienten mit Kreuzschmerzen zum Training animieren?“ oder „Sind Sie sicher im Umgang mit dem Gangroboter?“ Diese Fragen lassen sich nur mit Ja oder Nein beantworten. Diese Interviews sind streng genommen nicht qualitativ, da die Antwortmöglichkeiten i. d. R. quantitativ ausgewertet werden.
- **Semi-strukturiertes Interview.** Dieser Begriff deckt ein breites Spektrum von Interview-Möglichkeiten ab [115]. Er bezieht sich in der Regel auf einen Sachverhalt, bei dem der Interviewer eine Reihe von Fragen hat, die der Grundstruktur eines Interviewplans zwar entsprechen, wobei die Reihenfolge der Fragen aber variieren kann. Die Fragen sind häufig in ihrem Bezugsrahmen etwas offener als in einem strukturierten Interviewplan. Außerdem hat der Interviewer in der Regel einen gewissen Gestaltungsspielraum, um weitere Fragen zu stellen, wenn die Antworten als besonders aufschlussreich erachtet werden.
- **Unstrukturiertes Interview.** Der Interviewer hat in der Regel nur eine Liste von Themen oder Fragen, oft als Interviewleitfaden oder Gedächtnisstütze (aide-mémoire) bezeichnet, die behandelt werden sollen [115]. Der Stil der Befragung ist in der Regel informell. Die Formulierung und Reihenfolge der Fragen variieren von Interview zu Interview. Semi- oder unstrukturierte Interviews werden auch manchmal als In-depth-Interviews bezeichnet. Beispiele für Fragen aus semi- oder unstrukturierten Interviews: „Welche Art von sportlicher Betätigung macht Ihnen am meisten Spaß?“ oder „Warum, denken Sie, treiben Sie nicht regelmäßig Sport?“ Diese Beispiele machen deutlich, dass die zu untersuchende Person offen antworten kann. Die gegebenen Antworten führen dann oft dazu, dass der Interviewer noch weitere Fragen hat.
- Interviewer benutzen bei diesen Methoden einen Interviewleitfaden, welcher entsprechend vorher definierten Hauptthemen erstellt wird.

Fallbeispiel

Um die Rolle von kulturellen Hintergründen für die Sichtweisen von Kreuzschmerzpatienten bei der stationären Rehabilitation zu ermitteln [190], hat eine Forschergruppe aus der Schweiz eine Kombination aus drei qualitativen Methoden gewählt. Einerseits haben sie zu dieser Thematik eine Literaturrecherche durchgeführt. Weiter haben sie 13 semistrukturierte Interviews mit Patienten und Patientinnen, die einen südeuropäischen kulturellen Hintergrund haben, durchgeführt. Zudem haben sie auch aus fünf semistrukturierten Interviews und zwei Fokusgruppeninterviews mit Gesundheitsfachpersonen (PTs, Mediziner und Pflegefachpersonen) qualitative Daten erhoben. Ihre Resultate legten nahe, dass das Management dieser Patienten gewisse Herausforderungen beinhaltet, wie sprachliche Barrieren, existenzielle Ängste sowie eine verzerrte Wahrnehmung dieser Patienten auf Gesundheit und Krankheit.

Wie in dem Beispiel beschrieben, werden häufig mehrere Interessenvertreter bei bestimmten Thematiken hinzugezogen, dies können Patienten und Patientinnen, Gesundheitsdienstleister oder Angehörige sein. Zudem werden die erhobenen qualitativen Daten aus Interviews in einen Kontext mit qualitativ erhobenen Daten aus der vorhandenen Literatur, den daraus entstandenen Hypothesen und Fragestellungen gesetzt (▶ Abb. 4.16).

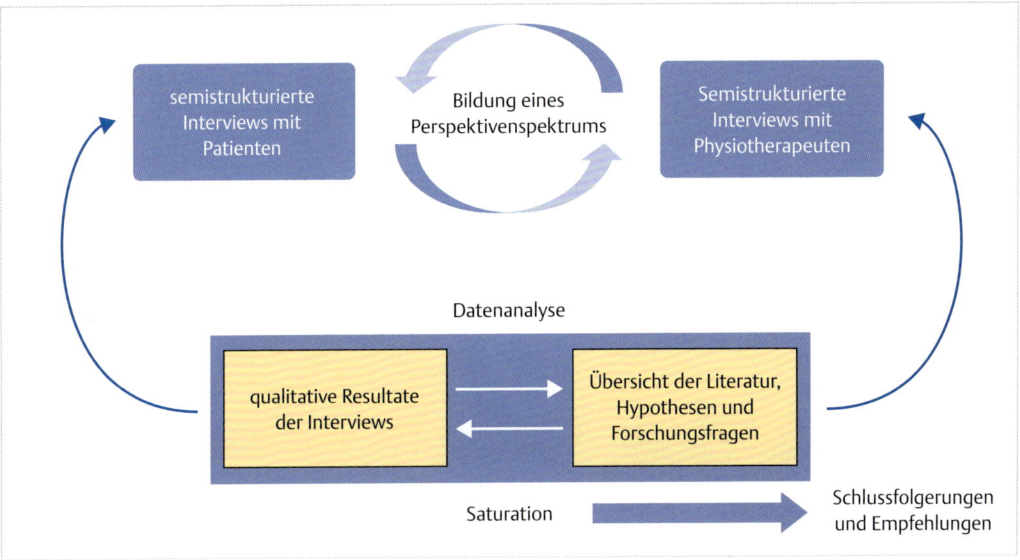

Abb. 4.16 Qualitative Forschung mithilfe von Interviews.

Fallbeispiel

Auszug aus einem Interviewleitfaden für Personen mit chronischen Kreuzschmerzen.

Einleitende Frage:

Im ersten Teil dieses Gesprächs würde ich gerne von Ihnen erfahren, was Sie im vergangenen Jahr getan haben, um Ihre körperliche Aktivität zu steigern. Welche Dinge tun Sie, um körperlich aktiv zu sein?

Leitfragen (unterteilt nach Themenfeldern):

1. Wahrgenommene Barrieren und Förderfaktoren für körperliche Aktivität.
   - Was sind die häufigsten Probleme bei der Ausübung körperlicher Aktivität?
   - Was ist das Schwierigste daran, körperlich aktiv zu sein?
   - Gibt es einen bestimmten Grund, warum Sie für immer mit dem Sport aufhören würden?
   - Welche körperliche Aktivität macht Ihnen am meisten Spaß (Spazierengehen, Ballspiele usw.)?
   - Gibt es bestimmte Tageszeiten, zu denen Sie sich eher zu Bewegung entschließen könnten?
   - Wie gut sind sich Mediziner darüber im Klaren, dass körperliche Aktivität bei Ihrer Erkrankung unbedingt notwendig ist?
2. Wahrgenommene Barrieren und Förderfaktoren für die Nutzung von Gesundheits-Apps zur Steigerung der körperlichen Aktivität.
   - Was halten Sie von der Nutzung einer App zur Behandlung Ihrer Erkrankung?
   - Glauben Sie, dass eine App Ihnen dabei hilft, sich mehr zu bewegen? Warum?
3. Abschließende Frage.
   - Was sind Ihrer Meinung nach die wichtigsten Aspekte im Hinblick auf die Entwicklung von neuen Apps zur Verbesserung der körperlichen Aktivität, die wir heute besprochen haben?

Fokusgruppeninterviews

Die Fokusgruppen-Interviewmethode ist eine spezielle Form des Interviews, bei der mehrere Teilnehmer und Teilnehmerinnen (zusätzlich zum Diskussionsleiter) anwesend sind, bei der sich die Befragung auf ein bestimmtes, relativ eng definiertes Thema konzentriert und bei der die Interaktion innerhalb der Gruppe und die gemeinsame Sinnkonstruktion im Vordergrund stehen. Die Fokusgruppe als solche enthält Elemente von zwei Methoden: das Gruppeninterview, bei dem mehrere Personen eine Reihe von Themen diskutieren, und das sogenannte fokussierte Interview, bei dem die Befragten ausgewählt werden, weil sie in eine besondere Situation involviert waren und über diese Beteiligung befragt werden [196].

Die Fokusgruppe bietet dem Forschenden die Möglichkeit, die Art und Weise zu untersuchen, wie Individuen kollektiv einem Thema einen gewissen Stellenwert einräumen und Bedeutungen für dieses Thema aufbauen. Es ist ein zentraler Grundsatz theoretischer Positionen wie dem symbolischen Wechselwirkungsprozess, dass der Prozess der Verarbeitung (d. h. des Verstehens) sozialer Phänomene nicht isoliert durchgeführt wird.

Fallbeispiel

Auszug aus einen Fokusgruppeninterview, bei dem es um Kinesiophobie unter Physiotherapeuten und Physiotherapeutinnen bei der Behandlung von Patienten mit chronischen Kreuzschmerzen geht:

...

Jürg: Wenn der Patient mir Schmerzen von NRS 10 angibt, dann kann ich ihm nicht eine Hantelstange in die Hand geben, dann muss ich die genaue Ursache untersuchen und die Schmerzen reduzieren.

Anna: Aber Schmerzangaben mit NRS 10 kann ich nicht ernst nehmen. Ein Patient mit NRS 10 geht doch nicht in die Physiotherapie, sondern der geht in die Notaufnahme. Oft dramatisieren insbesondere chronische Schmerzpatienten ihre Schmerzen. Und wenn du weißt, es ist ein chronischer Schmerzpatient, dann wirst du mit deinen Untersuchungen nicht so weit kommen.

Jürg: Trotzdem muss der Schmerz gerade schlimm sein, ob jetzt NRS 6 oder 10. Am Ende ist es nur eine Zahl, die ich auch nicht objektivieren kann. Letzten Endes gibt der Patient ein großes Problem an und vertraut mir, dass ich mich darum kümmere.

Anna: Genau, er vertraut sich mir an, dann sollte er mir auch in der Hinsicht vertrauen, dass ich doch weiß, wie ich sein Problem manage. Und dies bedeutet nicht, dass ich mit meiner Untersuchung wieder von vorne anfange, bzw. ihn wieder auf die Liege ablegen lasse.

Jürg: Aber manchmal ist genau dies eine vertrauensbildende Maßnahme. Ich untersuche ihn genau und führe passive Maßnahmen durch, die als erstes den Schmerz lindern. Das schafft Vertrauen.

Anna: Das ist in meinen Augen der falsche Weg, um Vertrauen zu schaffen.

Interviewer: Welche Faktoren würden dann das Vertrauen des Patienten gegenüber dem Physiotherapeuten oder der Physiotherapeutin sonst verbessern?

Anna: Aufklärung und Edukation. Ich kläre den Patienten auf und setzte dabei auf langfristige Ziele und langfristigen Fortschritt. Ich möchte dem Patienten kein Pflaster auf eine Schusswunde legen und ihm sagen, dass damit das Problem gelöst sei.

Jürg: Nein, das meine ich auch nicht. Aber manchmal braucht es erst einmal ein Pflaster, um die Blutung zu stillen.

Noah: Ja, sonst verblutet der Patient. Ich denke auch, dass der erste Schritt es ist, eine Maßnahme zu ergreifen, die jetzt und schnell hilft. Der Arzt gibt auch erst einmal eine Schmerztablette. Manchmal tut er gar nicht mehr.

Anna: Aber was machst du, wenn der Patient bei der nächsten und übernächsten Behandlung auch NRS 10 angibt? Da dreht man sich im Kreis.

Noah: Da hast du recht, es besteht das Risiko, dass man nicht den Absprung schafft. Dann ist man in der Schlaufe und der Patient liegt bei jeder Behandlung auf der Therapieliege und bekommt PAs.

Jürg: Wenn es hilft, dann frage ich mich, was ist daran falsch?

...

Diese Technik ermöglicht es dem Forschenden, ein Verständnis dafür zu entwickeln, warum Menschen so denken, wie sie es tun. Bei einem normalen Einzelinterview wird der oder die Befragte oft nach den persönlichen Gründen für eine bestimmte Ansicht befragt, aber der Fokusgruppenansatz bietet die Möglichkeit, die Gründe für eine bestimmte Ansicht untereinander zu erfragen. Dies kann interessanter sein als die manchmal vorhersehbare Frage-Antwort-Methode bei normalen Interviews. So kann eine Person in einer Fokusgruppe auf eine gewisse Art und Weise antworten, aber während sie den anderen Teilnehmern zuhört, kann sie ihre Sichtweise relativieren oder abändern oder auch ihre persönliche Zustimmung zu etwas zum Ausdruck bringen, auf das sie ohne die Möglichkeit, die Ansichten der anderen Beteiligten zu hören, vielleicht nicht gekommen wäre [115].

Fallbeispiel

Um die Einflussfaktoren bei Physiotherapeuten auf die Befolgung von Leitlinien genau zu untersuchen wurden insgesamt 20 Physiotherapeutinnen und -therapeuten in drei Fokusgruppen zum Interview aufgeteilt [145]. Die Befragten wurden gebeten, ihre Meinungen und Erfahrungen mit den niederländischen Leitlinien für Kreuzschmerzen zu diskutieren. Die Daten wurden mithilfe eines gezielten Ansatzes zur Inhaltsanalyse qualitativ analysiert. Aufgrund der Ergebnisse konnte geschlussfolgert werden, dass die Implementierung von Leitlinien noch nicht ausreichend ist. Die weiteren Informationen aus der Fokusgruppendiskussion könnten darüber hinaus wichtige Informationen über Barrieren und Förderfaktoren bei zukünftiger Implementierung geben.

Grounded Theory

Die Grounded Theory ist eine Forschungsmethode, die sich mit der Generierung von Theorien befasst, die durch systematisch gesammelte und analysierte Daten „begründet" sind. Sie wird eingesetzt, um z. B. soziale Beziehungen und Verhaltensweisen von Gruppen, so genannte soziale Prozesse, aufzudecken [118].

Eine Studie, die auf der Grundlage der Grounded Theory durchgeführt wird, beginnt in der Regel mit einer Frage oder auch nur mit der Erhebung qualitativer Daten. Sobald die Daten gesammelt sind, umfasst die Grounded-Theory-Analyse die folgenden grundlegenden Schritte [111], [131]:

- **Kodierung des Textes und Theoriebildung:** In der Grounded-Theory-Forschung beginnt die Suche nach einer Theorie mit der allerersten Zeile des allerersten Interviews, der Aussage, welche man kodiert. Kleine Abschnitte des Textes werden Zeile für Zeile kodiert. Anschließend wird ein weiterer Textabschnitt entnommen. Dieser Prozess wird als offenes Kodieren bezeichnet. Bei diesem Prozess werden die Daten so analysiert, dass konzeptionelle Komponenten zum Vorschein kommen. Der nächste Schritt ist die Theoriebildung, die zum Teil darin besteht, die Konzepte zusammenzufassen und zu überlegen, wie jedes Konzept mit einem größeren, umfassenderen Konzept in Verbindung gebracht werden kann. Die Methode des ständigen Vergleichens spielt hier eine wichtige Rolle.
- **Memoing und Theoretisieren:** Das Memoing ist der Prozess, bei dem ein Forscher laufende Notizen zu jedem der ermittelten Konzepte schreibt. Diese Notizen sind ein Zwischenschritt zwischen der Kodierung und dem ersten Entwurf der fertigen Analyse. Memos sind Feldnotizen über die Konzepte und Erkenntnisse, die sich aus den Beobachtungen ergeben. Das Memoing beginnt mit dem ersten identifizierten Konzept und zieht sich durch die gesamte Bearbeitung der Konzepte.
- **Integrieren, Verfeinern und Aufschreiben von Theorien:** Sobald sich Kodierungskategorien herauskristallisiert haben, besteht der nächste Schritt darin, diese in einem theoretischen Modell zu verknüpfen, das um eine zentrale Kategorie herum konstruiert wird, die die Konzepte zusammenhält. Hier kommt die Methode des ständigen Vergleichs ins Spiel, zusammen mit der negativen Fallanalyse. Bei der negativen Fallanalyse sucht der Forscher nach Fällen, die mit dem theoretischen Modell unvereinbar sind.

Bei all diesen Schritten geht es um Theoriebildung. Man muss die Theorie bis zum Ende des Projekts aufbauen und prüfen.

Die Idee, dass alles Daten sind, ist eine grundlegende Eigenschaft der Grounded Theory. Das bedeutet, dass alles, worauf der Forscher bei der Untersuchung eines bestimmten Bereichs stößt, Daten sind, also nicht nur Interviews oder Beobachtungen, sondern alles, was dem Forscher hilft, Konzepte für die entstehende Theorie zu entwickeln. Die Feldnotizen für diese Methode können aus informellen Interviews, Vorträgen, Seminaren, Expertengruppensitzungen, Zeitungsartikeln, Internet-Mail-Listen, sogar Fernsehsendungen, Gesprächen mit Freunden usw. stammen.

4.4.2 Berichterstattung der qualitativen Forschung

Wie bei der quantitativen Forschung gibt es zum Zwecke der guten Lesbarkeit, Vergleichbarkeit, Transparenz und der Möglichkeit qualitative Forschung kritisch zu beurteilen, auch hier Leitlinien für die Berichterstattung.

Die beiden meistgenutzten und bekanntesten sind Standards for reporting qualitative research (SRQR) mit 21 beschriebenen Punkten [180] und Consolidated criteria for reporting qualitative research (COREQ), eine 32 Punkte beinhaltende Checkliste (▶ Tab. 4.5) [203]. Insbesondere COREQ bietet sich für qualitative Forschungsarbeiten an, welche Interviews und Fokusgruppeninterviews beinhaltet.

Tab. 4.5 COREQ 32-Punkte-Checkliste [203].

	Gegenstand	Leitfragen/Beschreibung
Bereich 1: Forschungsteam und Reflexion		
Persönliche Merkmale		
1.	Interviewer/Moderator	Welche(r) Autor(en) führte(n) das Interview oder die Fokusgruppe durch?
2.	Berechtigungsnachweise	Wie lauten die Referenzen des Forschers? z. B. PhD, MD
3.	Beruf	Welchen Beruf übten sie zum Zeitpunkt der Studie aus?
4.	Geschlecht	War der Forscher männlich oder weiblich?
5.	Erfahrung und Ausbildung	Welche Erfahrung oder Ausbildung hat der Forscher?
Beziehung zu den Teilnehmern		
6.	Beziehung hergestellt	Wurde eine Beziehung vor Beginn der Studie aufgebaut?
7.	Wissen der Teilnehmer über den Interviewer	Was wussten die Teilnehmer über den Forscher? z. B. persönliche Ziele, Gründe für die Durchführung der Forschung
8.	Merkmale des Interviewers	Welche Merkmale wurden über den Interviewer/Moderator berichtet? z. B. Voreingenommenheit, Annahmen, Gründe und Interessen in Bezug auf das Forschungsthema?
Bereich 2: Studiendesign		
Theoretischer Rahmen		
9.	Methodische Orientierung und Theorie	Welche methodische Ausrichtung wurde der Studie zugrunde gelegt? z. B. Grounded Theory, Diskursanalyse, Ethnografie, Phänomenologie, Inhaltsanalyse
Auswahl der Teilnehmer		
10.	Probenahme	Wie wurden die Teilnehmer ausgewählt? z. B. nach dem Zufallsprinzip, nach dem Schneeballprinzip
11.	Methode der Annäherung	Wie wurden die Teilnehmer angesprochen? z. B. persönlich, telefonisch, per Post oder E-Mail
12.	Größe der Stichprobe	Wie viele Teilnehmer waren an der Studie beteiligt?
13.	Nichtbeteiligung	Wie viele Personen verweigerten die Teilnahme oder brachen sie ab? Aus welchen Gründen?

Tab. 4.5 Fortsetzung

	Gegenstand	Leitfragen/Beschreibung
Einstellung		
14.	Setting der Datenerhebung	Wo wurden die Daten erhoben? z. B. zu Hause, in der Klinik, am Arbeitsplatz
15.	Anwesenheit von Nicht-teilnehmern	War außer den Teilnehmern und Forschern noch jemand anwesend?
16.	Beschreibung der Probe	Was sind die wichtigsten Merkmale der Stichprobe? z. B. demografische Daten, Datum
Datenerhebung		
17.	Interview-Leitfaden	Wurden von den Autoren Fragen, Leitfäden, Anleitungen bereitgestellt? Wurde es in einem Pilotprojekt getestet?
18.	Wiederholung von Interviews	Wurden Wiederholungsbefragungen durchgeführt? Wenn ja, wie viele?
19.	Audio-/Videoaufnahmen	Wurden bei der Untersuchung Audio- oder Videoaufnahmen zur Datenerfassung verwendet?
20.	Erfahrungsberichte	Wurden während und/oder nach dem Interview oder der Fokusgruppe Feldnotizen gemacht?
21.	Dauer	Wie lange dauerten die Interviews oder die Fokusgruppe?
22.	Datensättigung	Wurde die Datensättigung diskutiert?
23.	Zurückgegebene Abschriften	Wurden die Abschriften den Teilnehmern zur Kommentierung und/oder Korrektur zurückgegeben?
Bereich 3: Analyse und Erkenntnisse		
Analyse der Daten		
24.	Anzahl der Datenkodierer	Wie viele Datenkodierer haben die Daten kodiert?
25.	Beschreibung des Kodierungs-baums	Haben die Autoren eine Beschreibung des Kodierungsbaums vorgelegt?
26.	Ableitung von Themen	Wurden die Themen im Voraus festgelegt oder aus den Daten abgeleitet?
27.	Software	Welche Software wurde ggf. für die Verwaltung der Daten verwendet?
28.	Teilnehmerkontrolle	Haben die Teilnehmer ein Feedback zu den Ergebnissen gegeben?
Berichterstattung		
29.	Vorgelegte Zitate	Wurden Teilnehmerzitate zur Veranschaulichung der Themen/Ergebnisse präsentiert? Wurde jedes Zitat gekennzeichnet, z. B. durch die Nummer des Teilnehmers?
30.	Daten und Ergebnisse konsistent	Gab es eine Übereinstimmung zwischen den vorgelegten Daten und den Ergebnissen?
31.	Klarheit der Hauptthemen	Wurden die wichtigsten Themen in den Ergebnissen klar dargestellt?
32.	Klarheit von Nebenthemen	Gibt es eine Beschreibung verschiedener Fälle oder eine Diskussion über kleinere Themen?

4.5 Mixed Methods

Wir haben in den vorangegangenen Kapiteln verschiedene Forschungsmethoden und den Unterschied zwischen quantitativer und qualitativer Forschung kennengelernt. Während die quantitative Forschung einen deduktiven Ansatz verfolgt und Hypothesen aufstellt, die mit Ja oder Nein beantwortet werden können, bzw. Fragen stellt, die mit Wer …?, Was …?, Kann …?, Ist …? beginnen, ist der Ansatz in der qualitativen Forschung induktiv und beschäftigt sich mit Fragen und Hypothesen, die mit Wie …? und Warum …? beginnen.

Unsere Schlussfolgerungen aus quantitativer Forschung können uns beispielsweise sagen, ob Intervention A einen besseren Effekt zeigt als Intervention B, jedoch sagen sie oft nichts darüber aus, wie die Teilnehmer diese Intervention empfunden haben und warum es vielleicht Teilnehmer gab, die besonders stark profitiert haben und warum andere weniger davon profitiert haben. Die Ergebnisse aus quantitativer Forschung bieten uns sozusagen nur einen Blick auf die Oberfläche. Dagegen erlaubt uns die qualitative Forschung einen tieferen Einblick in die Erfahrungen, das Verhalten und die Interpretation der Teilnehmenden.

Mixed Methods, also gemischte Methoden, erlauben es in der Forschung, Daten quantitativ wie auch qualitativ zu erheben, diese getrennt auszuwerten und dann aufgrund der Resultate eine Synthese zu erstellen, die uns zu detaillierten Schlussfolgerungen führen kann [116]. Beispielsweise könnte eine Intervention untersucht werden, und auf Grundlage der gesammelten quantitativen Daten könnten besondere Profiteure der Intervention, sowie auch Teilnehmende, die nur wenig oder gar nicht von der Intervention profitiert haben, zu einem Interview eingeladen werden. Bei den Interviews würden dann die Erfahrungen der Teilnehmenden bzw. die qualitativen Daten ermittelt werden. Als weiterer Baustein wäre es möglich, den Blickwinkel der Physiotherapeuten und -therapeutinnen einzubringen, die die Intervention an den Teilnehmenden durchgeführt haben und diese mittels Fokusgruppeninterviews (S. 76) zu unterstützen. Bei der Synthese können dann einzelne quantitative Daten mit qualitativen Daten erklärt werden. Dies kann hilfreich sein, um neue Empfehlungen für die Durchführung der Intervention zu geben, wie auch Empfehlungen für die Selektion von Respondern/Non-Respondern.

Insbesondere bei Machbarkeitsstudien können Mixed-Methods-Studien sinnvoll zum Einsatz kommen [105], da die Fragen der Machbarkeit oft nicht mit quantitativen Daten alleine ausreichend gut erhoben werden können.

4.5.1 Machbarkeitsstudien

Machbarkeitsstudien werden eingesetzt, um festzustellen, ob eine Intervention für weitere Tests geeignet ist. Sie ermöglichen es den Forschern zu beurteilen, ob die Ideen und Ergebnisse so gestaltet werden können, dass sie relevant und nachhaltig sind. Durch eine solche Untersuchung kann nicht nur festgestellt werden, was – wenn überhaupt – an den Forschungsmethoden oder -protokollen geändert werden muss, sondern auch, wie die Änderungen erfolgen könnten [105].

Eine Machbarkeitsstudie kann in folgenden Fällen sinnvoll sein:

- Wenn es nur wenige zuvor veröffentlichte Studien oder vorhandene Daten zu einer bestimmten Behandlungstechnik bzw. Intervention gibt.
- Wenn frühere Studien zu einer bestimmten Intervention in einer bestimmten Population nicht auf gründlicher Forschung oder Kenntnis der soziokulturellen Gesundheitsvorstellungen der Population, von Mitgliedern unterschiedlicher Forschungsteams oder von Forschern, die mit der Zielgruppe vertraut sind, und in Zusammenarbeit mit den Zielgruppen durchgeführt wurden.
- Wenn frühere Interventionen, die eine ähnliche Methode angewandt haben, nicht erfolgreich waren, aber eine verbesserte Ausführung erfolgreich sein könnte; oder frühere Interventionen positive Ergebnisse hatten, aber in einem anderen Umfeld als dem, das uns interessiert.

Für das Design von Machbarkeitsstudien gibt es verschiedene Frameworks. Die Auswahl des passenden hängt dabei stark von verschiedenen Faktoren ab, beispielsweise in welcher Profession die Untersuchung durchgeführt wird oder um welche Arten von Interventionen es sich handelt. In der Physiotherapie bietet sich in der Regel Bowens Framework [105] an. Dieses Framework beinhaltet folgende Schwerpunktbereiche, auf die sich Machbarkeitsstudien fokussieren sollen:

- Akzeptanz: Befasst sich mit der Frage, wie die beabsichtigten individuellen Probanden – sowohl Patienten als auch die behandelnden Physiotherapeuten – auf die Maßnahme reagieren.

- Bedarf: Befasst sich mit der Frage, wie eine Intervention tatsächlich von einer bestimmten Gruppe genutzt wird.
- Implementierung: Befasst sich mit der Frage, ob eine Intervention wirklich wie vorgesehen umgesetzt werden kann.
- Praktikabilität: Befasst sich mit den benötigten Ressourcen (Zeit, Material, Personal, finanzielle Mittel).
- Anpassung: Bei der Anpassung geht es darum, den Inhalt oder die Vorgehensweise des Programms so zu verändern, dass es für eine neue Situation geeignet ist.
- Integration: Dieser Schwerpunkt bewertet den Grad der notwendigen Veränderungen im System, um ein neues Programm oder einen neuen Prozess in eine bestehende Infrastruktur oder ein bestehendes Programm zu integrieren.
- Ausweitung: Dieser Aspekt untersucht den potenziellen Erfolg einer bereits erfolgreichen Intervention mit einer anderen Population oder in einer anderen Situation.
- Prüfung der limitierten Effektivität: Viele Machbarkeitsstudien sind darauf ausgelegt, eine Intervention in begrenztem Umfang auf Effektivität zu testen. Da die Daten meist aus kleinen Stichproben stammen und ohne Vergleichsgruppen erhoben werden, wird hier auch von der limitierten Effektivität gesprochen, da die daraus entstehenden Resultate nur einen Hinweis auf Effektivität geben.

Um die Schwerpunktbereiche zu untersuchen, eignen sich grundsätzlich quantitative oder qualitative Datenerhebungen. Beispielsweise kann die Akzeptanz durch Fragebögen erhoben werden oder durch semistrukturierte Interviews. Oft sind jedoch Machbarkeitsstudien, die sich mit der Akzeptanz auseinandersetzen, sehr gut für die Anwendung von Mixed Methods geeignet.

4.6 Ethische Aspekte in der Forschung

Merke

Die Medizinethik ist ein angewandtes Fachgebiet der Ethik, das die Praxis der medizinischen Versorgung und der damit verbundenen wissenschaftlichen Forschung betrachtet.

Die Medizinethik basiert auf einer Reihe von Werten, auf die sich Fachleute im Falle von Unklarheiten oder Konflikten berufen können. Zu diesen Werten gehören die Achtung der Selbstbestimmung, das Unterlassen von Fehlverhalten, das Fürsorgeprinzip und die Gleichheit und Gerechtigkeit [102], [113], die es Ärztinnen und Ärzten, Pflegepersonal und Angehörigen ermöglichen, einen entsprechenden medizinischen Behandlungsplan zu erstellen und auf ein gemeinsames Ziel hinzuarbeiten [206].

Ethik ist natürlich auch in der klinischen Forschung ein unverzichtbarer integraler Teil für die Planung und Durchführung von Forschungsprojekten. So wie die angewandte Medizin den Menschen dienen soll, soll auch die klinische Forschung den Menschen dienen, um neue Methoden zu evaluieren bzw. zu verifizieren.

4.6.1 Historische Entwicklung der Ethik in der klinischen Forschung

In der jüngeren Geschichte der Medizin und der damit verbundenen Forschung haben nicht zuletzt schwerwiegende unethische Vorgehensweisen die Entwicklung von gemeinsamen ethischen Standards in der Forschung vorangetrieben. Insbesondere sind das die menschenverachtenden Versuche in der Zeit des Nationalsozialismus, unter denen insbesondere Insassen und Insassinnen von Konzentrationslagern leiden mussten. Hier wurden grundlegende ethische Aspekte verletzt. So wurden medizinische Experimente ohne Zustimmung und ohne Rücksicht auf körperliche Unversehrtheit bzw. das eigene Leben oft unter qualvollen Bedingungen durchgeführt [174]. Infolgedessen wurde während des Nürnberger Ärzteprozesses (1946/47) in der Urteilsverkündung der Nürnberger Kodex formuliert. Damit wurden erstmals einheitliche Regeln für die medizinische Forschung aufgestellt, die international Beachtung fanden. Auch wenn damals keine Nation diesen Kodex als offizielle Ethikrichtlinie anerkannte, hat er in der Forschung eine ähnliche Bedeutung wie der hippokratische Eid. Noch heute beeinflusst der Nürnberger Kodex zusammen mit der Deklaration von Helsinki viele internationale Reglements für die klinische Forschung und wird als einer der größten Meilensteine in der Entwicklung ethischer Grundlagen gesehen [121], [132].

Merke

Nürnberger Kodex:
10 ethische Prinzipien

- Die freiwillige Zustimmung der Versuchsperson ist unbedingt erforderlich.
- Fruchtbare Ergebnisse für das Wohl der Gesellschaft sind zu erwarten.
- Der Versuch am Menschen ist erst nach Ergebnissen aus Tierversuchen zu planen.
- Alle unnötigen körperlichen und seelischen Leiden sind zu vermeiden.
- Keine Durchführung, wenn mit dauerndem körperlichem Schaden zu rechnen ist.
- Risiken sollten durch die zu erwartenden Ergebnisse gerechtfertigt sein.
- Ausreichende Vorkehrung zum Schutz der Gesundheit der Versuchsperson.
- Durchführung nur durch wissenschaftlich qualifizierte Personen.
- Freiheit für die Versuchsperson, den Versuch zu beenden.
- Möglichkeit für den Versuchsleiter, den Versuch abzubrechen.

Trotz neuer Regeln und des Nürnberger Kodex gab es auch in der Nachkriegszeit Forschungen, u. a. von Chester M. Southam, die weitere ethische Regeln für die medizinische Forschung notwendig machten.

4.6.2 Deklaration von Helsinki

1964 wurde vom Weltärztebund die Deklaration von Helsinki entwickelt, welche eine Reihe von Grundsätzen für die Forschung am Menschen festlegt [209]. Die Deklaration wird allgemein als Eckpfeiler der Ethik in der Humanforschung angesehen [205].

Die Deklaration umfasst eine Weiterentwicklung der zehn Grundsätze des Nürnberger Kodex und verbindet sie mit der Deklaration von Genf (1948), einer Feststellung der ethischen Pflichten von Ärzten. Die Deklaration befasst sich speziell mit klinischer Forschung und spiegelt die Veränderungen in der medizinischen Vorgehensweise gegenüber dem im Nürnberger Kodex benutzten Begriff „Menschenversuche" wider. Die wichtigsten Grundprinzipien der Deklaration von Helsinki sind der Schutz und das Wohl der Versuchsperson. Für zukünftige Forschung sind jedoch die operativen Prinzipien wegweisend definiert worden. Denn laut der Deklaration sollte Forschung auf einer sorgfältigen Kenntnis des wissenschaftlichen Hintergrunds (Artikel 11) und einer sorgfältigen Abwägung der Risiken und des Nutzens (Artikel 16, 17) beruhen, eine plausible Wahrscheinlichkeit des Nutzens für die untersuchte Bevölkerungsgruppe aufweisen (Artikel 19) und von entsprechend ausgebildeten Forschern (Artikel 15) anhand genehmigter Protokolle durchgeführt werden, die einer unabhängigen ethischen Überprüfung und Aufsicht durch einen ordnungsgemäß einberufenen Ausschuss unterliegen (Artikel 13).

Zusatzinfo

Ethikskandale unter Chester M. Southam

Mitte der 1950er- bis Mitte der 1960er-Jahre führte Southam ohne Einwilligung der Betroffenen klinische Forschungsprojekte durch, bei denen er ihnen Krebszellen (HeLa-Zellen) in die Haut injizierte, um zu sehen, ob ihr Immunsystem die Krebszellen abstoßen oder ob die Zellen wachsen würden. Dies tat er an Patienten, die sich in seiner Behandlung oder in der Verantwortung anderer befanden, sowie an über 300 Gefängnisinsassen des Ohio State Prison [177]. 1963 beanstandeten Ärzte des Jewish Chronic Disease Hospital die fehlende Information und Zustimmung zu seinen Experimenten und meldeten ihn den Aufsichtsbehörden der Universität des Staates New York, die ihn des Betrugs, der Täuschung und des unprofessionellen Verhaltens für schuldig befanden und ihn schließlich für ein Jahr auf Bewährung verurteilten [168]. Der Fall hatte weitreichende Konsequenzen für alle nachfolgenden klinischen Studien, zur Gewährleistung der Respektierung der Rechte von Versuchspersonen und der Einholung der informierten Zustimmung.

Die Beweggründe von Southam sind zwar unbekannt, jedoch war zu dieser Zeit gerade die Krebsforschung ein Gebiet, welches sehr viel Aufmerksamkeit und Reputation für Forschende bedeuten konnte. So wurde Southam, ungeachtet der Vorfälle, später zum Präsidenten der American Association for Cancer Research gewählt [168].

Auch wenn die Deklaration von Helsinki nicht gesetzlich bindend war, bezogen sich fortan Gesetzestexte weltweit darauf. So bildete sich eine Grundlage für unabhängige Ethikkommissionen, die Forschungsprojekte vor Beginn auf ethische Grundsätze überprüfen und während Forschungsprojekten die Überwachung der Einhaltung der ethischen Prinzipien sicherstellen. Die Deklaration von Helsinki wurde mehrfach revidiert, 2013 wurde die 7. Revision durch den Weltärztebund veröffentlicht [209].

4.6.3 International Council for Harmonisation (ICH) – Good Clinical Practice (GCP)

Da es trotz der Deklaration von Helsinki in den 1980er-/1990er-Jahren keine internationalen einheitlichen Regelungen für klinische Forschung gab, mussten Studien für die Zulassung von Medikamenten oft dupliziert werden, damit sie jeweils den einzelnen nationalen Regelungen entsprachen. Aus diesem Grund wurde 1990 die International Conference for Harmonisation gegründet. Ziel war die Harmonisierung der Zulassungsanforderungen der nationalen Gesundheitsbehörden. Infolgedessen entstanden Richtlinien unter den Namen Good Clinical Practice (▶ Abb. 4.17). Diese Richtlinien basierten auf den Grundzügen der Deklaration von Helsinki mit dem primären Ziel, dass die Rechte, das Wohl und die Sicherheit jedes einzelnen Studienteilnehmers gewahrt werden. Weiter enthält Good Clinical Practice strenge Vorgaben zur Nachvollziehbarkeit von Studienergebnissen. Somit sollten einerseits ethische Aspekte international harmonisiert werden und andererseits Forschung replizierbarer und unverfälschbarer werden. GCP ist heute ein fester Bestandteil von ca. 60 harmonisierten Richtlinien des ICH.

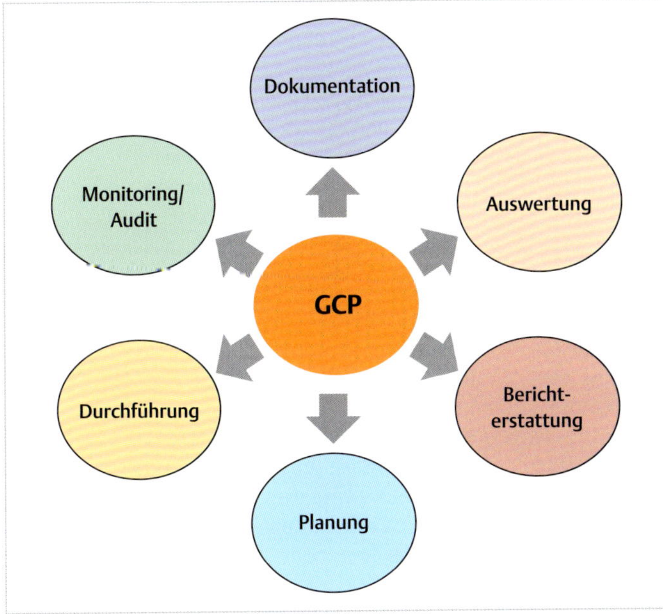

Abb. 4.17 Good Clinical Practice. GCP ist ein internationaler Standard für die operativen Schritte von klinischer Forschung.

Merke

Die Grundsätze der ICH-GCP [159]

- Klinische Studien sollten in Übereinstimmung mit den ethischen Grundsätzen durchgeführt werden, die ihren Ursprung in der Deklaration von Helsinki haben und die mit GCP und den geltenden gesetzlichen Bestimmungen in Einklang stehen.
- Vor der Durchführung einer klinischen Studie sollten die vorhersehbaren Risiken und Beeinträchtigungen gegen den zu erwartenden Nutzen für den einzelnen Prüfungsteilnehmer und die Gesellschaft abgewogen werden. Eine klinische Prüfung sollte nur dann begonnen und fortgeführt werden, wenn der zu erwartende Nutzen die Risiken rechtfertigt.
- Die Rechte, die Sicherheit und das Wohlergehen der Prüfungsteilnehmer sind die wichtigsten Erwägungen und sollten Vorrang vor den Interessen von Wissenschaft und Gesellschaft haben.
- Die verfügbaren nichtklinischen und klinischen Informationen über ein Prüfprodukt sollten ausreichend sein, um die vorgeschlagene klinische Prüfung zu unterstützen.
- Klinische Versuche sollten wissenschaftlich fundiert sein und in einem klaren, detaillierten Studienprotokoll beschrieben werden.
- Eine klinische Studie sollte in Übereinstimmung mit dem Studienprotokoll durchgeführt werden, das zuvor vom Institutional Review Board (IRB) / von der zuständigen unabhängigen Ethik-Kommission (IEC) genehmigt/befürwortet wurde.
- Die medizinische Versorgung der Prüfungsteilnehmer und die im Namen der Prüfungsteilnehmer getroffenen medizinischen Entscheidungen sollten stets in der Verantwortung eines entsprechend geeigneten Mediziners oder ggf. eines entsprechend geeigneten Betreuers liegen.
- Jede Person, die an der Durchführung einer klinischen Studie beteiligt ist, sollte aufgrund ihrer Ausbildung, Schulung und Erfahrung für die Durchführung ihrer jeweiligen Aufgabe(n) qualifiziert sein.
- Vor der Teilnahme an einer klinischen Studie sollte von jedem Prüfungsteilnehmer eine freiwillige, nach Aufklärung erteilte Einwilligung eingeholt werden.
- Die Vertraulichkeit von Aufzeichnungen, durch die Probanden identifiziert werden könnten, sollte unter Beachtung der Datenschutz- und Vertraulichkeitsregeln gemäß den geltenden gesetzlichen Bestimmungen geschützt werden.
- Versuchsprodukte sollten in Übereinstimmung mit der geltenden guten Herstellungspraxis hergestellt, gehandhabt und gelagert werden. Sie sollten in Übereinstimmung mit dem genehmigten Protokoll verwendet werden.
- Es sollten Systeme mit Verfahren eingeführt werden, die die Qualität aller Aspekte der klinischen Studie sicherstellen.

Auch wenn GCP insbesondere auf Studien zur Erforschung von Medikamenten ausgerichtet ist, bieten die internationalen harmonisierten Grundsätze von GCP einen internationalen Standard für die Anforderungen von klinischen Studien und sind somit auch für Studien, die keine Medikamente prüfen, maßgebliches Leitwerk für Ethikkommissionen.

4.6.4 Ethik in der Forschung

Wenn wir mit den Lehren der Vergangenheit auf Ethik in der Forschung blicken, stellt sich die Frage, welche ethischen Prinzipien in der klinischen Forschung einen besonderen Fokus verdienen. In einem bedeutenden Artikel im Journal of the American Medical Association haben Emanuel und Kollegen sieben Anforderungen definiert, die Voraussetzungen für ethische klinische Forschung beschreiben [128].

Damit klinische Forschung aus ethischer Sicht gerechtfertigt ist, muss sie einen Mehrwert haben, d. h., sie muss eine diagnostische oder therapeutische Intervention evaluieren, die zur Verbesserung der Gesundheit oder der Lebensqualität führen könnte; oder sie muss eine ätiologische, pathophysiologische oder epidemiologische Vorstudie zur Entwicklung einer solchen Intervention sein; oder sie muss eine Hypothese testen, die wichtige Erkenntnisse über die Strukturen und Funktionen menschlicher biologischer Prozesse liefern kann, auch wenn diese Erkenntnisse keine unmittelbaren praktischen Auswirkungen haben.

Ethisch korrekte Forschung erfordert eine methodisch strenge Vorgehensweise. Selbst Forschung, die gesellschaftlich wertvolle Fragen stellt, kann schlecht konzipiert oder durchgeführt werden und zu wissenschaftlich unzuverlässigen oder ungültigen Ergebnissen führen. Damit ein klinisches Forschungsprotokoll ethisch zulässig ist, müssen die Methoden gültig und in praktischer Hinsicht durchführbar sein: Die Forschung muss ein klares wissenschaftliches Ziel verfolgen, nach anerkannten Grundsätzen, Methoden und zuverlässigen Verfahren aufgebaut sein, über eine ausreichende Aussagekraft verfügen, um das Ziel zweifelsfrei zu überprüfen, und einen plausiblen Plan für die Datenanalyse enthalten. Forschung, bei der voreingenommene Stichproben, Fragen oder statistische Auswertungen verwendet werden, die nicht ausreichend aussagekräftig ist, bei der wesentliche Endpunkte vernachlässigt werden oder bei der möglicherweise nicht ausreichend viele Probanden eingeschlossen werden können, kann keine gültigen wissenschaftlichen Erkenntnisse liefern und ist daher unethisch.

Merke

Wissenschaftlich nicht fundierte Forschung am Menschen ist insofern unverantwortlich, als sie die Probanden sinnlos Risiken oder Belastungen aussetzen kann [120].

Die Auswahl der Probanden muss auf faire Weise erfolgen. Die Auswahl der Probanden umfasst sämtliche Entscheidungen darüber, wer in die Studie aufgenommen wird, und zwar sowohl durch die Entwicklung spezifischer Ein- und Ausschlusskriterien als auch durch die für die Rekrutierung der Probanden gewählten Strategie. Die Auswahl fairer Probanden erfordert zum einen, dass die wissenschaftlichen Ziele der Studie und nicht die Bedürftigkeit, der privilegierte Status oder andere Faktoren, die nichts mit den Forschungszwecken zu tun haben, die primäre Grundlage für die Auswahl der Gruppen und Einzelpersonen bilden, die rekrutiert und in die Studie aufgenommen werden. Ebenso sollten Gruppen oder Einzelpersonen nicht von der Teilnahme an Forschungsarbeiten ausgeschlossen werden, ohne dass ein guter wissenschaftlicher Grund vorliegt oder die besondere Vulnerabilität ihren Ausschluss rechtfertigt. Es ist wichtig, dass die Forschungsergebnisse auf die Populationen verallgemeinert werden können, die die Intervention nutzen werden. Außerdem ist es wichtig zu berücksichtigen, dass die Auswahl der Probanden die Risiken und den Nutzen der Studie beeinflussen kann. In Übereinstimmung mit den wissenschaftlichen Zielen sollten die Probanden so ausgewählt werden, dass die Risiken minimiert werden und der Nutzen für die einzelnen Probanden und die Gesellschaft erhöht wird.

Klinische Forschung kann nur dann gerechtfertigt werden, wenn in Übereinstimmung mit den wissenschaftlichen Zielen der Studie und den einschlägigen Standards der klinischen Praxis drei Bedingungen erfüllt sind: Die potenziellen Risiken für die einzelnen Probanden werden minimiert, der potenzielle Nutzen für die einzelnen Probanden wird erhöht und der potenzielle Nutzen für die einzelnen Probanden und die Gesellschaft steht in einem angemessenen Verhältnis zu den Risiken bzw. übersteigt diese. Je wahrscheinlicher und/oder schwerwiegender die potenziellen Risiken sind, desto größer muss die Eintrittswahrscheinlichkeit und/oder das potenzielle Ausmaß des Nutzens sein. Das Erfordernis eines günstigen Nutzen-Risiko-Verhältnisses verkörpert die Prinzipien der Nonmalefizienz und der Benefizienz, die seit langem als Grundwerte der klinischen Forschung anerkannt sind. Das Prinzip der Nonmalefizienz besagt, dass man einer Person keinen Schaden zufügen darf. Dies rechtfertigt die Notwendigkeit, die mit der Forschung verbundenen Risiken angemessen zu reduzieren. Der Grundsatz der Benefizienz bezieht sich auf die ethisch-moralische Verpflichtung, zum Nutzen anderer zu handeln.

Klinische Forschungsarbeiten sollten vor und während der Durchführung von unabhängigem Fachpersonal, d. h. Personen, die nicht mit der Forschungsarbeit in Verbindung bzw. im Interessenkonflikt stehen, auf ethische Grundsätze überprüft werden. Diese Kommissionen oder Gremien sollten aus Personen mit unterschiedlichen Fachkenntnissen bestehen, die jedoch die Kompetenz haben, ethische Grundsätze zu beurteilen. Sie sollten befugt sein, eine klinische Forschungsarbeit zu genehmigen, Änderungen zu verlangen oder auch bei Notwendigkeit abzubrechen.

Forschung mit Probanden sollte nur nach erfolgter Information über die Studie und entsprechender Einwilligung durch den Probanden durchgeführt werden. Die Zustimmung nach erfolgter Aufklärung dient einem zweifachen Zweck: Sie soll sicherstellen, dass der Einzelne die Entscheidung, ob er an klinischer Forschung teilnimmt oder nicht, selbst treffen kann und dass er nur dann daran teilnimmt, wenn die Forschung mit seinen Wertvorstellungen, Interessen und Präferenzen übereinstimmt. Um eine informierte Einwilligung zu erteilen, müssen die Personen genau über den Zweck, die Methoden, die Risiken, den Nutzen und die Alternativen der Forschung informiert werden; sie müssen diese Informationen und ihre Bedeutung für ihre eigene klinische Situation verstehen und eine freiwillige und ungezwungene Entscheidung über ihre Teilnahme treffen. Die Präferenzen und Werte einer Person in Bezug auf die klinische Forschung können jedoch unbekannt oder nicht bestimmbar sein, oder es kann sein, z. B. bei Kindern, dass die Person noch keine mündigen Präferenzen in Bezug auf die Forschung entwickelt hat. In solchen Fällen sollten die Bevollmächtigten für die Forschung die Option wählen, die dem besten medizinischen Interesse der Person entspricht.

Die ethischen Anforderungen an die klinische Forschung enden nicht mit der Unterzeichnung der Einverständniserklärung und der Teilnahme an der Studie oder mit der Ablehnung der Teilnahme [177]. Der Einzelne muss ab dem Zeitpunkt, an dem er kontaktiert wurde – auch wenn er die Teilnahme ablehnt –, während der gesamten Phase der Studie und auch nach Beendigung der Studie mit Respekt behandelt werden. Dazu gehört, gesammelte Informationen und Daten vertraulich zu behandeln, die Möglichkeit zu haben, die Zustimmung zur Forschung zu widerrufen und während der Forschung immer ausreichend über den aktuellen Stand der Forschung und den eigenen Gesundheitszustand informiert zu werden. Weiter sollten Teilnehmer während der Dauer der Studie ausreichend und angemessen überwacht werden und bei unerwünschten Ereignissen (Nebenwirkungen) eine angemessene Behandlung bekommen oder sogar aus der Studie ausgeschlossen werden.

Diese sieben Anforderungen sollten auch in klinischer Forschung streng berücksichtigt werden, in denen physiotherapeutische Maßnahmen, diagnostische Verfahren oder Zusammenhänge untersucht werden.

4.6.5 Ethikkommissionen

Eine Ethikkommission (EK), ist eine Art Gremium, welche die Ethik in der Forschung überwacht, indem es die für die Forschung vorgeschlagenen Methoden prüft, um sicherzustellen, dass sie ethisch unbedenklich sind. Solche Gremien sind formell dazu bestimmt, biomedizinische und verhaltenswissenschaftliche Forschung am Menschen zu genehmigen (oder abzulehnen), zu überwachen und zu überprüfen. Häufig führen sie eine Analyse des Nutzen-Risiko-Verhältnisses durch, um zu entscheiden, ob die Forschung durchgeführt werden soll oder nicht. Die EK soll sicherstellen, dass geeignete Maßnahmen ergriffen werden, um die Rechte und das Wohlergehen der Menschen zu schützen, die als Probanden an einer Forschungsstudie teilnehmen. In der Regel werden Ethikkommissionen von Universitäten, aber auch von behördlichen Institutionen gestellt. So sind für die medizinische Forschung in Deutschland regionale Ethikkommissionen der Ärztekammer zuständig. In der Schweiz sind kantonale Ethikkommissionen unter dem Dach von swissethics für die Prüfung von Forschungsarbeiten zuständig. Für Studien im Bereich der Physiotherapie kann in Deutschland die Ethikkommission des Deutschen Verbandes für Physiotherapie (ZVK) als unabhängiges Prüforgan konsultiert werden.

Wenn eine Forschungsarbeit bei einer Ethikkommission zur Überprüfung eingereicht wird, gehören prinzipiell folgende Informationen und Dokumente dazu:

- Das Studienprotokoll inklusive einer wissenschaftlichen Herleitung zur Fragestellung und Hypothesenbildung, den Ablauf der Studie, die wissenschaftliche Begründung für die Erhebung von Daten, der statistischen Ermittlung der Probandenanzahl und der Datenauswertung.
- Die schriftliche Information für die Probanden.
- Das Formular für die Einverständniserklärung der Probanden.
- Eventuell der Nachweis von notwendigen Versicherungen.
- Informationen zu Drittmitteln und zur Finanzierung der Studie.
- Geplanter Durchführungszeitraum der Studie.
- Informationen zur Projektleitung oder Prüfperson, auch principle Investigator genannt (eventuell ist ein Lebenslauf erforderlich und der Nachweis, dass die Projektleitung notwendige wissenschaftliche Kenntnisse hat; bei manchen Forschungsarbeiten oder bei manchen Ethikkommissionen ist ein absolvierter Kurs in GCP zwingend erforderlich).
- Information zum Sponsor Investigator (die Person oder Institution, die die Verantwortung für die Studie übernimmt; in nichtmedikamentösen Studien übernimmt dies oft die Projektleitung).

Es können, abhängig von der geplanten Forschung und von nationalen Gesetzen, noch eine Vielzahl von weiteren Angaben und Dokumenten verlangt werden.

Fallbeispiel

Jörg Jung möchte gerne untersuchen, ob ein spezielles progressives Kräftigungsprogramm für Patienten und Patientinnen mit subakuten Kreuzschmerzen geeignet ist, um eine Chronifizierung zu verhindern. Jörg Jung überlegt sich, dafür eine randomisierte kontrollierte Studie mit ambulanten Patienten durchzuführen. In der einen Gruppe führen die Probanden das progressive Kräftigungsprogramm durch und bekommen zusätzlich Beratung zur Prävention von Chronifizierung. In der Vergleichsgruppe möchte Jörg Jung die Patienten und Patientinnen ausschließlich mittels Massagen und manueller Mobilisation der Lendenwirbelsäule und des Iliosakralgelenks behandeln. Das Behandlungsprogramm läuft über einen Zeitraum von neun Physiotherapieeinheiten. Als Outcome hat er den Oswestry Disability Index definiert.

Ethisch alles in Ordnung? Hier muss insbesondere ein kritischer Blick auf die Vergleichsgruppe gelegt werden. Es ist wissenschaftlich schon gut untersucht und in einigen internationalen Leitlinien beschrieben, dass Massagen und manuelle Mobilisation als alleinige Maßnahmen bei Patienten mit subakuten Kreuzschmerzen nicht zu empfehlen sind [101], [179], [186]. D. h., in diesem Fall würden die Probanden in diesem Forschungsprojekt eine schlechtere Behandlung erhalten als es eine leitlinienkonforme Standardbehandlung wäre. Daher ist das Vorgehen in Jörg Jungs Forschungsarbeit ethisch bedenklich. Zudem muss die Frage gestellt werden, ob die Ergebnisse tatsächlich zu einem Erkenntnisgewinn beitragen können, da die Interventionsgruppe eine Kombination aus zwei Behandlungen (Krafttraining und Edukation) bekommen hat. Es wird sich die Frage stellen, was tatsächlich zum Effekt beigetragen hat, das Krafttraining, die Edukation oder die Kombination aus beiden Maßnahmen.

4.7 Literatur

[95] Altman DG, Bland JM. Statistics notes: How to randomise. BMJ 1999; 319: 703–4

[96] Altman DG, Hrsg. Statistics with confidence: confidence intervals and statistical guidelines; [includes disk]. 2nd ed., [Nachdr.]. London: BMJ Books; 2011

[97] Altman DG. The scandal of poor medical research. BMJ 1994; 308: 283–284

[98] Arksey H, O'Malley L. Scoping studies: towards a methodological framework. Int J Soc Res Methodol 2005; 8: 19–32

[99] Armstrong R, Hall BJ, Doyle J et al. „Scoping the scope" of a cochrane review. J Public Health 2011; 33: 147–50

[100] Arnett DK, Claas SA. Introduction to Epidemiology. In: Clinical and Translational Science. Elsevier; 2017: 53–69

[101] Arzneimittelkommission Der Deutschen Ärzteschaft (AkdÄ), Bundespsychotherapeutenkammer (BPtK), Bundesverband Selbstständiger Physiotherapeuten (IFK), et al. Nationale VersorgungsLeitlinie Nicht-spezifischer Kreuzschmerz – Langfassung, 2. Auflage. Bundesärztekammer (BÄK); Kassenärztliche Bundesvereinigung (KBV); Arbeitsgemeinschaft der Wissenschaftlichen Medizinischen Fachgesellschaften (AWMF); 2017

[102] Beauchamp TL, Childress JF. Principles of biomedical ethics. Eighth edition. New York: Oxford University Press; 2019

[103] Bhide A, Shah PS, Acharya G. A simplified guide to randomized controlled trials. Acta Obstet Gynecol Scand 2018; 97: 380–7

[104] Bland JM, Altman DG. Some examples of regression towards the mean. BMJ 1994; 309: 780

[105] Bowen DJ, Kreuter M, Spring B et al. How we design feasibility studies. Am J Prev Med 2009; 36: 452–7

[106] Braun C, Schmucker C, Nothacker M et al. Manual Bewertung des Biasrisikos in Interventionsstudien. 2021

[107] Bundesärztekammer (BÄK, Kassenärztliche Bundesvereinigung (KBV), Arbeitsgemeinschaft der Wissenschaftlichen Medizinischen Fachgesellschaften (AWMF), Hrsg. Nationale Versorgungsleitlinie Nicht-spezifischer Kreuzschmerz – Langfassung, 2. Auflage. Bundesärztekammer (BÄK); Kassenärztliche Bundesvereinigung (KBV); Arbeitsgemeinschaft der Wissenschaftlichen Medizinischen Fachgesellschaften (AWMF); 2017

[108] Burns PB, Rohrich RJ, Chung KC. The Levels of Evidence and Their Role in Evidence-Based Medicine: Plast Reconstr Surg 2011; 128: 305–310. doi:10.1097/PRS.0b013e318219c171

[109] Caird J, Sutcliffe K, Kwan I et al. Mediating policy-relevant evidence at speed: are systematic reviews of systematic reviews a useful approach? Evid Policy J Res Debate Pract 2015; 11: 81–97

[110] Celentano DD, Szklo M, Gordis L. Gordis epidemiology. 6th ed. Philadelphia: Elsevier; 2019

[111] Chapman AL, Hadfield M, Chapman CJ. Qualitative research in healthcare: an introduction to grounded theory using thematic analysis. J R Coll Physicians Edinb 2015; 45: 201–5

[112] Chidambaram AG, Josephson M. Clinical research study designs: The essentials. Pediatr Investig 2019; 3: 245–52

[113] Christen M, Ineichen C, Tanner C. How „moral" are the principles of biomedical ethics? – a cross-domain evaluation of the common morality hypothesis. BMC Med Ethics 2014; 15: 47

[114] Clark L, Fairhurst C, Torgerson DJ. Allocation concealment in randomised controlled trials: are we getting better? BMJ 2016; i5663

[115] Clark T, Foster L, Sloan L et al. Bryman's social research methods. Sixth edition. Oxford: Oxford University Press; 2021

[116] Cleland JA. The qualitative orientation in medical education research. Korean J Med Educ 2017; 29: 61–71

[117] Cook DJ, Guyatt GH, Laupacis A et al. Rules of evidence and clinical recommendations on the use of antithrombotic agents. Chest 1992; 102: 305S–11S

[118] Corbin JM, Strauss AL. Basics of qualitative research: techniques and procedures for developing grounded theory. Fourth edition. Los Angeles: SAGE; 2015

[119] Costa N, Olson R, Mescouto K et al. Uncertainty in low back pain care – insights from an ethnographic study. Disabil Rehabil 2022; 1–12

[120] Council for International Organizations of Medical Sciences, World Health Organization, Hrsg. International ethical guidelines for biomedical research involving human subjects. Geneva: CIOMS; 2002

[121] Czech H, Druml C, Weindling P. Medical Ethics in the 70 Years after the Nuremberg Code, 1947 to the Present. Wien Klin Wochenschr 2018; 130: 159–253

[122] Dekkers OM, Egger M, Altman DG et al. Distinguishing Case Series From Cohort Studies. Ann Intern Med 2012; 156: 37

[123] Demiris G, Oliver DP, Washington KT. Defining and Analyzing the Problem. In: Behavioral Intervention Research in Hospice and Palliative Care. Elsevier; 2019: 27–39

[124] Denzin NK, Lincoln YS, Hrsg. The SAGE handbook of qualitative research. Fifth edition. Los Angeles London New Delhi Singapore Washington DC Melbourne: SAGE; 2018

[125] Di Girolamo N, Mans C. Research Study Design. In: Fowler's Zoo and Wild Animal Medicine Current Therapy, Volume 9. Elsevier; 2019: 59–62

[126] Doll H, Carney S. Statistical approaches to uncertainty: P values and confidence intervals unpacked. Equine Vet J 2007; 39: 275–6

[127] Egger M, Hrsg. Systematic reviews in health care: meta-analysis in context. 2. ed., [Nachdr.]. London: BMJ Books; 2009

[128] Emanuel EJ, Wendler D, Grady C. What makes clinical research ethical? JAMA 2000; 283: 2701–11

[129] Euser AM, Zoccali C, Jager KJ et al. Cohort Studies: Prospective versus Retrospective. Nephron Clin Pract 2009; 113: c214–c217

[130] Fisher RA. The design of experiments. 9th Aufl. New York: Hafner; 1974

[131] Foley G, Timonen V. Using Grounded Theory Method to Capture and Analyze Health Care Experiences. Health Serv Res 2015; 50: 1195–210

[132] Gaw A. Reality and revisionism: new evidence for Andrew C Ivy's claim to authorship of the Nuremberg Code. J R Soc Med 2014; 107: 138–43

[133] Gebhard B. Allgemeine Wirkfaktorenanalyse in der Physiotherapie. Physioscience 2012; 8: 91–5

[134] Glasziou P, Del Mar C, Salisbury J, Hrsg. Evidence-based practice workbook: bridging the gap between health care research and practice. 2. ed. Malden, Mass. Oxford: Blackwell [u. a.]; 2007

[135] Glasziou P. Systematic reviews in health care: a practical guide. Boulder: netLibrary:; 2001

[136] Grant MJ, Booth A. A typology of reviews: an analysis of 14 review types and associated methodologies: A typology of reviews, Maria J. Grant & Andrew Booth. Health Inf Libr J 2009; 26: 91–108

[137] Greenhalgh T, Annandale E, Ashcroft R et al. An open letter to The BMJ editors on qualitative research. BMJ 2016; i563

[138] Greenhalgh T, Bidewell J, Crisp E et al. Understanding research methods for evidence-based practice in health. Hoboken: Wiley-Blackwell; 2020

[139] Greenhalgh T. How to read a paper: the basics of evidence-based medicine and healthcare. Sixth edition. Hoboken: Wiley-Blackwell; 2019

[140] Grimes DA, Schulz KF. An overview of clinical research: the lay of the land. Lancet 2002; 359: 57–61

[141] Grimes DA, Schulz KF. Cohort studies: marching towards outcomes. Lancet 2002; 359: 341–5

[142] Guyatt G, Jaeschke, R, Heddle N et al. Basic statistics for clinicians: 2. Interpreting study results: confidence intervals. CMAJ 1995; 152(2): 169–73

[143] Guyatt G. Users' Guides to the Medical Literature. New York: McGraw-Hill Education; 2014

[144] Hall AM, Ferreira PH, Maher CG et al. The Influence of the Therapist-Patient Relationship on Treatment Outcome in Physical Rehabilitation: A Systematic Review. Phys Ther 2010; 90: 1099–110

[145] Harting J, Rutten GM, Rutten ST et al. A qualitative application of the diffusion of innovations theory to examine determinants of guideline adherence among physical therapists. Phys Ther 2009; 89: 221–32

[146] Haynes B. Can it work? Does it work? Is it worth it? BMJ 1999; 319: 652–3

[147] Haynes RB, Sackett DL, Guyatt GH, Hrsg. Clinical epidemiology: how to do clinical practice research. 3 rd ed. Philadelphia: Lippincott Williams & Wilkins; 2006

[148] Herbert R, Jamtvedt G, Hagen KB et al. Practical Evidence-Based Physiotherapy. 2. ed. London, Amsterdam: Churchill Livingstone Elsevier; 2012

[149] Herbert RD. How to estimate treatment effects from reports of clinical trials. I: Continuous outcomes. Aust J Physiother 2000; 46: 229–35

[150] Herbert RD. How to estimate treatment effects from reports of clinical trials. II: Dichotomous outcomes. Aust J Physiother 2000; 46: 309–13

[151] Higgins JP, Ramsay C, Reeves BC et al. Issues relating to study design and risk of bias when including non-randomized studies in systematic reviews on the effects of interventions. Res Synth Methods 2013; 4: 12–25

[152] Higgins JPT, Cochrane Collaboration, Hrsg. Cochrane handbook for systematic reviews of interventions. Second edition. Hoboken: Wiley-Blackwell; 2020

[153] Higgins JPT, Thomas J, Chandler J et al., Hrsg. Cochrane handbook for systematic reviews of interventions. 2nd Edition. Chichester: John Wiley & Sons; 2019

[154] Howick J, Chalmers I, Glasziou P et al. OCEBM Levels of Evidence Working Group*. „The Oxford 2011 Levels of Evidence". 2011

[155] Hróbjartsson A, Gøtzsche P. Placebo treatment versus no treatment. In: The Cochrane Collaboration, Hrsg. The Cochrane Database of Systematic Reviews (Protocol). Chichester: John Wiley & Sons Ltd; 2002

[156] Hróbjartsson A, Gøtzsche PC. Placebo interventions for all clinical conditions. Cochrane Database Syst Rev 2010; 2010 (1): CD003 974

[157] Hulley SB, Hrsg. Designing clinical research. 4th ed. Philadelphia: Wolters Kluwer/Lippincott Williams & Wilkins; 2013

[158] Hunt H, Pollock A, Campbell P et al. An introduction to overviews of reviews: planning a relevant research question and objective for an overview. Syst Rev 2018; 7: 39

[159] ICHGCP. THE PRINCIPLES OF ICH GCP. Im Internet: https://ichgcp.net/2-the-principles-of-ich-gcp-2; Stand: 15.03.2022

[160] Ioannidis JPA. Why Most Published Research Findings Are False. PLoS Med 2005; 2: e124

[161] Juni P. Systematic reviews in health care: Assessing the quality of controlled clinical trials. BMJ 2001; 323: 42–6

[162] Kendall JM. Designing a research project: randomised controlled trials and their principles. Emerg Med J 2003; 20: 164–8

[163] Khan KS, Kunz R, Kleijnen J et al., Hrsg. Systematic reviews to support evidence-based medicine: how to review and apply findings of healthcare research. 2nd ed. London: Hodder Arnold; 2011

[164] Kooistra B, Dijkman B, Einhorn TA et al. How to Design a Good Case Series. J Bone Jt Surg 2009; 91: 21–6

[165] Korstjens I, Moser A. Series: Practical guidance to qualitative research. Part 2: Context, research questions and designs. Eur J Gen Pract 2017; 23(1): 274–9

[166] Lachin JM, Matts JP, Wei LJ. Randomization in clinical trials: Conclusions and recommendations. Control Clin Trials 1988; 9: 365–74

[167] Lasserson T, Thomas J, Higgins J. 1 Starting a review. In: Higgins J, Thomas J, Chandler J, et al., Hrsg. Cochrane handbook for systematic reviews of interventions. Chichester: John Wiley & Sons; 2019: 3–12

[168] Lerner BH. Sins of omission – cancer research without informed consent. N Engl J Med 2004; 351: 628–30

[169] Lincoln YS, Guba EG. Naturalistic inquiry. Beverly Hills, Calif: Sage Publications; 1985

[170] Mangold S. Evidenzbasiertes Arbeiten in der Physio- und Ergotherapie. Berlin, Heidelberg: Springer; 2013

[171] Mann CJ. Observational research methods. Research design II: cohort, cross sectional, and case-control studies. Emerg Med J 2003; 20: 54

[172] Mays N. Qualitative research in health care: Assessing quality in qualitative research. BMJ 2000; 320: 50–2

[173] Mengshoel AM. Physiotherapy and the Placebo Effect. Phys Ther Rev 2000; 5: 161–5

[174] Meusch M. Menschenversuche im Nationalsozialismus. In: Gerabek WE, Haage BD, Keil G, et al., Hrsg. Enzyklopädie Medizingeschichte. Berlin New York: Walter de Gruyter; 2005

[175] Morrow BM. A simple guide to the interpretation of clinical trial results. Int J Ther Rehabil 2008; 15: 377–81

[176] Morton V. Effect of regression to the mean on decision making in health care. BMJ 2003; 326: 1083–4

[177] Mulford RD. Experimentation on Human Beings. Stanford Law Rev 1967; 20: 99

[178] Munn Z, Peters MDJ, Stern C et al. Systematic review or scoping review? Guidance for authors when choosing between a systematic or scoping review approach. BMC Med Res Methodol 2018; 18: 143

[179] National Institute for Health and Care Excellence (Great Britain). Low back pain and sciatica in over 16s: assessment and management. Manchester: National Institute for Health and Care Excellence (NICE); 2016

[180] O'Brien BC, Harris IB, Beckman TJ et al. Standards for reporting qualitative research: a synthesis of recommendations. Acad Med J Assoc Am Med Coll 2014; 89: 1245–51

[181] Page MJ, Shamseer L, Altman DG et al. Epidemiology and Reporting Characteristics of Systematic Reviews of Biomedical Research: A Cross-Sectional Study. PLOS Med 2016; 13: e1 002 028

[182] Paré G, Trudel M-C, Jaana M et al. Synthesizing information systems knowledge: A typology of literature reviews. Inf Manage 2015; 52: 183–99

[183] Peters MDJ, Marnie C, Tricco AC et al. Updated methodological guidance for the conduct of scoping reviews. JBI Evid Synth 2020; 18: 2119–26

[184] Pollock M, Fernandes R, Becker L et al. Chapter V: Overviews of Reviews. In: Higgins JPT, Thomas J, Chandler J, et al., Hrsg. Cochrane Handbook for Systematic Reviews of Interventions version 6.3 (updated February 2022). 2022: 38

[185] Pope C, Mays N, Hrsg. Qualitative research in health care. Fourth edition. Hoboken: Wiley-Blackwell; 2020

[186] Qaseem A, Wilt TJ, McLean RM et al. Noninvasive Treatments for Acute, Subacute, and Chronic Low Back Pain: A Clinical Practice Guideline From the American College of Physicians. Ann Intern Med 2017; 166: 514–30

[187] Rothwell PM. External validity of randomised controlled trials: "To whom do the results of this trial apply?". Lancet 2005; 365: 82–93

[188] Sackett DL. Bias in analytic research. J Chronic Dis 1979; 32: 51–63

[189] Sackett DL. Rules of evidence and clinical recommendations on the use of antithrombotic agents. Chest 1989; 95: 2S–4S

[190] Scheermesser M, Bachmann S, Schämann A et al. A qualitative study on the role of cultural background in patients' perspectives on rehabilitation. BMC Musculoskelet Disord 2012; 13: 5

[191] Schulz KF, Chalmers I, Altman DG. The Landscape and Lexicon of Blinding in Randomized Trials. Ann Intern Med 2002; 136: 254

[192] Schulz KF, Grimes DA. Blinding in randomised trials: hiding who got what. Lancet 2002; 359: 696–700

[193] Sedgwick P, Greenwood N. Understanding the Hawthorne effect. BMJ 2015; h4 672

[194] Skou ST, Roos EM, Laursen MB et al. A Randomized, Controlled Trial of Total Knee Replacement. N Engl J Med 2015; 373: 1597–606

[195] Song JW, Chung KC. Observational Studies: Cohort and Case-Control Studies: Plast Reconstr Surg 2010; 126: 2234–42

[196] Stalmeijer RE, Mcnaughton N, Van Mook WNKA. Using focus groups in medical education research: AMEE Guide No. 91. Med Teach 2014; 36: 923–39

[197] Stang A. Appropriate epidemiologic methods as a prerequisite for valid study results. Eur J Epidemiol 2008; 23: 761–5

[198] Straus SE, Glasziou P, Richardson WS et al., Hrsg. Evidence-based medicine: how to practice and teach EBM. fifth edition. Amsterdam: Elsevier; 2019

[199] Sucharew H. Methods for Research Evidence Synthesis: The Scoping Review Approach. J Hosp Med 2019; 14: 416

[200] Taylor E, Jones F, McKevitt C. How is the audit of therapy intensity influencing rehabilitation in inpatient stroke units in the UK? An ethnographic study. BMJ Open 2018; 8: e023 676

[201] Teagarden JR. Meta-Analysis: Whither Narrative Review? Pharmacother J Hum Pharmacol Drug Ther 1989; 9: 274–284

[202] The periodic health examination. Canadian Task Force on the Periodic Health Examination. Can Med Assoc J 1979; 121: 1193–254

[203] Tong A, Sainsbury P, Craig J. Consolidated criteria for reporting qualitative research (COREQ): a 32-item checklist for interviews and focus groups. Int J Qual Health Care J Int Soc Qual Health Care 2007; 19: 349–57

[204] Tracy SJ. Qualitative research methods: collecting evidence, crafting analysis, communicating impact. Second edition. Hoboken: Wiley-Blackwell; 2020

[205] Tyebkhan G. Declaration of Helsinki: the ethical cornerstone of human clinical research. Indian J Dermatol Venereol Leprol 2003; 69: 245–7

[206] Weise MV. Medical Ethics Made Easy. Prof Case Manag 2016; 21: 88–94

[207] Wickström G, Bendix T. The „Hawthorne effect“ – what did the original Hawthorne studies actually show? Scand J Work Environ Health 2000; 26: 363–7

[208] World Medical Association Declaration of Helsinki: Ethical Principles for Medical Research Involving Human Subjects. JAMA 2013; 310: 2191

[209] World Medical Association. World Medical Association Declaration of Helsinki: ethical principles for medical research involving human subjects. JAMA 2013; 310: 2191–4

[210] Worswick J, Wayne SC, Bennett R et al. Improving quality of care for persons with diabetes: an overview of systematic reviews - what does the evidence tell us? Syst Rev 2013; 2: 26

[211] Wright RW, Brand RA, Dunn W et al. How to Write a Systematic Review: Clin Orthop 2007; 455: 23–29

Kapitel 5

Interpretation von wissenschaftlichen Ergebnissen

5 Interpretation von wissenschaftlichen Ergebnissen

5.1 Einführung

Im evidenzbasierten Vorgehen benötigen wir verschiedene Kenntnisse aus verschiedenen Bereichen. Bei der Interpretation von wissenschaftlichen Erkenntnissen und Daten aus quantitativen Studienergebnissen sind gewisse Grundkenntnisse über statistische Werte und Kennzahlen wie auch statistische Verfahren notwendig. Nur mit diesen Kenntnissen sind wir einerseits in der Lage, die Bedeutung von wissenschaftlichen Daten nachzuvollziehen, und andererseits benötigen wir diese Kenntnisse, um die Daten kritisch betrachten und prüfen zu können. Ein Beispiel: Vielleicht sind Sie schon einmal beim Lesen einer Studie oder bei einem Gespräch über den Begriff „statistisch signifikant" oder „statistisch nicht signifikant" gestolpert. Unserer Erfahrung nach hören wir den Begriff oft, wenn es darum geht, die Ergebnisse einer Studie positiv oder negativ dastehen zu lassen. Es gibt auch kaum ein Abstract einer quantitativen Arbeit, bei dem wir nicht diese Begrifflichkeiten finden. Doch was bedeutet es, wenn eine Studie statistisch signifikante Ergebnisse hervorbringt? Zeigen statistisch signifikante Unterschiede etwa, dass eine Methode einen besonders großen Effekt hat? Und wie kommen die Autoren eigentlich darauf, dass ein statistisch signifikanter Unterschied berichtet werden kann? Genau um solche Fragen zu beantworten, benötigen wir grundlegendes Wissen in diesem Bereich. Dieses Kapitel kann kein komplettes statistisches Lehrbuch ersetzen oder die Vorlesungen einer Universität in diesem Bereich. Das Ziel dieses Kapitels ist es, Sie in die Lage zu versetzen, einen Großteil der berichteten Daten aus quantitativer Forschung richtig lesen und interpretieren zu können. Sicherlich werden Sie manchmal auf spezielle Forschungsmethoden mit einer speziellen Statistik stoßen, die Sie mit dem Wissen dieses Kapitels nicht beantworten können. Aber wenn Sie mit den Grundlagen der Statistik vertraut sind, dann wird es Ihnen deutlich leichter fallen, mittels Recherche spezielle statistische Verfahren zu verstehen.

Merke

Die Disziplin der Statistik beschäftigt sich mit der Erhebung, der Ordnung und Organisation, der Analyse und Interpretation sowie der Präsentation von Daten [212].

5.2 Grundlagen

Zusammen mit der Wahrscheinlichkeitsrechnung bildet die Statistik die mathematische Disziplin der **Stochastik**. Die Statistik beschäftigt sich dabei mit der Sammlung, Organisation, Analyse, Interpretation und Präsentation von Daten. Wir unterscheiden drei Teilgebiete der Statistik:

- deskriptive (beschreibende) Statistik
- explorative (erkundende) Statistik
- induktive (schließende) Statistik

Während wir mit der deskriptiven Statistik das Ziel verfolgen, Daten mithilfe von Tabellen und Grafiken zuzuordnen und übersichtlich darzustellen, ist das Ziel der explorativen Statistik die Identifikation möglicher Zusammenhänge. Ziel der induktiven Statistik ist daraufhin, auf Grundlage der deskriptiven und eventuellen explorativen Statistik aus Zufallsstichproben Erkenntnisse für die Grundgesamtheit zu ermitteln (▶ Abb. 5.1).

5.2.1 Population und Stichproben

Unter einer Population versteht man in der Wissenschaft i. d. R. eine gut definierte Gruppe von Individuen, welche bestimmte Merkmale haben. Im Gesundheitswesen können dies beispielsweise Patienten aus Deutschland sein, die an einer chronischen Achillodynie leiden und im erwachsenen Alter von 18 bis 65 Jahren sind.

Merke

Population: Grundgesamtheit der potenziell untersuchbaren Individuen.

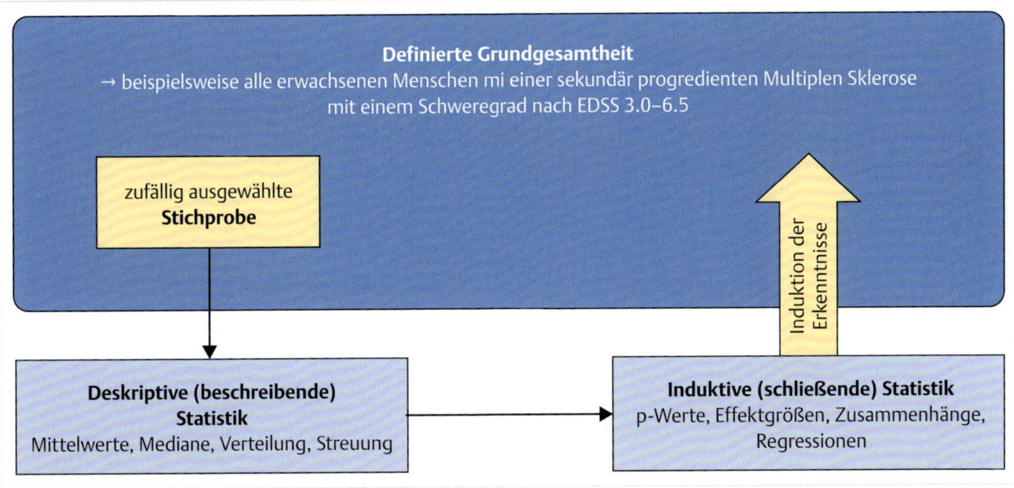

Abb. 5.1 Zusammenhang von deskriptiver und induktiver Statistik.

Für ein Forschungsprojekt ist es wohl schlicht nicht möglich, alle Patienten, die der definierten Population entsprechen, in eine Studie einzuschließen. Zudem wäre es wohl aufgrund der hohen Menge auch unpraktikabel. Daher zieht man aus dieser definierten Population eine Stichprobe.

> **Merke**
>
> **Stichprobe:** Teilgruppe der Grundgesamtheit.

Um eine uneingeschränkte Anwendung statistischer Verfahren zu gestatten und entsprechende Schlüsse auf die Population zu ziehen, sollten diese Stichproben zufällig zusammengestellt werden, d. h., die Individuen sollten unabhängig voneinander sein und jedes Individuum sollte vorher die gleiche Chance gehabt haben, in die Stichprobe aufgenommen zu werden. Dies wäre der optimale Fall, jedoch wird dieses Zufallsprinzip oft verletzt. Einige Beispiele dafür, wie schnell diese Verletzung gehen kann:

- In allen deutschen Zeitungen wird ein Inserat geschaltet, in dem zur Teilnahme an einer Studie für Patienten mit chronischer Achillodynie aufgerufen wird. Hier wird die Chancengleichheit verletzt, da Menschen, die sich keine Zeitung kaufen können oder wollen, nicht davon erfahren. Zudem werden zusätzlich Menschen benachteiligt, wenn sie die Anzeige nicht lesen können, z. B. weil sie eine andere Sprache sprechen.
- Mittels Mailbot soll jeder 1000. Einwohner Deutschlands für eine Befragung zur Lebensqualität rekrutiert werden. Auch hier wird die Chancengleichheit verletzt, da Menschen ohne Mailadresse von vornherein ausgeschlossen werden.
- Es werden zur Rekrutierung von Patienten mit Achillodynie fünf Physiotherapiepraxen aufgesucht und alle Patienten mit Achillodynie ausgewählt. Die Unabhängigkeit wird hierbei verletzt, da mit der Auswahl der fünf Praxen alle Patienten in die Stichprobe aufgenommen werden.

An den Beispielen wird deutlich, dass die Erhebung einer echten Zufallsstichprobe fast unmöglich ist. Trotzdem sollten Forschungsprojekte die Voraussetzungen für zufällige Stichproben, so gut wie es möglich und noch praktikabel ist, versuchen einzuhalten, damit Aussagen zur Population so valide wie möglich getroffen werden können.

5.2.2 Erhebungstechniken für Stichproben

Einfache Stichprobe

Diese erfolgt nach dem Zufallsprinzip, z. B. durch ein Losverfahren und wählt so einen Anteil aus der Grundgesamtheit.

Stratifizierte Stichprobe

Die zu untersuchende Population wird zunächst in Untergruppen aufgeteilt, die aufgrund bestimmter Kriterien (beispielsweise Geschlecht, Alter, BMI) festgelegt werden. Aus diesen Untergruppen werden dann zufällige Stichproben erhoben, welche proportional dem Umfang der Untergruppen entsprechen.

Stichprobencluster

Hier wird ein ganzes Kollektiv gewählt, z. B. Physiotherapiepatienten aus allen Physiotherapiepraxen einer Stadt. Diese Methode kommt tatsächlich häufig zum Einsatz, birgt aber ein erhebliches Verzerrungsrisiko.

Mehrstufige Stichprobenverfahren

Dabei wird ein Verfahren gewählt, welches über mehrere Schritte versucht, die Voraussetzungen einer Zufallsstichprobe möglichst gut zu gewährleisten. Beispiel: Zur Erhebung der gesundheitsbezogenen Lebensqualität bei deutschen Physiotherapeuten in ambulanten Praxen werden für die Ziehung der Stichprobe mehrere Schritte durchgeführt:

1. Über das gesamte Gebiet der Bundesrepublik werden zufällig 40 Regionen stratifiziert ausgewählt (Subgruppierung nach Bundesländern und aufgeteilt nach Großstädten, Kleinstädten und ländlicher Region).
2. In den Regionen werden zufällig Physiotherapiepraxen ausgewählt.
3. In den ausgewählten Praxen werden per Zufall Physiotherapeuten ausgewählt.

Auch wenn in dem beschriebenen Beispiel die Voraussetzungen für eine echte Zufallsstichprobe nicht eingehalten werden können, wurde über dieses Verfahren versucht, so nah wie möglich eine Repräsentativität für die gesamte Population zu schaffen. Wären im Gegensatz dazu nur drei Physiotherapiepraxen aus Dresden in die Auswahl gekommen, wäre dies wenig repräsentativ für die Population und würde wahrscheinlich durch viele unbekannte Variablen (wie beispielsweise regionale Unterschiede beim Lohn, Lebenshaltungskosten, Freizeitmöglichkeiten, medizinische Versorgung etc.) beeinflusst werden, die in anderen Regionen nicht vergleichbar sind.

5.3 Deskriptive Statistik

Wie beschrieben ist es das Ziel der deskriptiven Statistik, Daten übersichtlich darstellen zu können. Stellen Sie sich beispielsweise vor, dass Sie von Ihren nächsten 100 Patienten mit chronischen Schulterschmerzen Daten dokumentieren, um diese auszuwerten. Sie erfassen dabei folgende Daten, welche **Variablen** genannt werden: Alter, Geschlecht, aktueller Schmerz mittels NRS-Skala sowie die maximale aktive Schulterflexion mit dem Goniometer gemessen. Wenn Sie diese Daten in einer Tabelle aufnehmen, hätten Sie jetzt insgesamt 400 Werte, welche in der Statistik **Merkmalsausprägungen** genannt werden: Jeweils 100 Werte für das Alter, für das Geschlecht, für die Zahl auf der NRS-Skala und für die maximale Schulterflexion. Damit Sie diese vielen gesammelten Merkmalsausprägungen so reduzieren können, dass Sie diese berichten können, benötigt es bestimmte Kennwerte, sogenannte Lagemaße bzw. Lageparameter. Vielen wird jetzt der Durchschnittswert einfallen oder die Angabe von Prozenten. Dies ist zwar eine Möglichkeit, jedoch müssen bei der Entscheidung, welche Art von Lageparameter genutzt wird, einige Faktoren berücksichtigt werden. Einer davon ist, auf welchem Skalenniveau sich die ermittelten Daten befinden.

5.3.1 Skalenniveaus und Merkmalsausprägungen

Das Skalenniveau oder Messniveau ist in der Empirie eine wichtige Eigenschaft von Variablen. Wir benötigen Kenntnisse darüber, um einerseits zu entscheiden, welches die passenden Lagemaße sind und andererseits, um zu verstehen, warum unterschiedliche statistische Tests benötigt werden, um diese auszuwerten.

Merke

Merkmalsausprägungen

Merkmale von Variablen können wir auf zweierlei Art aufteilen. Einmal unterscheiden wir dabei zwischen qualitativen und quantitativen Merkmalen. Während es möglich ist, dass quantitative Merkmale genau gemessen oder gezählt werden können, sind qualitative Merkmale solche, die wir in eine bestimmte Kategorie einsortieren können.

Zudem können wir Merkmalsausprägungen in stetige (kontinuierliche) und diskrete (diskontinuierliche) unterteilen. Diskrete Merkmale besitzen endlich oder abzählbar unendlich viele Werte oder Merkmalsausprägungen. Stetige Merkmale können als unendlich viele Werte oder Ausprägungen innerhalb eines Intervalls vorkommen.

Nominalskala

Unter die Nominalskala fallen alle Variablen, die wir ohne Reihenfolge kategorisieren können. Das Geschlecht können wir beispielsweise in die Kategorien „männlich" und „weiblich" aufgliedern. Oder wir können in „Raucher" und „Nichtraucher" kategorisieren. Die Aufteilung ist hier nicht bewertend und hat keine Reihenfolge. Wenn wir nur zwei Kategorien unterscheiden können, dann haben wir eine diskrete und dichotome Merkmalsausprägung. Wenn wir mehr als zwei Kategorien haben, wie z. B. beim AB0-Blutgruppensystem, haben wir diskrete multinominale Merkmalsausprägungen.

Wenn Sie also 100 Patienten nach ihrem Geschlecht befragen, dann haben Sie Variablen auf der Nominalskala erhoben.

Ordinalskala

Auch die Merkmalsausprägungen auf einer Ordinalskala sind diskret bzw. diskontinuierlich. Im Gegensatz zur Nominalskala können wir jedoch Variablen auf der Ordinalskala sortieren. Wenn wir beispielsweise von Schulnoten sprechen, können wir sagen, dass eine 1 (sehr gut) besser ist als eine 2 (gut). Trotzdem wäre es nicht richtig zu behaupten, dass der Unterschied zwischen den Noten 1 und 2 gleich groß ist wie zwischen den Noten 2 und 3. Eine typische Ordinalskala nutzen viele Physiotherapeuten in der täglichen Praxis, die NRS-Schmerzskala, welche den Schmerz von 0 (kein Schmerz) bis 10 (höchstvorstellbarer Schmerz) beim Patienten misst. Wir können zwar deutlich behaupten, dass ein Wert von 10 mehr Schmerz bedeutet als ein Wert von 9. Jedoch können wir nicht genau sagen, ob der Abstand von 10 zu 9 gleich groß ist, wie der Abstand zwischen 1 und 0. Bedeutet eine Steigerung des Schmerzes von 2 auf 4, dass der Schmerz doppelt so groß ist oder dass der Schmerz zu 2/11 zugenommen hat? Dies können wir nicht beantworten, wir können nur sagen, dass 4 mehr als 2 ist. In der Regel sind auch viele Werte, die mittels Fragebögen ermittelt werden, ordinal skalierte Variablen.

Wenn Sie an das Beispiel Ihrer Befragung zurückdenken, dann sind die 100 Variablen mit dem NRS-Wert ordinal skaliert.

Kardinalskala

Im Vergleich zu den ordinal skalierten Variablen lassen sich die Abstände zwischen den Merkmalsausprägungen bei kardinal skalierten Variablen genau definieren. Deswegen sprechen wir hier von metrischen bzw. kontinuierlichen Merkmalen. Das Niveau der Kardinalskalen lässt sich in drei weitere Kategorien unterscheiden, wie in ▶ Tab. 5.1 gezeigt. Der Unterschied zwischen Messwerten auf der Intervallskala und der Verhältnisskala besteht insbesondere in der Tatsache, dass intervallskalierte Variablen keinen natürlichen Nullpunkt besitzen. Um dies zu verdeutlichen schauen wir auf die Messung der Temperatur mittels Grad Celsius. Der Abstand zwischen 1 °C und 2 °C ist genauso groß, wie der Abstand zwischen 3 °C und 4 °C, da die Abstände mit ihren stetigen Merkmalsausprägungen immer gleich sind. Aber 2 °C ist nicht doppelt so warm wie 1 °C. Dies wird insbesondere dann deutlich, wenn wir 1 °C und 2 °C in die absolute Temperaturskala in Kelvin (K) umrechnen. Dann entspricht 1 °C 274,15 K und 2 °C 275,15 K. Der Nullpunkt ist auf der Celsius-Skala willkürlich auf den Gefrierpunkt von Wasser gesetzt worden und nicht absolut, denn wie wir alle aus den Wintermonaten wissen, können wir hier ins Minus gehen.

Für die meisten Fälle, die wir für das Lesen und Interpretieren der Statistik jedoch brauchen, reicht es, wenn wir die kardinalskalierten Daten von ordinal- und nominalskalierten Daten unterscheiden können bzw. wissen, dass die Merkmalsausprägungen bei den kardinalskalierten Daten stetig bzw. metrisch sind.

Wenn Sie sich an die Variablen erinnern, die Sie erhoben haben, dann können Sie das Alter und die maximale Schulterflexion bei den kardinalskalierten Variablen einordnen.

Merke

Oft werden ordinalskalierte Daten in der Statistik wie kardinalskalierte Daten verwendet. Dies hat oft Gründe der Praktikabilität und kann evtl. keine oder nicht zu berücksichtigende Unterschiede im Ergebnis ausmachen, wenn es eine Vielzahl von Merkmalsausprägungen gibt. Konservativ gesehen ist dies jedoch ein fehlerhaftes Vorgehen und sollte so gut wie möglich vermieden werden.

5.3.2 Lagemaße/Lageparameter

In der Statistik benutzen wir Lagemaße bzw. Lageparameter, damit wir viele Variablen zusammenfassen und so übersichtlich berichten können. Wenn Sie das Alter oder die Schulterflexion in Grad von 100 Patienten aufgenommen haben, dann benötigen Sie ein Lagemaß, um diese Daten zu präsentieren. Die drei wichtigsten sind das **arithmetische Mittel** (auch Mittelwert), der **Median** und der **Modus** (mode) [224].

Arithmetisches Mittel / empirischer Mittelwert

Umgangssprachlich benennen wir das arithmetische Mittel bzw. den Mittelwert auch als Durchschnittswert. Es ist die Summe aller Werte geteilt durch die Anzahl der Werte. Die mathematische Formel lautet:

$$\bar{x} = \frac{1}{n}\sum_{i=1}^{n} x_i = \frac{x_1 + x_2 + \ldots + x_n}{n}$$

Tab. 5.1 Merkmale verschiedener Skalen.

Skalenniveau		Merkmalsausprägung		Beispiele	messbare Eigenschaften
Kategorialskala	Nominalskala	diskret/diskontinuierlich	dichotom, binär	Raucher – Nichtraucher, männlich – weiblich, erkrankt – nicht erkrankt	Häufigkeit
			multinominal	Blutgruppe, Herkunftsland, Vereinszugehörigkeit, Lieblingsfarbe	
	Ordinalskala		ordinal, kategorial	Schulnote, Schmerzskala NRS/VAS, EDSS-Grad bei Multipler Sklerose	Häufigkeit, Rangfolge
Kardinalskala	Intervallskala	stetig/kontinuierlich	metrisch	Temperatur in °C/°F, Zeitpunkte (Zielzeit, Startzeit)	Häufigkeit, Rangfolge, Abstand
	Ratio-/Verhältnisskala			Temperatur in Kelvin, Alter in Jahren, Distanz, ROM	Häufigkeit, Rangfolge, Abstand, natürlicher Nullpunkt
	Absolutskala			Anzahl Einwohner, Anzahl Teilnehmer, Anzahl durchgeführter Therapieeinheiten	

Wenn wir das arithmetische Mittel aus einer Stichprobe berechnen, wird dieser Lageparameter auch empirisches Mittel genannt. Die Nutzung des arithmetischen Mittels ist an bestimmte Voraussetzungen geknüpft. Eine davon ist, dass die Merkmalsausprägungen der Variablen metrisch bzw. kontinuierlich, also das Niveau kardinalskaliert sein sollte. D. h., Sie können von Ihren aufgenommenen Variablen das Alter oder die gemessene Schulterflexion über das arithmetische Mittel zusammenfassen. Für die Variablen der NRS-Skala eignet sich dieser jedoch nicht, da, wie wir ja jetzt wissen, die Merkmalsausprägungen kategorial sind bzw. sich diese Variablen auf einer Ordinalskala befinden. Auch das Errechnen von Durchschnittsschulnoten muss an dieser Stelle sehr kritisch betrachtet werden, denn auch diese haben keine metrische Merkmalsausprägung.

Median

Der Median ist der Lageparameter, der genau in der Mitte aller ermittelten Variablen liegt. Wenn Sie bei 100 Variablen, die das Alter der Patienten beschreiben, einen Median von 45 haben, dann sind 50 Patienten jünger als 45 und 50 Patienten älter als 45. Anders als das arithmetische Mittel eignet sich der Median nicht nur für Merkmale, die kardinalskaliert sind, sondern auch für Werte, die sich auf einer Ordinalskala befinden. Unter bestimmten Voraussetzungen eignet er sich bei Werten, die auf der Kardinalskala liegen, als ein besser geeigneter Lageparameter verglichen mit dem arithmetischen Mittel (▸ Abb. 5.2).

Modus

Die am häufigsten vorkommende Variable einer Stichprobe wird durch den Modus beschrieben. Wenn wir uns beispielsweise folgende Zahlenreihe anschauen: 2, 3, 4, 4, 4, 5, 6, 6, 7, 8, dann kommt die Zahl 4 am häufigsten vor und kann als Modus bezeichnet werden. Der Modus kann zwar auf allen Skalenniveaus genutzt werden, ist aber für die Kardinalskalen in der Regel nicht sinnvoll, da der Modus verglichen mit dem arithmetischen Mittel oder dem Median zu wenig Informationsgehalt hat. In der Regel wird er nur bei nominal skalierten Daten verwendet. Und selbst dort würden wir eher zu prozentualen Parametern tendieren. Wenn Sie beispielsweise in Ihrer Stichprobe 52 Männer und 48 Frauen haben, dann wäre der Modus = Männer. Wir wissen durch den Modus nur, dass die Mehrheit Männer sind, jedoch nicht, ob es 99 Männer oder 51 Männer sind. Hier würde uns die prozentuale Angabe eine bessere Information liefern.

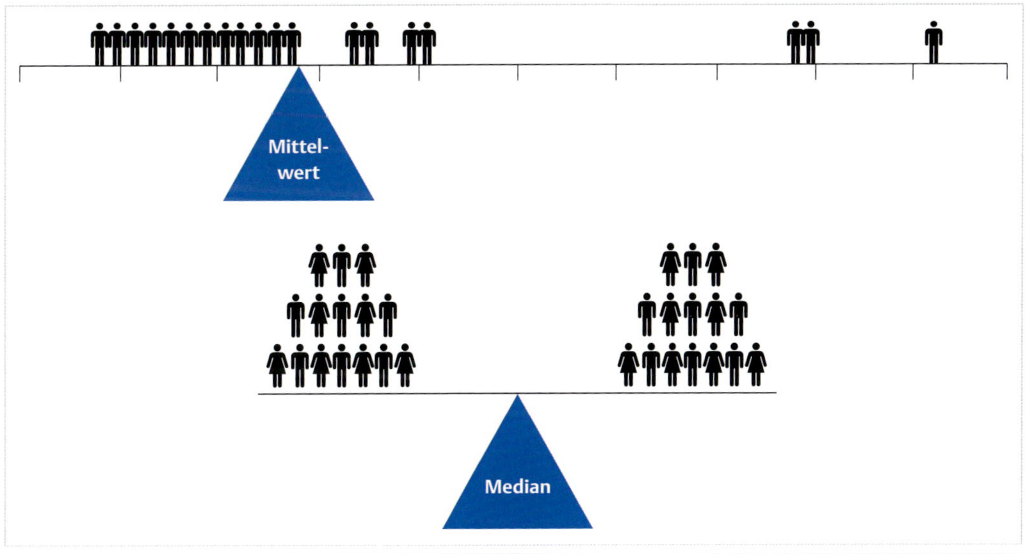

Abb. 5.2 Schematische Darstellung von Mittelwert und Median

Arithmetisches Mittel vs. Median

Vielleicht stellen Sie sich jetzt die Frage, ob bei kardinalskalierten Variablen die Berechnung des Medians oder des Mittelwerts sinnvoller ist. Generell ist der Informationsgehalt des Mittelwertes höher. Jedoch kann dieser auch Probleme mit sich bringen. Dazu schauen wir uns folgende Zahlenreihe an: 1, 3, 4, 6, 8, 9, 12, 14, 15. Der Mittelwert ist hier 8, und der Median ist ebenfalls 8. Median und Mittelwert berichten uns jeweils die gleiche zentrale Tendenz.

Jetzt schauen wir uns die gleiche Zahlenreihe an, nur der letzte Wert ist verändert: 1, 3, 4, 6, 8, 9, 12, 14, 96. Jetzt ist der Mittelwert 17, aber der Median ist weiterhin 8.

Sie werden feststellen, dass nur eine Variable gereicht hat, um den Mittelwert deutlich zu erhöhen. Wenn wir nur den Mittelwert von 17 vorliegen haben, ist es kaum zu erkennen, dass alle Werte außer der 96 deutlich unterhalb des Mittelwertes liegen. Im Gegensatz dazu zeigt uns der Median von 8 weiterhin an, dass die zentrale Tendenz in diesem Bereich liegt.

Der Mittelwert hat den Vorteil, dass er grundsätzlich präziser ist als der Median. Er ist jedoch aufgrund seiner höheren Präzision empfindlich gegenüber Ausreißern bzw. einzelnen Extremwerten. Der Median hingegen ist weniger präzise als der Mittelwert, dafür aber unempfindlicher für einzelne Extremwerte. In der Statistik wird diese Unempfindlichkeit auch „Robustheit" genannt. Der Mittelwert ist zunächst dem Median vorzuziehen. Jedoch nur, wenn es keine oder nur wenige Ausreißer bei den erhobenen Variablen gibt und die Daten normalverteilt (S. 101) sind. Das Thema Mittelwert oder Median wird noch in einigen weiteren Kapiteln eine Rolle spielen.

Merke

Der Mittelwert hat eine hohe Präzision und eine geringe Robustheit.

Der Median hat eine geringere Präzision, dafür eine hohe Robustheit.

Wenn wir jetzt auf Ihre Datenerhebung bei den Patienten mit Schulterschmerzen zurückkommen, dann sollten Sie für das Alter und die aktive Flexion in Grad das arithmetische Mittel nutzen, sofern Sie keine extremen Ausreißer bei Ihren Variablen haben und die Daten normalverteilt sind, ansonsten nehmen Sie als Lageparameter besser den Median, da dieser robust gegenüber Ausreißern ist. Die Variablen zum Schmerz auf der NRS-Skala würden Sie mittels Median berichten, da hier ordinalskalierte Variablen vorliegen. Für das Geschlecht wäre statistisch gesehen der Modus die beste zentrale Tendenz. Da uns aber der Modus zu wenig Informationen gibt, würde sich die prozentuale Verteilung der Geschlechter eher anbieten.

5.3.3 Streuungsmaße für Mittelwerte

Nur die zentrale Tendenz, sprich den Mittelwert oder den Median zu berichten, gibt uns wenig Informationen über eine Stichprobe. Wenn wir uns beim Alter einen Mittelwert von 50 vorstellen, dann könnte es sein, dass der jüngste Proband der Stichprobe 49 war und der älteste 51 oder vielleicht waren einfach alle 50 oder vielleicht war der jüngste Proband sogar 18 und der älteste 90. Ausschließlich auf Basis des Mittelwertes können wir nicht erkennen, wie unsere Stichprobe eigentlich aussieht und welche Grundgesamtheit unsere Population repräsentieren könnte. Für diese Informationen benötigen wir Streuungsmaße.

Spannweite

Die Spannweite (Range) beschreibt den Abstand zwischen dem kleinsten und dem größten Wert einer Variablen aus der beschreibenden Stichprobe. Wenn also in Ihrer Befragung der jüngste Teilnehmer 23 Jahre alt ist und der älteste 72, dann wäre die Range 23–72. Auch wenn uns die Range das komplette Ausmaß der Streuung zeigt, kann sie uns keine Informationen darüber geben, wie gewichtet diese Streuung ist. Wenn der Großteil der Teilnehmer um die 30 Jahre alt ist und nur ein Teilnehmer 72, dann können wir diese Information nicht aus der Range ablesen.

Empirische Varianz

Ein Streuungsmaß, welches uns bessere Informationen als die Spannweite geben kann, ist die Varianz [224]. Die Varianz beschreibt die durchschnittliche quadratische Abweichung der Variablen vom Mittelwert. Die reine Varianz bezieht sich eigentlich immer auf die Grundgesamtheit. Wenn wir die Varianz aus einer Stichprobe bestimmen, dann sprechen wir von der empirischen Varianz bzw. Stichprobenvarianz. Für die Berechnung der Varianz sollten die Variablen mindestens intervallskaliert sein, sprich mit stetigen Merkmalsausprägungen. Die Stichprobenvarianz wird in quadrierten Einheiten (s^2) berichtet.

Standardabweichung

Da die vorher beschriebene empirische Varianz in quadratischen Dimensionen berichtet wird, während unsere Variablen und auch die zentrale Tendenz in ihrer ursprünglichen Form berichtet werden, ist dieser Wert im Verhältnis zu den anderen Parametern eher schwierig zu interpretieren. Aus diesem Grund wird aus der Varianz mittels Ziehung der Wurzel die Standardabweichung (standard deviation – SD) berechnet, welche wieder in der gleichen Dimension wie unsere ursprünglichen Variablen berichtet wird [224].

Merke

Die Standardabweichung (standard deviation – SD) beschreibt die durchschnittliche Abweichung aller Variablen vom Mittelwert. Sie bietet uns wichtige Informationen über die Streuung der Daten und damit wichtige Informationen über die Stichprobe.

Wenn wir also über Variablen berichten, die metrische Merkmalsausprägungen haben, es keine extremen Ausreißer gibt und die Daten annähernd normalverteilt (S. 101) sind, dann sollten wir neben dem Mittelwert auch die SD berichten. Da der Wert der berechneten SD die Streuung oberhalb wie auch unterhalb des Mittelwertes anzeigt, wird die SD mit ± berichtet. Wenn Sie also bei 100 Teilnehmern einen Altersmittelwert von 45,7 Jahren haben und eine SD von 6,8, dann sollten Sie 45,7 (± 6,8) schreiben und würden damit berichten, dass die durchschnittliche Abweichung vom Mittelwert bei 6,8 Jahren älter wie auch jünger liegt.

Grafische Darstellung

Wenn Sie die Variablen grafisch darstellen möchten, ist ein Punktdiagramm eine übersichtliche Möglichkeit, wo beispielsweise an der vertikalen y-Achse das Alter skaliert wird und auf der horizontalen x-Achse die Beschriftung der untersuchten Stichprobe (▶ Abb. 5.3). Der hier dargestellte mittlere schwarze Strich (alternativ könnte es eine Punktmarkierung sein) stellt den Mittelwert dar und die blauen Fehlerbalken die Standardabweichung. Aber Vorsicht, nicht jeder dargestellte Fehlerbalken berichtet die Standardabweichung. Dies sollte in der Legende beschrieben werden.

5.3.4 Streuungsparameter für die Verteilung

Wir haben schon festgestellt, dass wir, wenn Variablen mit metrischen Ausprägungen extreme Ausreißer haben und/oder nicht annähernd normalverteilt sind, als zentrale Tendenz eher den Median nutzen sollten, da dieser robust gegen

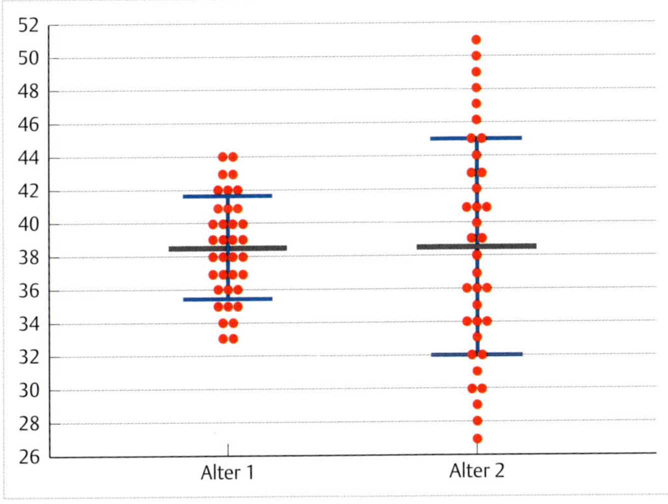

Abb. 5.3 Mittelwert mit Standardabweichung.

Ausreißer ist. Der Median ist ebenfalls bei Variablen, die sich auf einer Ordinalskala befinden, für die Berichterstattung der zentralen Tendenz indiziert [222]. Da er uns Aufschluss über die Verteilung gibt, benötigen wir als Streuungsparameter auch andere Lageparameter als die, die wir eben beim Mittelwert kennengelernt haben. Diese Parameter geben uns Auskunft darüber, wie die untersuchte Stichprobe verteilt ist.

Empirische Quantile

Quantile bzw. p-Quantile sind Grenzwerte, die den Bereich einer Häufigkeitsverteilung in kontinuierliche Intervalle aufteilen. Der Median (S. 97) ist das bekannteste Quantil, welches auch als 0,5-Quantil ($Q_{0,5}$) bezeichnet werden kann. Es teilt die Verteilung genau in zwei gleiche Hälften.

Genauer ist das p-Quantil, wobei p eine reelle Zahl zwischen 0 und 1 ist, ein Wert einer Variablen oder Zufallsvariablen, der die Menge aller Merkmalswerte in zwei Abschnitte unterteilt. Ein Teil der Werte (z. B. 20 %) liegt links vom Quantil ($Q_{0,2}$), der Rest darüber. Außer dem Median gibt es noch weitere bestimmte Quantile.

Perzentile

Der Begriff Perzentile aus dem Lateinischen übersetzt beschreibt Hundertstelränge. Hier wird die Verteilung in 100 Abschnitte unterteilt, die alle den gleichen Umfang haben. Wenn beispielsweise aus einer Stichprobe beim Alter angegeben wird, dass das 95 %-Perzentil ($Q_{0,95}$) bei 66 Jahren liegt, dann ist damit gemeint, dass 95 % der Variablen einen Wert von unter 66 Jahren haben. Entsprechend sind 5 % 66 Jahre und älter.

Quartil

Ein häufig genutztes und berichtetes Quantil ist das Quartil. Hier wird die Verteilung in vier Bereiche unterteilt und wir haben dann die Quantile $Q_{0,25}$ (0,25-Quantil – unteres Quartil) Quantile $Q_{0,50}$ (0,5-Quantil – Median) und das $Q_{0,75}$ (0,75-Quantil – oberes Quartil). Wenn beispielsweise das untere Quantil mit 30 Jahren und das obere Quartil mit 58 Jahren beschrieben ist, dann sind 25 % der Variablen unter 30 Jahre und 75 % der Variablen unter 58 Jahre.

Interquartilsabstand

In Studien wird in der Regel als Streuungsmaß für die zentrale Tendenz Median der Interquartilsabstand (interquartile range – IQR) berichtet. Dieser IQR berichtet den Abstand zwischen dem unteren Quartil und dem oberen Quartil. Beispielsweise könnten wir für das Alter Folgendes berichten: Median 42 (IQR 30–58). So wissen wir neben dem Median, wie weit 50 % der Werte um den Median verteilt sind.

Grafische Darstellung der Verteilungsparameter

Der Box-Whisker-Plot ist die bevorzugte Darstellung von Verteilung. Nicht nur für Variablen, welche ordinalskaliert sind oder aufgrund von extremen Ausreißern bzw. aufgrund ihrer Verteilung sowieso mit dem Median als zentrale Tendenz berichtet werden sollten. Der Box-Whisker-Plot eignet sich generell sehr gut, weil er viele Informationen über die Stichprobe gibt: Neben dem Median zeigt er den Bereich zwischen oberem und unterem Quartil, und mit den sogenannten Tukey-Whiskers werden die extremen Ausreißer dargestellt (▶ Abb. 5.4). Zusätzlich ist es möglich, auch den Mittelwert im Boxplot als zweite zentrale Tendenz zu visualisieren (▶ Abb. 5.5).

Zusatzinfo

Tukey-Whisker

Variablen, die sich außerhalb des IQR befinden, werden durch die Whisker (Antennen) angezeigt. Während die Boxen immer die IQR darstellen, ist das bei den Whiskern nicht immer eindeutig, da es keine fest vorgeschriebene Definition gibt.

Eine gängige Definition, deren Anwendung meist genutzt wird, kommt von John W. Tukey [230]. Dabei soll der jeweilige Whisker nicht mehr Fläche einnehmen als der 1,5-fache Interquartilsabstand (1,5 × IQR). Der Whisker endet dann dort, wo der letzte Wert innerhalb dieses Bereiches zu finden ist. Werte außerhalb des Tukey-Whiskers werden dann als einzelne Ausreißer dargestellt.

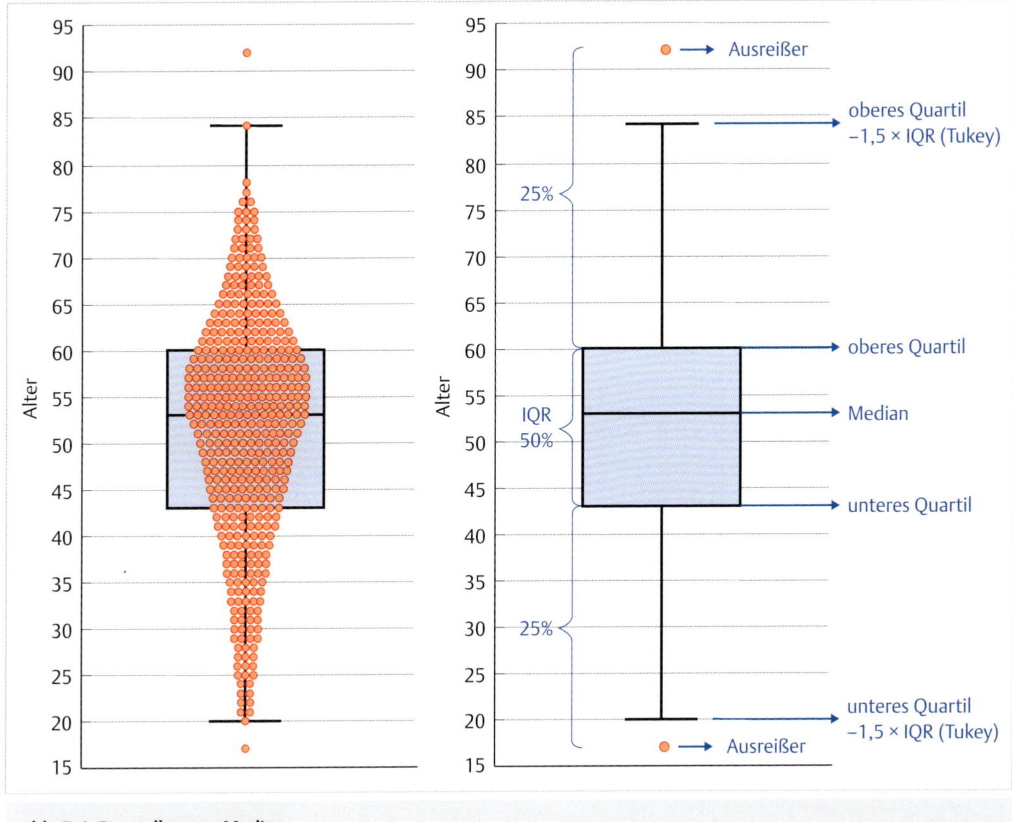

Abb. 5.4 Darstellungen Median.

5.3.5 Häufigkeiten und Streuintervalle

Um zu beschreiben, wie oft eine Merkmalsausprägung in der untersuchten Stichprobe vorkommt, werden Häufigkeitsverteilungen beschrieben. Dabei unterscheidet man zwischen absoluten Häufigkeiten, also wie oft das Merkmal in der untersuchten Stichprobe vorkommt, und relativen Häufigkeiten, also zu welchem Anteil (in der Regel in Prozent) erhobene oder gemessene Merkmale vorkommen.

Bei der Häufigkeit ist es oft sinnvoll, die Merkmale in Klassen zu gruppieren. Wenn Sie beispielsweise die Häufigkeiten beim Alter beschreiben wollen, dann kann es aufgrund der Vielzahl der Merkmalsausprägungen unübersichtlich werden. Daher bietet es sich an, Altersklassen zu bilden.

Berichtet werden können Häufigkeiten tabellarisch oder grafisch. Für die grafische Darstellung bieten sich Kreisdiagramme, aber insbesondere Balkendiagramme in Form eines Histogramms an (▶ Abb. 5.6).

Normalverteilung

Wie bereits beschrieben, bietet sich als zentrales Lagemaß der Mittelwert nur an, wenn es keine extremen Ausreißer gibt. Eine weitere Voraussetzung ist die sogenannte Normalverteilung (▶ Abb. 5.7). Dabei muss zusätzlich erwähnt werden, dass dies nicht nur für die Berichterstattung von deskriptiven Daten wichtig ist, sondern auch einen Einfluss darauf hat, welche statistischen Tests für die explorative (S. 103) und schließende (S. 118) Statistik angewandt werden dürfen. Einige statistische Testverfahren haben eine annähernde Normalverteilung zur Voraussetzung.

Die Normalverteilung wird oft auch Gauß-Verteilung oder Gaußsche Glockenkurve genannt, da sie maßgeblich von dem Mathematiker Carl Friedrich Gauß analysiert wurde und ihre Dichtefunktion eine Glockenform besitzt. Die Dichtefunktion

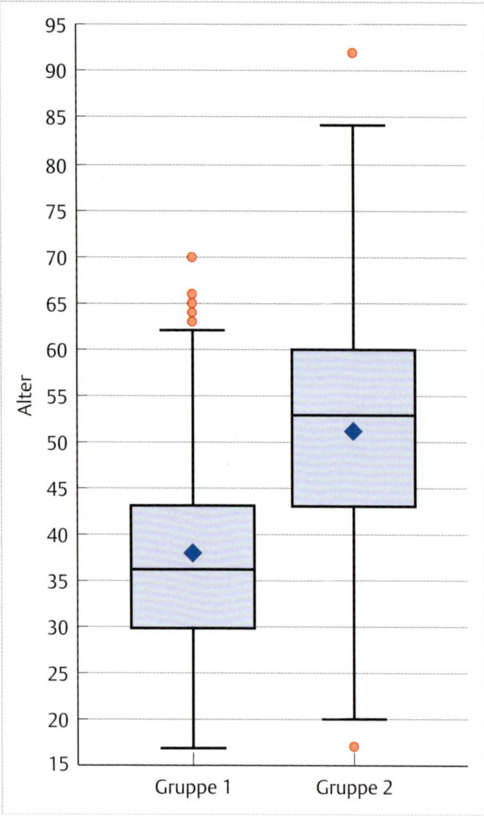

Abb. 5.5 Median mit zusätzlichen Mittelwerten.

ist symmetrisch. Diese Bedeutung ist zum Teil auf den zentralen Grenzwertsatz zurückzuführen. Er besagt, dass unter bestimmten Bedingungen der mittlere Wert vieler Stichproben (Beobachtungen) einer Zufallsvariablen mit endlichem Mittelwert und endlicher Varianz selbst eine Zufallsvariable ist, deren Verteilung mit zunehmender Anzahl der Stichproben gegen eine Normalverteilung konvergiert. Daher haben solche physikalischen Größen, von denen man annimmt, dass sie die Summe vieler unabhängiger Prozesse sind, wie z. B. Messfehler, oft Verteilungen, die nahezu normal sind.

Binomialverteilung

Auch bei dichotomen Skalen gibt es Verteilungsfunktionen. Hierfür wird die Binomialverteilung genutzt. Dabei wird nicht die Größe einer Beobachtung als Maßstab genutzt, sondern die Häufigkeit des Auftretens bei einer Folge von Beobachtungen. Beispielsweise könnte die Frage auftreten, wie viele Patienten mit Kreuzschmerzen wieder genesen. Hier stellt sich nun nicht die Frage nach der Rekonvaleszenzzeit, sondern ob die Rekonvaleszenz eintritt oder nicht. Anhand der Anzahl der Beobachtungen (n) und der Wahrscheinlichkeit des Eintretens (p) wird die Binomialverteilung definiert.

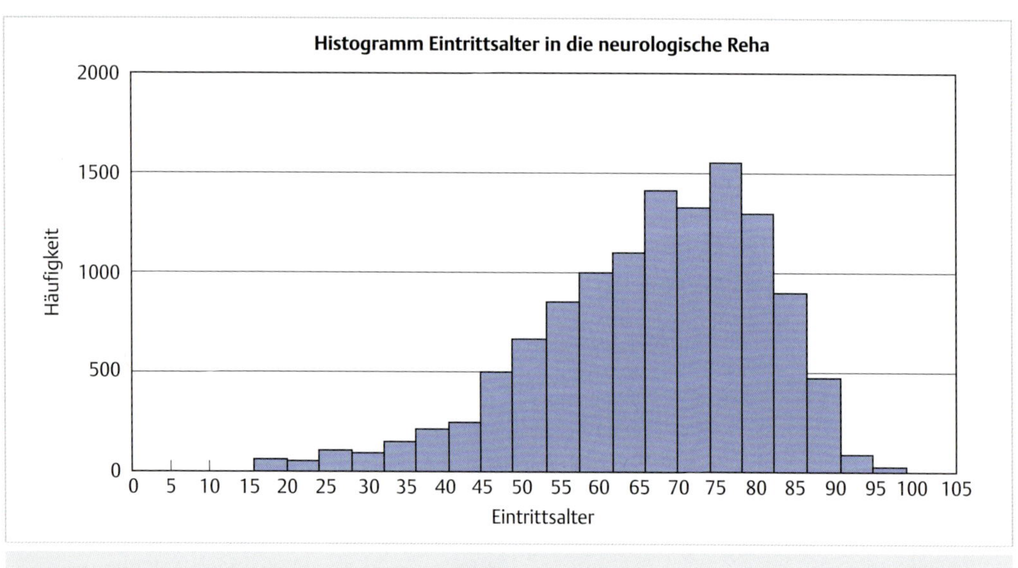

Abb. 5.6 Balkendiagramm in Form eines Histogramms.

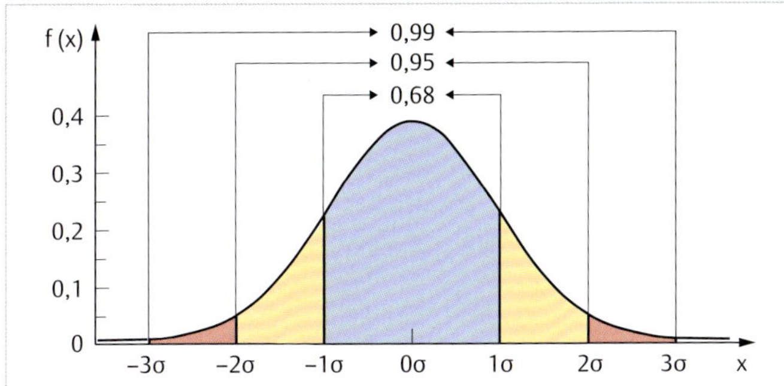

Abb. 5.7 Normalverteilung.

Fallbeispiel

Binomialverteilung

Wir haben eine Gruppe von 32 Frauen (F) und 32 Männern (M) und stellen uns die Frage, wie hoch die Wahrscheinlichkeiten für eine bestimmte Gruppenzusammensetzung sind, wenn wir blind vier Personen auswählen. Um zu schauen, welche Wahrscheinlichkeit für welche mögliche Kombination besteht, prüfen wir als erstes die Kombinationsmöglichkeiten:

1. Möglichkeit: F, F, F, F
2. Möglichkeit: M, F, F, F
3. Möglichkeit: F, M, F, F

...

...

16. Möglichkeit M, M, M, M

Wir stellen fest, dass es insgesamt 64 Möglichkeiten gibt, davon einmal die Möglichkeit, dass nur Männer oder nur Frauen in der Vierergruppe sind, viermal die Möglichkeit, dass eine Frau oder ein Mann in der Vierergruppe ist und sechsmal die Möglichkeit, dass zwei Frauen und zwei Männer in der Gruppe sind. Die Binomialverteilung wäre in diesem Fall $p = 0{,}5$ und damit symmetrisch verteilt, wie in ▶ Abb. 5.8 gezeigt. Die höchste Wahrscheinlichkeit mit einem Wert von 0,375 wäre, dass wir bei der zufälligen Wahl 2 Frauen und 2 Männer in der Gruppe haben.

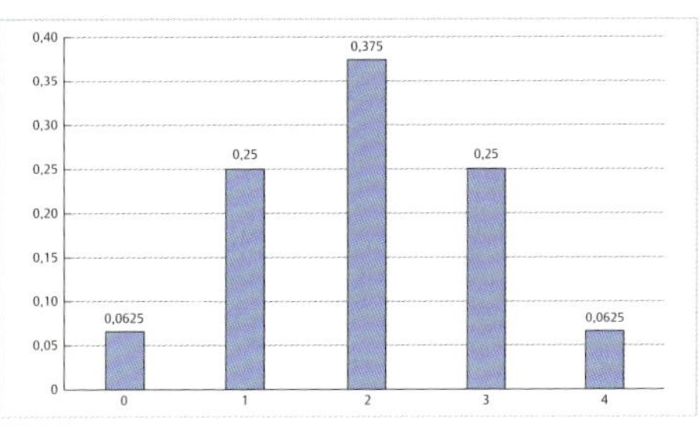

Abb. 5.8 Binomialverteilung bei einem Wert von 0,5.

5.4 Explorative Statistik

Die explorative Statistik ist im Grunde eine Weiterentwicklung der deskriptiven Statistik und kann manchmal nicht ganz klar abgetrennt werden. Schon die Identifikation eines Medians als Lageparameter gibt uns einen explorativen Aufschluss, obwohl die Bestimmung des Lageparameters deskriptiv ist. Die explorative Statistik dient dazu, Daten zu erklären und Zusammenhänge und Einflüsse zu identifizieren [230]. In der Medizin benötigen wir die explorative Statistik insbesondere für epidemiologische Fragen. Sie hilft uns darüber hinaus, neue Hypothesen über Zusammenhänge zu bilden.

Zusatzinfo

Abhängige und unabhängige Variable

In der Statistik wird oft von abhängigen (engl. dependent) und unabhängigen (engl. independent) Variablen gesprochen.

Die **abhängige** Variable ist dabei meistens die Variable von Interesse, welche wir erheben. Ihr Wert kann dabei eine Abhängigkeit von den unabhängigen Variablen haben, die also Variablen mit potenziellem Einfluss auf die abhängige Variable sind [227].

Unabhängige Variablen, auch manchmal erklärende Variablen, Prädiktoren oder Moderatoren genannt, sind die Variablen, die in Forschungsversuchen eine Manipulation der abhängigen Variable verursachen sollen.

Abhängige Variablen werden normalerweise mathematisch mit Y angegeben, während unabhängige Variablen mit X angegeben werden.

Beispiel 1: Es soll ermittelt werden, welchen Einfluss die Dauer des täglichen Rehabilitationstrainings in Minuten, während einer dreiwöchigen Rehabilitation auf die Gehgeschwindigkeit hat. Die abhängige Variable ist hier die Gehgeschwindigkeit, die unabhängige Variable ist die Trainingsdauer (▸ Abb. 5.9).

Beispiel 2: In einer randomisierten kontrollierten Studie soll der Einfluss von Stoßwellentherapie (Stoßwelle oder Placebo) auf subakute Kreuzschmerzen (gemessen mittels NRS 100) ermittelt werden. Der Schmerz ist die abhängige Variable, während die Behandlung (Stoßwelle oder Placebo) die unabhängige Variable ist (▸ Abb. 5.10).

Beispiel 3: Das Risiko für eine Nicht-Rückkehr zur Arbeit bei persistierenden Rückenschmerzen soll ermittelt werden. Die abhängige Variable ist die Rückkehr zur Arbeit. Als Prädiktoren (unabhängige Variablen) werden folgende Variablen berücksichtigt: Dauer der Arbeitsunfähigkeit, durchschnittliche Schmerzintensität der letzten sieben Tage, Höhe des Krankentagegeldes, Ausbildungsniveau und selbstberichtete gesundheitsbezogene Lebensqualität (▸ Abb. 5.11).

Beispiel 4: Das Risiko von Patienten auf Intensivstation bei einer COVID-19-Erkrankung zu sterben soll evaluiert werden. Als zu untersuchende unabhängige Variablen hat man folgende Variablen definiert: Alter, Geschlecht, BMI, Alkoholkonsum, Zigarettenkonsum, sozialer Status (▸ Abb. 5.12).

Manchmal führt die Bezeichnung unabhängige Variable zu Verwirrung, da der Begriff „unabhängig“ darauf deuten könnte, dass diese Variablen unabhängig von Veränderungen und Manipulationen sind. Das „unabhängig“ kommt jedoch von der Annahme, dass diese Variable isoliert von anderen sein sollte [213].

Daher ist es insbesondere bei der Untersuchung von Zusammenhängen mit mehreren unabhängigen Variablen wichtig, dass diese nicht in sich (stark) zusammenhängen. Wenn beispielsweise der Einfluss von regionaler Hauttemperatur und Schwellung auf die Kniegelenksbeweglichkeit nach einer Knie-OP evaluiert werden soll, kann davon ausgegangen werden, dass Temperatur und Schwellung schon stark miteinander korrelieren und daher nicht wirklich unabhängig voneinander sind.

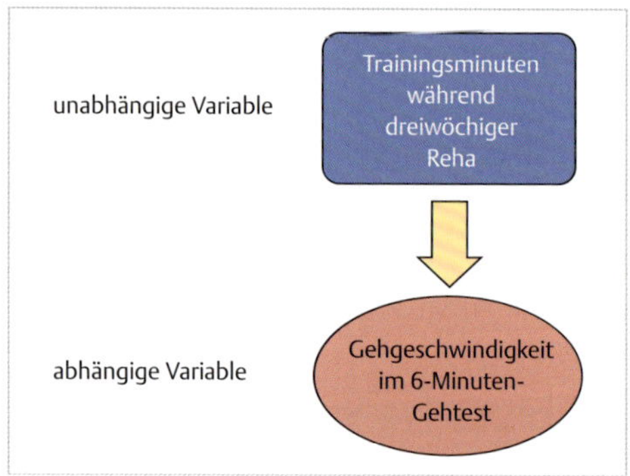

Abb. 5.9 Abhängige und unabhängige Variablen. Beispiel 1: Abhängigkeit der Gehgeschwindigkeit von der Trainingsdauer.

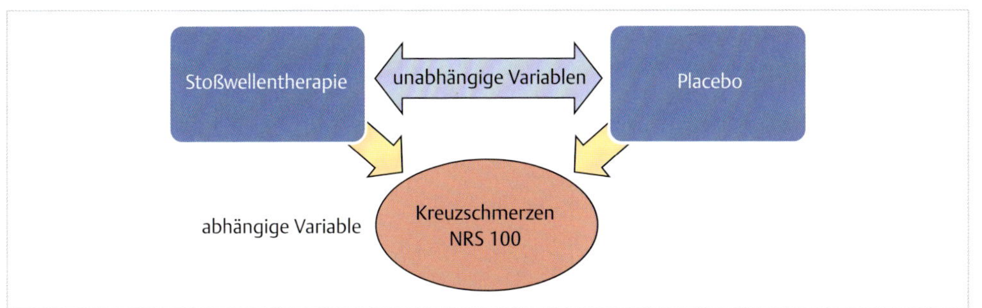

Abb. 5.10 Abhängige und unabhängige Variablen. Beispiel 2: Abhängigkeit der Kreuzschmerzen von der Stoßwellentherapie.

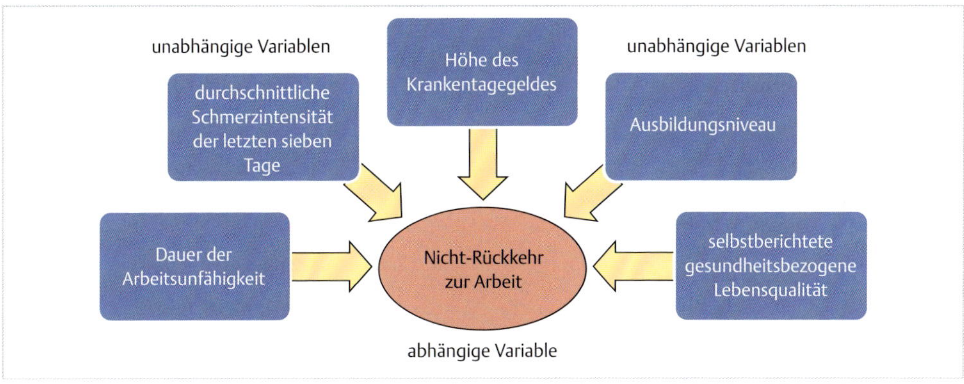

Abb. 5.11 Abhängige und unabhängige Variablen. Beispiel 3: Rückkehr zur Arbeit in Abhängigkeit verschiedener Prädiktoren.

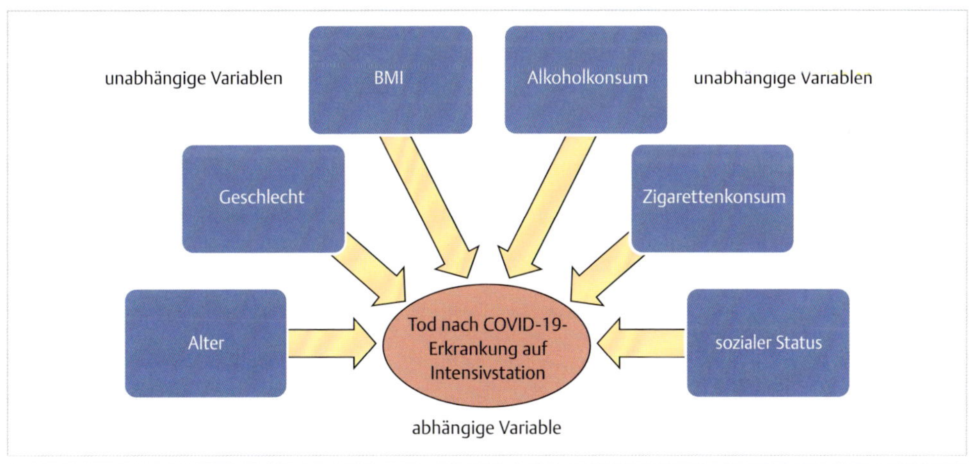

Abb. 5.12 Abhängige und unabhängige Variablen. Beispiel 4: Risiko an einer COVID19-Erkrankung zu sterben in Abhängigkeit verschiedener unabhängiger Variablen.

5.4.1 Korrelationsanalyse

In der Statistik bedeutet Korrelation jede statistische Beziehung, ob kausal oder nicht, zwischen zwei zufälligen Variablen oder bivariaten Daten. Obwohl Korrelation im weitesten Sinne jede Art von Zusammenhang bezeichnen kann, bezieht sie sich in der Statistik in der Regel auf das Ausmaß, in dem ein Paar von Variablen linear miteinander verbunden ist. Korrelationen sind nützlich, weil sie auf eine voraussagende Wechselwirkung hindeuten können, die in der Praxis genutzt werden kann.

Die Auswahl der richtigen statistischen Methode für eine Korrelationsanalyse hängt vom Skalenniveau ab, in dem die Merkmale berichtet werden [223], [226].

▶ Tab. 5.2 gibt eine Übersicht über die möglichen statistischen Verfahren abhängig vom Skalenniveau.

Pearson-Korrelation

Die Korrelation nach Bravais-Pearson, genannt Pearson-Korrelation, berechnet bei zwei intervallskalierten Variablen den linearen Zusammenhang.

Zwei Variablen hängen dann linear zusammen, wenn sie linear miteinander variieren. Sie können dies in unterschiedlicher Weise tun:

- Positive Korrelation: Hohe bzw. niedrige Ausprägungen der einen Variablen gehen mit hohen bzw. niedrigen Ausprägungen der zweiten Variablen einher. Beispielsweise kann grundsätzlich davon ausgegangen werden, dass eine Person umso schwerer ist, je größer sie ist.
- Gegenläufige oder negative Korrelation: Hohe Werte der einen Variablen gehen mit niedrigen Werten der anderen einher. Beispielsweise hat eine Person umso weniger Hunger, je mehr sie isst.

Bei einer Korrelation wird der ungerichtete lineare Zusammenhang zweier Variablen untersucht. Es wird also nicht von einer abhängigen und einer unabhängigen Variablen gesprochen und somit keine kausale Aussagen gemacht.

Tab. 5.2 Korrelationsanalyseverfahren abhängig vom Skalenniveau beider Variablen.

Skalenniveau	Intervallskaliert	Ordinalskaliert	Nominalskaliert
Intervallskaliert	Pearson-Korrelation	Spearman Kendalls Tau Gamma	Eta-Koeffizient
Ordinalskaliert		Spearman Kendalls Tau Gamma	Chi-Quadrat
Nominalskaliert			Kontingenzkoeffizient Phi/Cramer-V

Fallbeispiel

Beispiel für eine Korrelation

Wir untersuchen, ob in einer großen Stichprobe (n = 2716) die Handkraft rechts mit der Handkraft links korreliert (▶ Tab. 5.3).

Tab. 5.3 Korrelationsmatrix (Handkraft rechts und Handkraft links).

	Handkraft re (kg)	Handkraft li (kg)
Handkraft re (kg)	1	0,797*
Handkraft li (kg)	0,797*	1

* Die Korrelation ist auf dem Niveau von 0,01 (2-seitig) signifikant.

Wir sehen in der Korrelationsmatrix, dass die Handkraft rechts mit der Handkraft links mit einem Koeffizienten von 0,797 korreliert und dass diese Werte statistisch signifikant sind.

Grafisch können wir dies mittels eines Streudiagramms darstellen (▶ Abb. 5.13). Die x-Achse stellt hier die Werte für die Handkraft links dar und die y-Achse die Werte für die Handkraft rechts. Die diagonale gestrichelte Linie dient als Referenz für perfekte Korrelation. Wir sehen an diesem Beispiel, dass die Werte nahe an der gestrichelten Referenzlinie sind, was für eine hohe Korrelation spricht.

In einem anderen Beispiel wollen wir nun prüfen, ob die rechte Handkraft dieser Stichprobe mit der Körpergröße korreliert. Es ist vorstellbar, dass größere Menschen eine größere Handkraft haben (▶ Tab. 5.4).

Tab. 5.4 Korrelationsmatrix (Handkraft rechts und Körpergröße).

	Handkraft re (kg)	Körpergröße (cm)
Handkraft re (kg)	1	0, 481*
Körpergröße (cm)	0, 481*	1

* Die Korrelation ist auf dem Niveau von 0,01 (2-seitig) signifikant.

Auch hier finden wir eine statistisch signifikante Korrelation, jedoch korreliert die Handkraft der rechten Hand nicht so stark mit der Körpergröße wie mit der Handkraft links. Der Korrelationskoeffizient ist mit r = 0,481 deutlich niedriger. Auch im Streudiagramm sehen wir jetzt Unterschiede.

Wir sehen jetzt in ▶ Abb. 5.14, wie sich hier im Gegensatz zu ▶ Abb. 5.13 die Werte nicht mehr nahe an der Referenzlinie ausrichten, sondern eher eine Wolkenform mit vielen Messwerten entsteht.

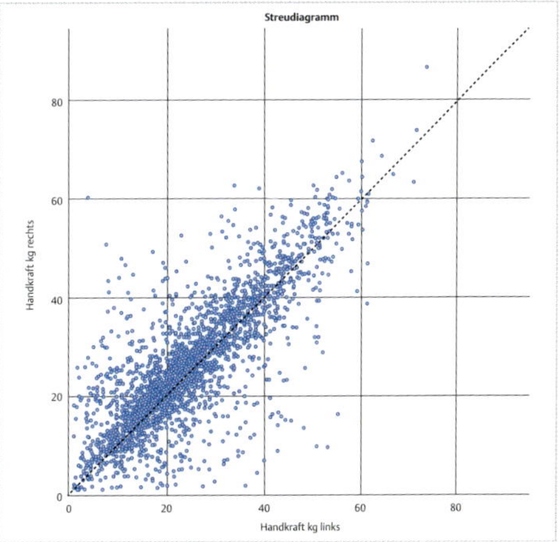

Abb. 5.13 Korrelation der Handkraft rechts/links.

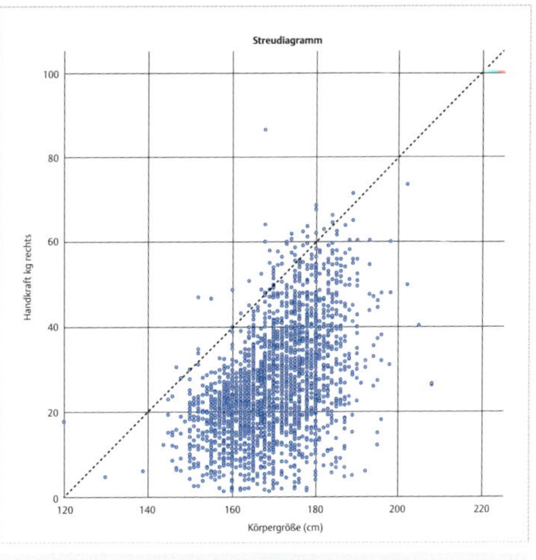

Abb. 5.14 Korrelation zwischen Handkraft rechts und Körpergröße.

Um die Aussagekraft von Ergebnissen aus Korrelationen zu beurteilen, werden Effektstärken bestimmt. Diese entspricht bei Korrelationen dem Korrelationskoeffizienten. In den Beispielen ist die Korrelation der beiden Variablen zwar jeweils statistisch signifikant, doch es stellt sich die Frage, ob der Zusammenhang groß genug ist, um ihn als bedeutend zu beurteilen. Um zu bestimmen, wie groß der gefundene Zusammenhang ist, kann man sich an der Einteilung von Cohen orientieren [217]:

- $r = 0{,}10$ entspricht einem schwachen Effekt
- $r = 0{,}30$ entspricht einem mittleren Effekt
- $r = 0{,}50$ entspricht einem starken Effekt

Spearman-Korrelation

Die Spearman-Korrelation oder ganz korrekt ausgedrückt, die Rangkorrelation nach Spearman [228], ist das Äquivalent zur Pearson-Korrelation, wenn die Daten nicht mehr parametrisch sind und mindestens eine der beiden Variablen anstatt intervallskaliert ordinalskaliert ist. Sie wird außerdem empfohlen, wenn die Stichproben sehr klein sind.

Die Rangkorrelation basiert auf der Idee einer Einstufung der Messwerte in Ränge [223]. Das heißt, es wird nicht mit den Messwerten selbst gerechnet, sondern diese werden durch Ränge ersetzt, mit welchen der eigentliche Test durchgeführt wird. Damit beruht die Berechnung des Tests ausschließlich auf der Ordnung der Daten (größer als, kleiner als). Hingegen werden die absoluten Abstände zwischen den Werten nicht berücksichtigt.

Die Interpretation mittels Effektstärken entspricht der Pearson-Korrelation.

Chi-Quadrat-Test

Beim Chi-Quadrat-Test wird getestet, ob zwischen zwei kategorialen Variablen ein Zusammenhang besteht. Dabei werden theoretisch erwartete Häufigkeiten mit den tatsächlich gemessenen verglichen. Anschließend werden die Größe und die Tendenz der Korrelation bestimmt [226]. Es handelt sich um einen statistischen Test, der auf Gruppen von kategorialen Daten angewandt wird, um zu bewerten, wie wahrscheinlich es ist, dass ein beobachteter Unterschied zwischen den Gruppen durch Zufall entstanden ist.

Merke

Der Chi-Quadrat-Test wird verwendet, um drei Arten von Vergleichen zu bewerten: Anpassungsgüte, Homogenität und Unabhängigkeit.

- Mit einem Test der Anpassungsgüte wird festgestellt, ob eine beobachtete Häufigkeitsverteilung von einer theoretischen Verteilung abweicht.
- Ein Homogenitätstest vergleicht die Verteilung der Werte für zwei oder mehr Gruppen, die dieselbe kategoriale Variable verwenden.
- Mit einem Unabhängigkeitstest wird beurteilt, ob Messungen oder Beobachtungen, die aus Messungen zweier Variablen bestehen und in einer Kontingenztabelle ausgedrückt werden, voneinander unabhängig sind.

Für die Durchführung eines Chi-Quadrat-Tests gelten folgende Voraussetzungen:

- Die Variablen sind ordinal- oder nominalskaliert.
- Die Freiheitsgrade der Variablen sind > 1.
- Die Stichprobe ist $n > 50$ (ist dies nicht der Fall, sollte auf einen alternativen Test ausgewichen werden → exakter Test nach Fischer).

Mit dem Chi-Quadrat-Test könnten beispielsweise folgende Fragen statistisch beantwortet werden:

- In welchen Altersgruppen finden sich die meisten Personen, die eine Nikotinsucht haben?
- Gibt es einen Zusammenhang zwischen der selbstberichteten Zufriedenheit mit der Gesundheitsversorgung (gut/mittel/schlecht) und dem Krankenversicherungsstatus (gesetzlich/privat).

> **Zusatzinfo**
>
> **Freiheitsgrade**
>
> Als Freiheitsgrade bezeichnet man die Anzahl frei wählbarer Werte für einen Parameter (englisch: number of degrees of freedom, abgekürzt als df). Die Anzahl der Freiheitsgrade sinkt mit der Anzahl geschätzter Parameter und steigt mit zunehmender Stichprobengröße.
>
> Freiheitsgrade dienen im Wesentlichen der Kompensation, der Anpassung und der Gewährleistung der Erwartungstreue. Dies ist besonders wichtig im Hinblick auf statistische Berechnungen, denn diese beziehen sich immer auf eine definierte Population bzw. Grundgesamtheit, die aber normalerweise nicht gesamthaft untersucht wird, sondern mittels einer Stichprobe.
>
> Ein Beispiel für das Bestimmen der Freiheitsgrade: Fünf Personen haben jeweils einen BMI von 23, 24, 25 26, 27. Dies ergibt einen Mittelwert von 25. Der Mittelwert selber gibt uns jedoch keine genaue Auskunft über die ursprünglichen Werte. Beispielsweise könnte man auch vermuten, dass die erste Person einen BMI von 20, die zweite von 23, die dritte von 24 und die vierte von 25 hat, in diesem Fall muss jedoch die fünfte Person einen BMI von 33 haben, damit diese Werte einen errechneten Mittelwert von 25 ergeben. D. h., in diesem Fall wären vier Fälle frei wählbar und mindestens einer wäre vorgegeben, damit ein bekannter Mittelwert auch zutrifft. In diesen Fall hätten wir vier Freiheitsgrade (df = 4).
>
> In diesen Fall erfolgt die Berechnung der Freiheitsgrade durch die Zahl der Beobachtungen n minus die Zahl der berücksichtigt Parameter a: df = n – a

Regressionsanalysen

Wie in ▶ Tab. 5.2 gezeigt, gibt es je nach den in Zusammenhang zu bringenden Skalenniveaus noch viele weitere statistische Verfahren, die für die Bestimmung eines Zusammenhangs genutzt werden können. Hierbei ist wichtig zu erwähnen, dass wir beim Lesen von Studien durchaus kritisch darauf schauen sollten, welches Verfahren genutzt worden ist und ob dieses zu den gemessenen Skalenniveaus passt. Es hat sich gezeigt, dass manchmal in Studien statistische Tests genutzt worden sind, die anhand der gemessenen Daten die statistische Methodik verletzen. Die Motivation dahinter ist oft unklar, dies kann Unwissenheit sein, aber manchmal wird dies auch bewusst gemacht, um einen statistisch signifikanten p-Wert zu erzeugen. Gerade bei knappen Ergebnissen sollte hier ein kritischer Blick erfolgen.

Die Regressionsanalysen sind eine Reihe von statistischen Verfahren zur Schätzung der Beziehungen zwischen einer abhängigen Variablen, welche oft als Ergebnisvariable bezeichnet wird und einer oder mehreren unabhängigen Variablen, welche oft als Prädiktoren, Kovariaten, erklärende Variablen oder Merkmale bezeichnet werden [216]. Zum einen wird die Regressionsanalyse häufig für Prognose- und Vorhersagezwecke verwendet, zum anderen kann sie in bestimmten Konstellationen dafür verwendet werden, kausale Beziehungen zwischen einer unabhängigen und einer abhängigen Variable abzuleiten. Wichtig ist, dass Regressionen an sich nur Beziehungen zwischen einer abhängigen Variablen und einer Reihe unabhängiger Variablen in einem festgelegten Datensatz aufzeigen. Im Gegensatz zur Korrelation wird jetzt nicht rein nach einem Zusammenhang gesucht, sondern es wird geprüft, ob Merkmalsausprägungen eine konkrete Auswirkung haben.

Es gibt eine Vielzahl von statistischen Verfahren von Regressionsanalysen. In medizinischen Studien häufiger zu finden sind:

- Lineare Regression: Prüft den Einfluss von intervallskalierten Variablen auf eine abhängige intervallskalierte Variable. Beispielsweise: Welchen Einfluss haben Motivation, Trainingspensum und -intensität auf das Ergebnis in einem Sporttest? Hierbei kann auch hierarchisch festgestellt werden, welche unabhängige Variable den meisten Einfluss hat.
- Logistische Regression: Prüft den Einfluss von intervallskalierten Variablen auf eine abhängige dichotome Variable. Beispielsweise: Welchen Einfluss haben das Alter, die Zeit der Arbeitsunfähigkeit und die Selbstwirksamkeit auf die Wahrscheinlichkeit nach rückenschmerzbedingter Arbeitsunfähigkeit zur Arbeit zurückzukehren?

Die Voraussetzungen, um Regressionen einzusetzen, sind sehr streng geregelt. Beispielsweise muss eine sogenannte Multikollinearität vorab geprüft und berücksichtigt werden. Dies ist der Fall, wenn zwei unabhängige Variablen stark miteinander korrelieren. Wenn beispielsweise das Trainingspensum und die Motivation stark korrelieren (Beispiel lineare Regression), wird die Schätzung eines Regressionskoeffizienten ungenauer, bzw. lässt sich nicht mehr klären, was der entscheidende Faktor ist. Weitere Probleme bei Regressionsanalysen sind mögliche Confounder.

Merke

Confounder

Unter Confounder versteht man in der Statistik Störfaktoren [225], die mit den zu untersuchenden Variablen im Zusammenhang stehen, aber nicht in der Statistik berücksichtigt werden. Die meisten Confounder sind erst einmal unbekannt.

Auch die Interpretation von Ergebnissen aus Regressionsanalysen kann sehr komplex sein und Befunde lassen sich nicht immer auf einfachen Wegen erklären. Im Falle der Regressionsanalysen soll dieses Buch nicht den Anspruch verfolgen, diese komplexen statistischen Verfahren genauer zu erörtern.

5.4.2 Statistische Signifikanz

p-Wert

Insbesondere wenn Gruppen verglichen werden, werden oft p-Werte berichtet. Aber was hat es mit dem p-Wert auf sich? Der p-Wert bezieht sich auf die Wahrscheinlichkeitsrechnung. Es geht um die Frage, ob ein Ergebnis evtl. zufällig zustande gekommen ist. Der p-Wert wird beim sogenannten Nullhypothesen-Signifikanztest ermittelt [231]. Die **Nullhypothese** (H_0) entspricht in der Regel der Aussage, dass es bei Gruppenvergleichen keinen Unterschied gibt.

Der p-Wert wird als die Wahrscheinlichkeit definiert, den beobachteten Wert der zu prüfenden Größe oder einen in Richtung der Alternative „extremeren“ Wert zu erhalten, unter der Voraussetzung, dass in Wirklichkeit die Nullhypothese gilt. Der p-Wert entspricht dann dem niedrigsten Signifikanzniveau, bei dem die Nullhypothese gerade noch verworfen werden kann. Ein Signifikanzniveau von $p = 0{,}05$ bedeutet, dass bei unendlicher Wiederholung der Prüfung nur in 5 % der Fälle ein anderes extremes Ergebnis erwartet werden kann.

Zusatzinfo

Signifikanzniveau Alpha

Wie hoch das Risiko ist, ein falsches Ergebnis zu bekommen, wird mit dem Signifikanzniveau angegeben. Dies wird auch als Alphaniveau oder mit dem Buchstaben α angegeben. In der Regel wird das Signifikanzniveau Alpha auf 0,05 festgelegt. Wenn für einen Test der gefundene p-Wert kleiner ist als Alpha ($p < \alpha$), sagt man, das Testergebnis sei statistisch signifikant. Es macht eine Aussage über die Wahrscheinlichkeit, dass die Ergebnisse durch Zufall zustande gekommen sind.

Die Festlegung auf das Signifikanzniveau Alpha 0,05 ist eine in der Statistik etablierte Vorgehensweise [229]. Auch wenn dieser Wert willkürlich entstanden ist, ergibt dies einen gewissen Sinn. Ein viel höheres Signifikanzniveau, beispielsweise 0,20, würde die Wahrscheinlichkeit eines Fehlers der 1. Art begünstigen. Andererseits würde ein viel niedrigerer α-Wert, beispielsweise 0,00 001, das Auftreten eines Fehlers 2. Art wahrscheinlicher machen. Das Ziel bei diesem Wert war es also, einen α-Wert zu finden, bei dem sich die Fehler 1. Art und die Fehler 2. Art etwa in Balance halten. Auch wenn sich dies etabliert hat, darf dieser Wert kritisch beachtet werden.

Zusatzinfo

Fehler 1. Art (α-Fehler)

Bei einem Fehler 1. Art wird die H_0 fälschlicherweise abgelehnt. Beispielsweise ergibt ein physiotherapeutischer Test, dass das vordere Kreuzband eines Patienten gerissen ist, in Wahrheit ist es jedoch nicht gerissen (H_0 = das Kreuzband ist nicht gerissen).

Fehler 2. Art (β-Fehler)

Bei einem Fehler 2. Art passiert genau das Gegenteil vom α-Fehler. Hier wird die H_0 angenommen, obwohl diese falsch ist. Wenn beispielsweise ein PCR-Test auf Corona negativ auf Sars-CoV-2 ist, aber in Wirklichkeit eine Infektion vorliegt.

Tab. 5.5 α- und β-Fehler.

	H_0 ist wahr	H_0 ist falsch
Nach Ergebnis der Stichprobe H_0 angenommen	Richtige Entscheidung	Falsche Entscheidung Fehler 2. Art (β-Fehler)
Nach Ergebnis der Stichprobe H_1 angenommen	Falsche Entscheidung Fehler 1. Art (α-Fehler)	Richtige Entscheidung

Typischerweise werden folgende Signifikanzniveaus definiert:

- $p < 0{,}05$: statistisch signifikant
- $p < 0{,}001$: statistisch hochsignifikant
- $p < 0{,}0001$: statistisch hochgradig signifikant

Hierbei gilt zu betonen, dass diese Grenzen willkürlich von Wissenschaftlern festgelegt wurden. Es stellt sich die Frage, wie wir Ergebnisse interpretieren, bei denen ein p-Wert von 0,051 oder 0,049 ermittelt wurde.

Merke

Der p-Wert wird zudem häufig fehlinterpretiert, deshalb sollte man sich Folgendes merken:

- Ein nichtsignifikanter Unterschied bedeutet nicht, dass die Mittelwerte gleich sind. Auch bei nichtsignifikanten Unterschieden kann ein möglicher Effekt vorhanden sein, jedoch ist der Nachweis in dieser Stichprobe nicht robust genug, um als reproduzierbar zu gelten.
- Er sagt nichts über die Größe des in Frage stehenden Effekts aus und ist auch kein Maß für die Wahrscheinlichkeit eines falsch positiven Befunds.
- p-Wert bezeichnet die Wahrscheinlichkeit dafür, dass ein statistisch gefundenes Ergebnis auch ohne den vermuteten Effekt durch Zufall zustande gekommen ist.

▶ Abb. 5.15 zeigt, dass der p-Wert nichts über einen Effekt aussagen kann. Wir sehen, dass beim Vergleich zweier Mittelwerte, die sich um einen Punkt unterscheiden und die gleiche Standardabweichung haben, der p-Wert beim Vergleich von Stichproben mit mehr Teilnehmern (n) kleiner wird.

Insbesondere bei sehr großen Stichproben können p-Werte schon bei minimalen Differenzen zweier Gruppen sehr klein werden.

Zwei- oder einseitige Fragestellung

Die in der Forschungsarbeit definierten Hypothesen von Regressionen und Mittelwertsvergleichen können ein- oder zweiseitig sein. Die Frage ist jetzt: Wo besteht zwischen diesen ein- und zweiseitigen Hypothesentests der Unterschied? Um dies zu verdeutlichen schauen wir uns zwei Beispielhypothesen an:

- 15 Einheiten Spiegeltherapie haben einen Einfluss auf die Funktionsfähigkeit der Hand bei Patienten mit CRPS.
- 15 Einheiten Spiegeltherapie steigern die Funktionsfähigkeit der Hand bei Patienten mit CRPS.

Bei dem ersten Beispiel handelt es sich um eine ungerichtete Hypothese, da aus der Hypothese nicht hervorgeht, ob die Funktionsfähigkeit der Hand besser oder schlechter wird. Die zweite Hypothese geht aber davon aus, dass die Funktions-

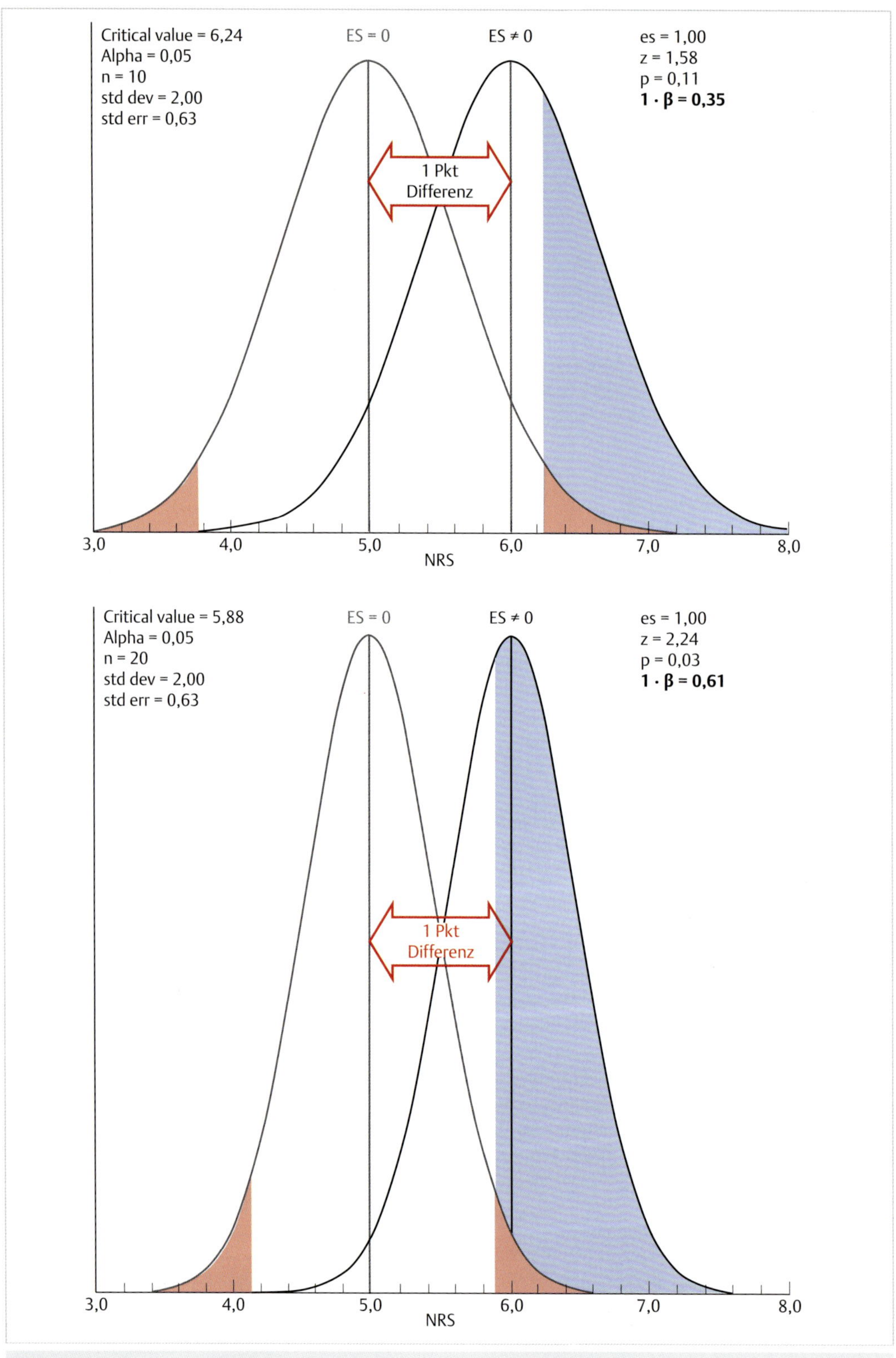

Abb. 5.15 p-Werte und Differenzen.

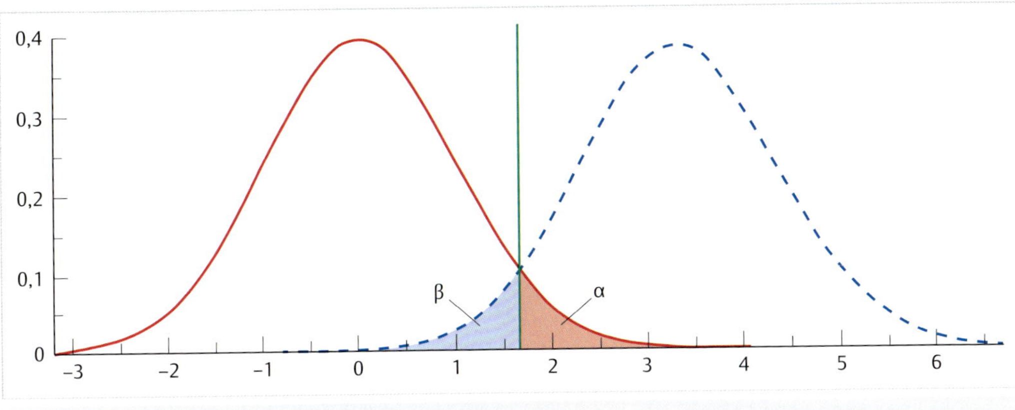

Abb. 5.16 **Normalverteilungskurve mit einseitigem α-Niveau.**

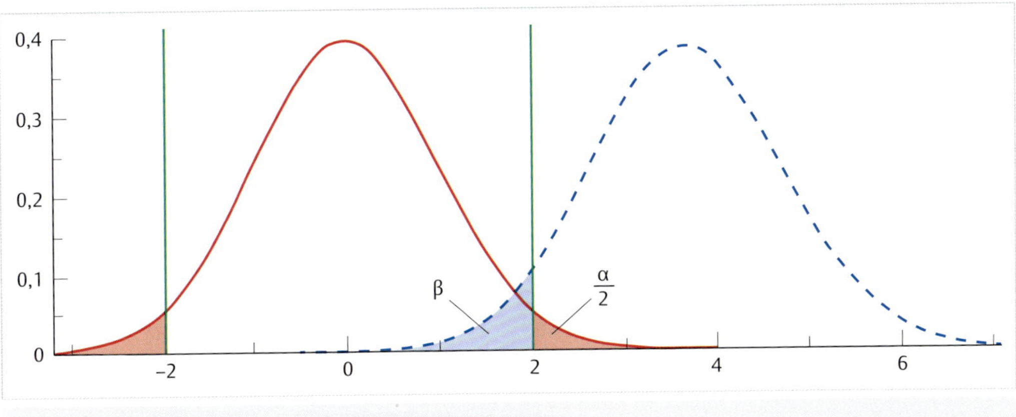

Abb. 5.17 **Normalverteilungskurve mit zweiseitigem α-Niveau.**

fähigkeit durch Spiegeltherapie steigt, d. h. sie gibt eine Richtung vor und wird daher gerichtete Hypothese genannt. Ist z. B. ein schon bekannter Zusammenhang sicher bewiesen und kann ausreichend begründet werden, dann kann eine gerichtete Hypothese formuliert werden, und der Nullhypothesensignifikanztest kann einseitig durchgeführt werden. Im Gegensatz dazu sollte bei unbekanntem oder nur vermutetem Effekt eine ungerichtete Hypothese formuliert werden, welche dann auch mit einem zweiseitigen Nullhypothesensignifikanztest überprüft wird.

Doch was ist der Unterschied zwischen einseitigem und zweiseitigem Testen? In der Normalverteilungskurve in ▶ Abb. 5.16 sehen wir einen rot gekennzeichneten Bereich α, welcher uns das Signifikanzniveau α angibt. Die grüne Linie bildet die Grenze zu diesem Bereich. Wir finden diesen hier nur an der rechten Seite der roten Normalverteilungskurve. In diesem Fall sprechen wir von einem einseitigen Test, der nur dann statistisch signifikant ist, wenn die getestete Stichprobe gesteigerte Ergebnisse erzielt, also einseitig.

In ▶ Abb. 5.17 hingegen können wir zwei rote Bereiche, am linken und am rechten Rand der roten Normalverteilungskurve sehen. Hier wird auf eine zweiseitige Hypothese getestet. Unabhängig davon, ob die Vergleichswerte höher oder niedriger sind, wird nur darauf getestet, ob es eine Veränderung gibt (wie in unserem zweiten Beispiel). Da sich unser Signifikanzniveau α nicht verändert hat und weiterhin bei 0,05 ist, wird dieser Bereich aufgeteilt. D. h., das Signifikanzniveau am linken und rechten Rand der Normalverteilungskurve ist jetzt jeweils α dividiert durch 2.

Die Konsequenz bei zweiseitigem Testen ist, dass die Wahrscheinlichkeit, einen Fehler 1. Art zu haben, abnimmt, jedoch gleichzeitig das Risiko zunimmt, einen Fehler 2. Art zu produzieren.

Lässt sich à priori nicht genau festlegen, ob eine ein- oder zweiseitige Hypothese aufzustellen ist, sollte auf jeden Fall zweiseitig getestet werden, da ein einseitiger Test eher signifikant ist.

Zusatzinfo

Multiples Testen

Oft werden in Studien mehr Daten gesammelt als notwendig sind, um die Primärhypothese zu beantworten. Diese Datenflut ist oft verführerisch für das Forschungspersonal, mehr Nullhypothesensignifikanztests durchzuführen als ursprünglich beschrieben. Da die Daten sowieso vorhanden sind, könnte statistisch berechnet werden, ob noch der eine oder andere Zusammenhang oder Einfluss zu finden ist. Diese Art von statistischen Berechnungen wird multiples Testen genannt. Wird dies ohne eine entsprechende statistische Adjustierung durchgeführt, dann spricht man auch vom „Fischen in den Daten" – irgendwann wird man schon statistisch signifikante Unterschiede finden.

Das Problem dabei ist, dass mit steigender Anzahl durchgeführter Tests auch die Wahrscheinlichkeit steigt, eine falsch positive Aussage zu tätigen. Denn das oft genutzte Signifikanzniveau $p < 0{,}05$ lässt schon per se einen gewissen Irrtum zu, und je öfter dies wiederholt wird, desto größer wird das Risiko von Irrtümern [215].

Alpha-Fehler-Kumulierung

Das Phänomen der Alpha-Fehler-Kumulierung tritt auf, wenn:

- mehrere Hypothesen mit der gleichen Stichprobe zum gleichen Zeitpunkt erhoben werden,
- mehrere verschiedene Outcomes desselben Datensatzes mit statistischen Tests überprüft werden,
- verschiedene Einzelergebnisse zu einem Gesamtergebnis zusammengefasst werden,
- bei der Durchführung von Subgruppenanalysen.

Dabei steigt die Wahrscheinlichkeit einer nicht korrekten Aussage der durchgeführten Tests, sprich, je mehr Hypothesen man mit einem Datensatz auf Signifikanz testet, desto größer wird die Wahrscheinlichkeit, dass eine davon fälschlicherweise angenommen wird.

Bonferroni-Korrektur

Eine von mehreren Methoden, die verwendet werden, um der Alpha-Fehler-Kumulierung entgegenzuwirken, ist die Senkung des Signifikanzniveaus ($p < 0{,}05$), sodass dadurch das generelle Signifikanzniveau der Gesamtstudie von $p < 0{,}05$ eingehalten werden kann. Ein populäres und sehr konservatives Verfahren ist die Nutzung der Bonferroni-Korrektur [214]. Die Bonferroni-Korrektur ist eine Methode zur Vermeidung von Alpha-Fehlern (auch als Typ-I-Fehler bezeichnet) bei mehrfachen abhängigen Nullhypothesentests. Das Prinzip besteht darin, das Signifikanzniveau (normalerweise $p < 0{,}05$) zu erhöhen, indem es durch die Anzahl der durchgeführten Tests geteilt wird. Wenn beispielsweise acht Nullhypothesentests mit einem allgemeinen Signifikanzniveau von $p < 0{,}05$ durchgeführt werden, müssen die p-Werte der einzelnen Tests größer als 0,00 625 (0,05/8) sein, um nach der Bonferroni-Korrektur signifikant zu sein. Das Ziel dieser Methode besteht darin, die Wahrscheinlichkeit von Alpha-Fehlern insgesamt zu verringern, indem sichergestellt wird, dass die Wahrscheinlichkeit von Alpha-Fehlern in jedem einzelnen Test geringer ist als das ursprüngliche Signifikanzniveau.

Konfidenzintervall

Ein weiterer Parameter, der bei Ergebnissen angegeben werden kann, ist das Konfidenzintervall, oft das 95 %-Konfidenzintervall. Dieses 95 %-Konfidenzintervall gibt einen statistischen Wertebereich um das Ergebnis bzw. den Schätzer an. Hypothetisch ist das 95 %-Konfidenzintervall der Wertebereich, in dem wir das Ergebnis in 95 % der Fälle bei unendlicher Wiederholung des Forschungsversuchs mit der gleichen Population wiederfinden würden. Dieser Parameter gibt uns damit ähnliche Informationen zur Irrtumswahrscheinlichkeit durch Zufall wie der p-Wert. Auch dieser ist abhängig von der Größe der Stichprobe und der Varianz innerhalb der Stichprobe.

Zusatzinfo

Warum wird von Schätzern gesprochen?

Um eine bestimmte Frage in der Forschung zu beantworten, ziehen wir in der Regel aus der Grundgesamtheit einer definierten Population, z. B. ambulante Physiotherapiepatienten mit persistierenden Kreuzschmerzen, eine Zufallsstichprobe (▶ Abb. 5.18). Dies hat mehrere Gründe, u. a. weil es nicht praktikabel wäre, alle Personen mit persistierenden Kreuzschmerzen in einer Studie zu erfassen.

Wenn wir jetzt über statistische Verfahren Rückschlüsse auf die Grundgesamtheit ziehen wollen, dann wird dabei berücksichtigt, dass wir nur eine kleine Stichprobe aus der Grundgesamtheit haben. Wenn wir von der Stichprobe den Mittelwert für das Alter berechnen, dann bekommen wir einen Wert, der uns einen Hinweis darauf gibt, wie das durchschnittliche Alter der Grundgesamtheit sein könnte. Da aber unsere Stichprobe viel kleiner als die Grundgesamtheit ist, nennen wir diesen Mittelwert **Punktschätzer**, da wir den genauen Mittelwert der Grundgesamtheit nur in diesem Bereich annehmen – hier wird auch von einer gewissen Unschärfe gesprochen. Ein zusätzlicher Hinweis darauf, wo der wahre Altersmittelwert bei dieser Population liegen könnte, gibt uns ein sogenannter Unschärfebereich an, dieser wird auch als **Standardfehler** bezeichnet.

Der Standardfehler des Mittelwertes gibt Auskunft über die mittlere Abweichung des Mittelwerts einer Stichprobe vom tatsächlichen Mittelwert der Grundgesamtheit. In ▶ Abb. 5.19 sehen wir den ermittelten Punktschätzer bei 58 Jahren und eine Unschärfe, also einen Standardfehler, von ±2 Jahren.

Neben dem Punktschätzer gibt es auch die Ermittlung einer **Intervallschätzung**. Dabei wird kein genauer Wert ermittelt, sondern ein Bereich, der als Intervall bezeichnet wird. In der Regel wird ein 95 %-Konfidenzintervall ermittelt. Auch hier wird nun aufgrund unserer gezogenen Stichprobe von einer Schätzung gesprochen. Im Gegensatz zum Standardfehler sprechen wir hier jedoch von einer Wahrscheinlichkeit, die im Falle eines 95 %-Konfidenzintervalls besagen würde, dass ich bei wiederholten Stichprobenziehungen aus dieser Grundgesamtheit zu 95 % in dem Bereich der Intervallschätzung liegen werde.

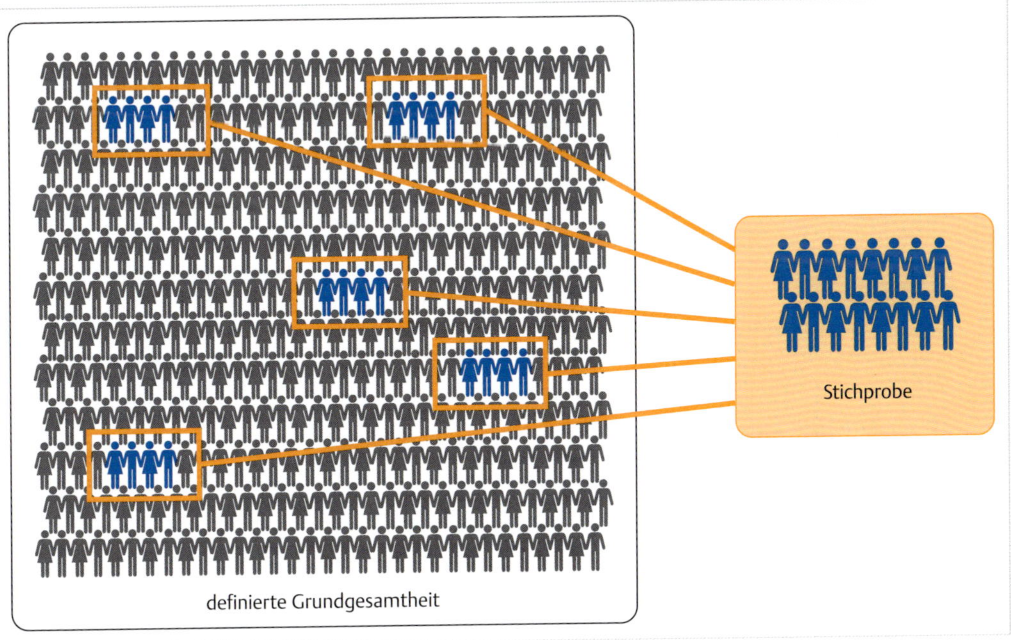

Abb. 5.18 Ziehung einer Stichprobe aus einer Grundgesamtheit.

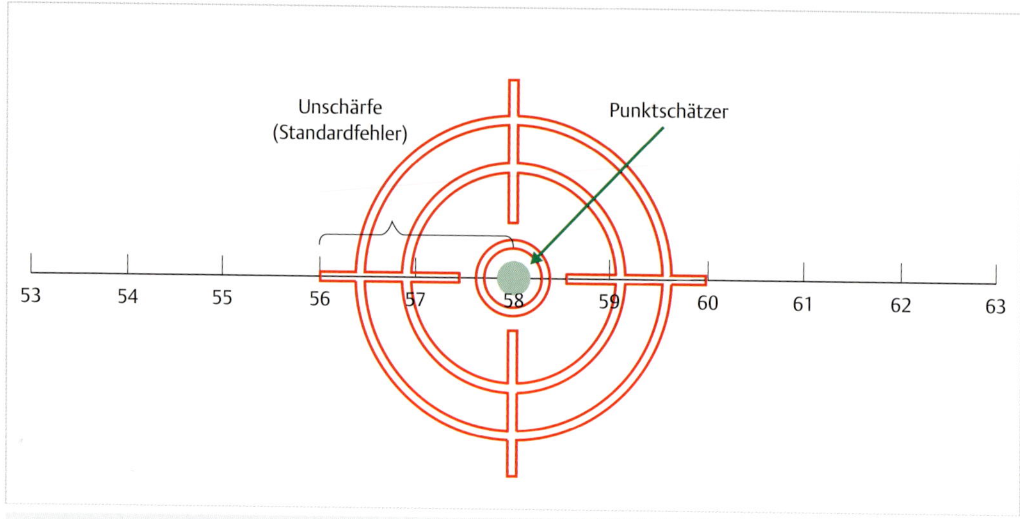

Abb. 5.19 Punktschätzer und Standardfehler. Ermittlung des Altersmittelwertes einer Stichprobe.

Wir sehen in ▶ Abb. 5.20 zwei Gruppen, bei denen die Knieflexion zu zwei Zeitpunkten (vor und nach einer Intervention) gemessen wurde. Bei beiden Diagrammen sehen wir, dass der Mittelwert, auch Schätzer genannt, eine Differenz von 1° aufweist. Im ersten Vergleich haben wir jedoch nur 48 Teilnehmer gemessen und in der zweiten Gruppe 560. Wir sehen, dass die Konfidenzintervalle im ersten Gruppenvergleich viel größer sind. Wenn wir uns jetzt vorstellen, dass der Schätzer bei unendlicher Messwiederholung in 95 % der Fälle innerhalb des Intervalls liegt, dann könnte bei einer wiederholten Messung der Mittelwert vor der Intervention bei beispielsweise 51° liegen und nach der Intervention bei 50°, was bedeuten würde, dass sich die Beweglichkeit nach der Intervention verschlechtert hat. So ein Ergebnis könnte darauf hindeuten, dass bei den Parametern der Stichprobengröße und der gemessenen Werte innerhalb der Stichproben, die gemessenen Unterschiede nicht sicher interpretiert werden können. Im zweiten Vergleich mit 560 Teilnehmern finden wir jetzt viel kleinere Konfidenzintervalle, was dafür spricht, dass der Mittelwert auch bei unendlicher Wiederholung zumeist positiv differiert.

Effektstärke

Wir sehen anhand der Beispiele, dass weder mit den Konfidenzintervallen noch mittels p-Wert eine Aussage über die Größe des Effekts gemacht werden kann. Um die Größe des Effekts zu bestimmen, werden sogenannte Effektgrößen (Effect Size – ES) ermittelt.

Es gibt mehrere Parameter, die eine ES wiedergeben. Welche genutzt werden, ist abhängig vom statistischen Verfahren und vom Skalenniveau. Für den Vergleich von normalverteilten Mittelwerten wird oft Cohens d (s. u.) genutzt. Hier wird die Mittelwertdifferenz durch die gepoolte SD beider gemessenen Mittelwerte geteilt.

Cohens d wird folgendermaßen interpretiert:

- ≥ 0,2: kleiner Effekt
- ≥ 0,5: moderater Effekt
- ≥ 0,8: starker Effekt

In ▶ Abb. 5.21 wird der Unterschied zwischen p-Wert und Effektstärke deutlich. Bei gleicher Mittelwertdifferenz und gleicher SD wird in Abhängigkeit der Teilnehmerzahl der p-Wert immer kleiner, während die ES nach Cohens d sich nicht verändert.

Für eine abschließende Interpretation einer Intervention sollten jedoch weder p-Wert noch ES alleine genutzt werden. Denn ein Effekt alleine sagt noch nichts über die Frage aus, ob der Effekt auch klinisch relevant ist. Hier sollten bei Interventionsstudien immer auch die minimalen klinisch relevanten Veränderungen (S. 148) berücksichtigt werden.

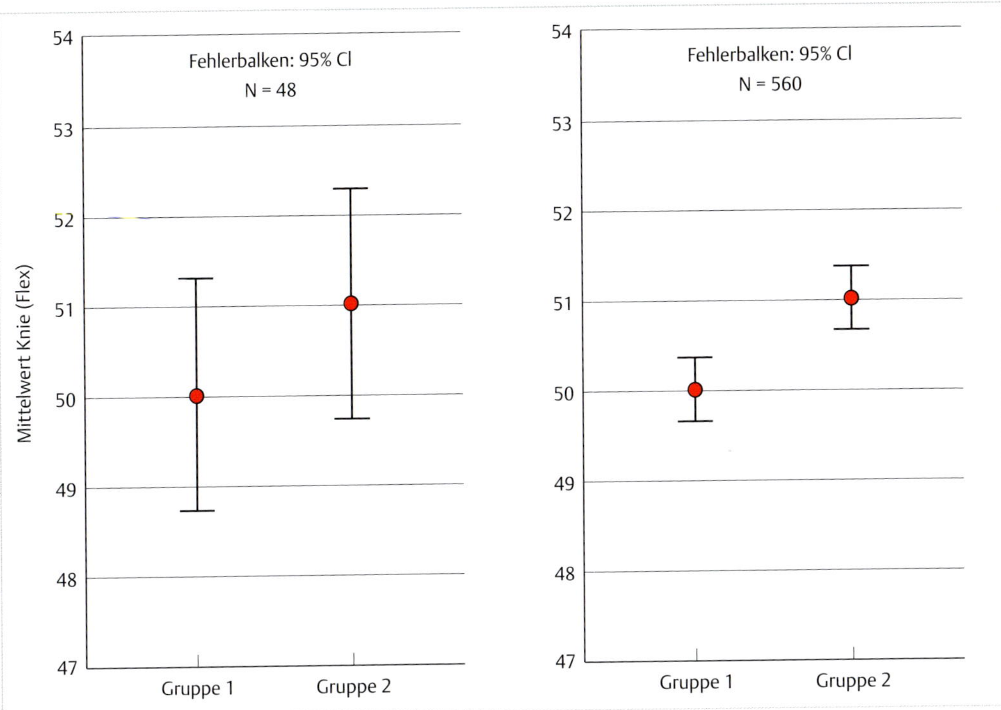

Abb. 5.20 Zwei Mittelwertsvergleiche. Im linken Vergleich ist der Mittelwert in der Gruppe 1 bei 50° und in der Gruppe 2 bei 51°. Ebenso sind die Werte im rechten Vergleich. Jedoch sehen wir deutlich unterschiedliche Teilnehmerzahlen (links N = 48; rechts N = 560) und links deutliche weitere Konfidenzintervalle als im rechtem Vergleich. Der Unterschied in beiden Gruppenvergleichen ist jedoch 1°. Es zeigt, dass aufgrund der Konfidenzintervalle nicht auf den Effekt geschlossen werden kann.

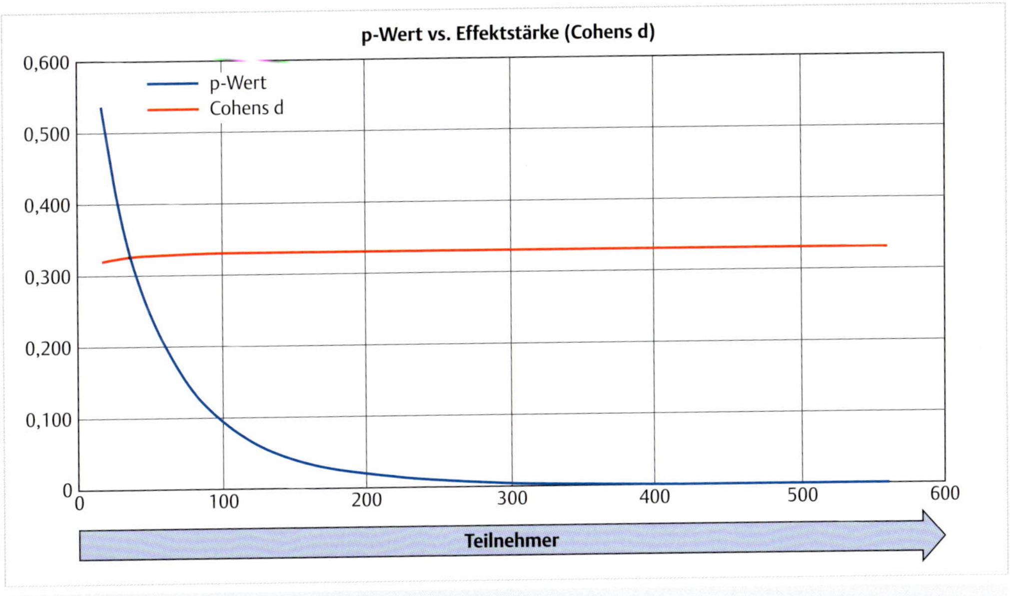

Abb. 5.21 Effektgröße verglichen mit p-Wert.

Zusatzinfo

Verschiedene Effektstärken

Cohens d wurde als eine Effektstärke beschrieben, die genutzt wird, wenn Mittelwertsdifferenzen zweier Gruppen verglichen werden. Jedoch gibt es eine Vielzahl von anderen Effektstärken, die je nach statistischem Test, untersuchten Daten und Fragestellung genutzt werden. Bei der Auswahl des richtigen Maßes für Effektstärke gibt es jedoch nur Faustregeln und keine dogmatische Interpretation. Schon zur Bestimmung der Effektstärke zweier unabhängiger Effektstärken gibt es mehr als drei mögliche Maße für Effektstärken.

Effektstärke für den Vergleich zweier unabhängiger Effektstärken

Hier werden Effektstärken der d-Familie genutzt, die drei wichtigsten sind hier:

- **Cohens d**, eignet sich nicht gut für kleine Stichproben ($n < 20$) [219], da das Risiko von verzerrten Ergebnissen besteht.
- **Hedges g** oder Hedges g* (korrigierte Version von Hedges g), bietet sich für kleine Stichproben an.
- **Glass's Δ** (Glass's Delta), bietet sich immer dort an, wo die Kontrollgruppe keine Behandlung bekommen hat.

Weitere Effektstärken

- Wenn zwei Korrelationen miteinander verglichen werden, wird zur Bestimmung des Effektes das Maß **Cohens q** angewendet.
- **Cohens f²** wird als Maß für Effektstärke bei Regressionen angewendet.

Interpretation von Effektstärken

Die verschiedenen Maße von Effektstärke werden unterschiedlich interpretiert. In ▶ Abb. 5.25 soll hierbei ein Überblick gegeben werden [219]. Jedoch sollte die Interpretation nur als Richtwert angesehen werden, da sie auch von der Fragestellung und vom Sachgebiet abhängig ist [221].

5.5 Induktive Statistik

Wenn anhand einer Stichprobe auf die Grundgesamtheit geschlossen werden soll, benötigen wir die schließende Statistik. Wir werden uns in diesem Kapitel mit statistischen Verfahren auseinandersetzen, die Effekte von Interventionen untersuchen. Also statistische Testverfahren, die einen Effekt entweder

- innerhalb einer Gruppe bewerten,
- zwischen Gruppen vergleichen
- oder einen Zwischengruppeneffekt berechnen.

5.5.1 Unterschiede bei verbundenen Stichproben

Will man den möglichen Effekt einer Intervention innerhalb einer Gruppe statistisch ermitteln, dann spricht man von sogenannten verbundenen Stichproben. Wird das definierte Outcome zu zwei Zeitpunkten erhoben, dann empfehlen sich folgende Testverfahren.

- gepaarter t-Test
- Wilcoxon-Test
- Vorzeichentest

Gibt es mehr als zwei Zeitpunkte, können folgende Verfahren empfohlen werden:

- einfaktorielle Varianzanalyse mit Messwiederholung
- Friedman-Test

Die Wahl des richtigen statistischen Tests hängt von der Verteilung der abhängigen Variablen und vom Skalenniveau ab.

t-Test für verbundene Stichproben (gepaarter t-Test)

Bei normalverteilten, intervallskalierten Variablen zwischen zwei verbundenen Stichproben können mittels gepaartem t-Test die Mittelwerte miteinander verglichen werden.

Wir wollen beispielsweise wissen, wie sich die selbsteingeschätzte gesundheitsbedingte Lebensqualität bei Patienten mit akuten Schulterschmerzen nach der Durchführung einer Physiotherapie mit sechs Terminen verändert. Dafür erheben wir die gesundheitsbezogene Lebensqualität (HrQoL) auf einer Skala von 0 (schlechteste Lebensqualität) bis 100 (beste Lebensqualität) vor Beginn der Physiotherapie (T 1) und nach ihrem Ende (T 2).

Wir haben beispielsweise 399 Patienten befragt. Folgende Werte konnten ermittelt werden:
- HrQoL T 1 (SD): 53,0 (± 19,6)
- HrQoL T 2 (SD): 67,1 (± 16,9)

Vergleich:
- Differenz T 2 – T 1 (SD): 14,1 (± 17,9)
- Zweiseitige Signifikanz: $p < 0{,}001$
- Effektstärke Cohens d: 0,79

Wir sehen in den Ergebnissen, dass der Mittelwert um 14,1 Punkte gestiegen ist. Der gemessene Unterschied ist statistisch signifikant, und die daraus berechnete Effektstärke Cohens d zeigt uns einen moderaten Effekt.

In ▶ Abb. 5.22 wird die Veränderung von T 1 zu T 2 grafisch dargestellt. Die Balken stehen für die 95 %-Konfidenzintervalle. Auch hier zeigt sich eine deutliche Veränderung, und aufgrund der Konfidenzintervalle können wir davon ausgehen, dass diese nicht zufällig entstanden ist.

Wir sollten uns aber bei der Interpretation von Ergebnissen bei verbundenen Stichproben mehrere kritische Gedanken machen:
- Aufgrund der großen Stichprobe von $n = 399$ sagen Konfidenzintervalle und p-Werte wenig über die tatsächlichen Unterschiede aus. Es fehlt hier auch eine a priori Poweranalyse, die die Verzerrung solcher Kennwerte reduziert. Trotz der deutlich sichtbaren Unterschiede ist der Effekt moderat (Cohens $d = 0{,}79$).
- Bei gepaarten Stichproben wissen wir nicht, ob der Effekt aufgrund der physiotherapeutischen Intervention entstanden ist. Je nach Population kann auch vermutet werden, dass die Zeit allein den Effekt hervorgebracht hat. Hierfür wäre eine Vergleichsgruppe notwendig.
- Wir können auch nichts darüber sagen, ob der Effekt spezifisch auf die Art der Behandlung zurückzuführen ist oder unspezifische Effekte eine Rolle gespielt haben.

Oft werden statistische Verfahren bei verbundenen Stichproben in Interventionsstudien genutzt, um in einem ersten Schritt die Verbesserung innerhalb einer Interventions- oder Kontrollgruppe festzustellen. Sie können in der Regel nur eine limitierte Aussage über Effekte hervorbringen.

Wilcoxon-Test

Der Wilcoxon-Tests wird genutzt, um die Unterschiede der zentralen Tendenz zwischen zwei verbundenen Stichproben zu untersuchen. Im Gegensatz zum gepaarten t-Test müssen die Daten keine Normalverteilung aufweisen. Zudem kann der Wilcoxon-Test auch dann genutzt werden, wenn das Skalenniveau ordinalskaliert ist. Grundsätzlich eignet er sich gut für nichtparametrische Messwerte auf intervallskaliertem Skalenniveau. Wie bei der Spearman-Korrelation basiert der Wilcoxon-Test auf der Idee einer Einstufung der Messwerte in Ränge. Das heißt, es wird nicht mit den Differenzen der gemessenen Werte gerechnet, sondern diese werden durch Ränge ersetzt, mit welchen der Test durchgeführt wird. Damit beruht die Berechnung des Tests ausschließlich auf der Ordnung der Differenzen (größer als, kleiner als). Absolute Abstände zwischen den Differenzen werden nicht berücksichtigt.

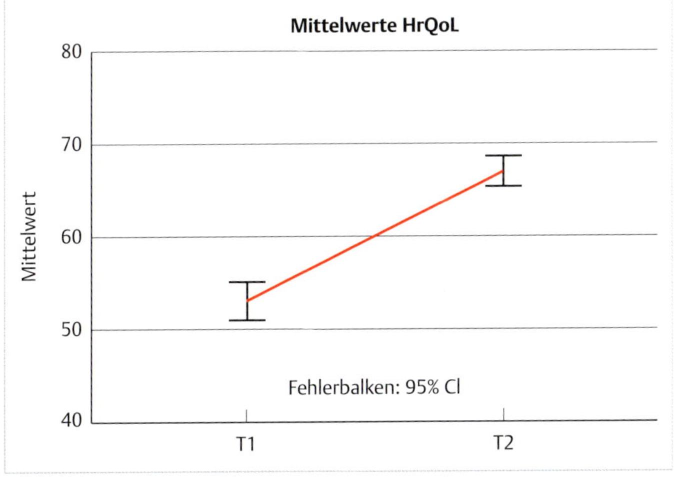

Abb. 5.22 Mittelwerte HrQoL.

Vorzeichentest

Wenn Messwerte aus verbundenen Stichproben ordinalskaliert sind, bietet sich immer der Vorzeichentest an, da dieser die niedrigsten Voraussetzungen an die Messwerte hat. Dementsprechend ist aber kritisch anzumerken, dass der Vorzeichentest am wenigsten präzise zentrale Tendenzen voneinander differieren kann.

Im Vorzeichentest beruht die Berechnung der Statistik auf den sogenannten Vorzeichen der Paardifferenzen. Es werden zunächst die Paardifferenzen berechnet und anschließend werden die positiven und negativen Paardifferenzen gezählt.

Einfaktorielle Varianzanalyse mit Messwiederholung

Die einfaktorielle Varianzanalyse mit Messwiederholung stellt das Äquivalent zum gepaarten t-Test für abhängige Stichproben für mehr als zwei Messpunkte dar. Die Voraussetzungen sind wie beim gepaarten t-Test, mit dem Unterschied, dass hier mehr Messzeitpunkte erfolgen dürfen. Zudem muss eine sogenannte Sphärizität vor der Durchführung geprüft werden, die aussagt, ob alle Varianzen der verschiedenen Messungen gleich sind.

Wenn wir an unser Beispiel für den gepaarten t-Test denken, dann gäbe es eine Anwendung für eine einfaktorielle Varianzanalyse mit Messwiederholung, wenn wir bei der Befragung der Probanden einen weiteren Messzeitpunkt (T 3) einführen würden, beispielsweise nach einem zweiten Physiotherapierezept oder als Follow-Up-Untersuchung 6 Wochen nach Ende des Physiotherapierezeptes (T 2).

Friedman-Test

Auch für den Vorzeichentest gibt es ein äquivalentes statistisches Verfahren, wenn mehr als zwei Messzeitpunkte vorliegen. Hier kommt der Friedman-Test zum Einsatz.

5.5.2 Unterschiede bei unabhängigen Stichproben

Nachdem wir die verschiedenen statistischen Verfahren von verbundenen Stichproben erläutert haben, kommen wir nun zu Vergleichen zwischen unabhängigen Gruppen. Diese Verfahren kommen typischerweise bei kontrollierten Studien zum Einsatz, bei denen mindestens eine Interventionsgruppe und eine Kontrollgruppe vorhanden sind. Abhängig vom Skalenniveau und der Verteilung der Daten gibt es wieder eine Anzahl von möglichen Testverfahren, die Gruppenunterschiede statistisch prüfen und auf signifikante Unterschiede testen.

Bei zwei Vergleichsgruppen:

- t-Test für unabhängige Stichproben
- Mann-Whitney-U-Test

Bei mehr als zwei Vergleichsgruppen

- einfaktorielle Varianzanalyse
- Kruskal-Wallis-Test

Oft wollen wir aber nicht nur die Gruppenunterschiede bezüglich des gemessenen Outcomes wissen, sondern wir wollen die Unterschiede, welche zwischen einem Testzeitpunkt (T 1) und einem Testzeitpunkt (T 2) entstanden sind, miteinander vergleichen.

In ▶ Abb. 5.23 wird dargestellt, wie einzelne Vergleiche zwischen abhängigen (verbundenen) und unabhängigen Stichproben in Beziehung stehen. Bei sehr großen Stichproben, welche vorab randomisiert und eventuell stratifiziert worden sind, kann davon ausgegangen werden, dass beide Gruppen zum Testzeitpunkt T 1 absolut gleichmäßig verteilte Merkmale aufweisen. In diesem Fall kann ein unabhängiger Gruppenvergleich zum zweiten Messzeitpunkt T 2 eine valide Aussage zu dem Effekt von Interventionen machen. Dies ist aber nicht immer der Fall. Wenn der Mittelwert auf der Schmerz-NRS 10 beispielsweise in der Gruppe 1 bei 6,5 liegt und in Gruppe 2 bei 6 und sich dieser dann bei T 2 für Gruppe 1 auf 3,5 verändert und bei Gruppe 2 auf 3, dann ist der Mittelwert für Gruppe 2 zwar niedriger, jedoch liegt die Differenz zwischen T 1 und T 2 bei beiden Gruppen bei 3 Punkten. D. h., beide Gruppen konnten die Schmerzen gleich stark reduzieren, nur war bei Gruppe 1 der Ausgangswert höher als bei Gruppe 2. Um dies präzise zu berücksichtigen, sollte nicht der Vergleich zwischen den unabhängigen Gruppen bei T 2 durchgeführt werden, sondern es sollte ein unabhängiger Gruppenvergleich der Differenzen von verbundenen Gruppenvergleichen vorgenommen werden.

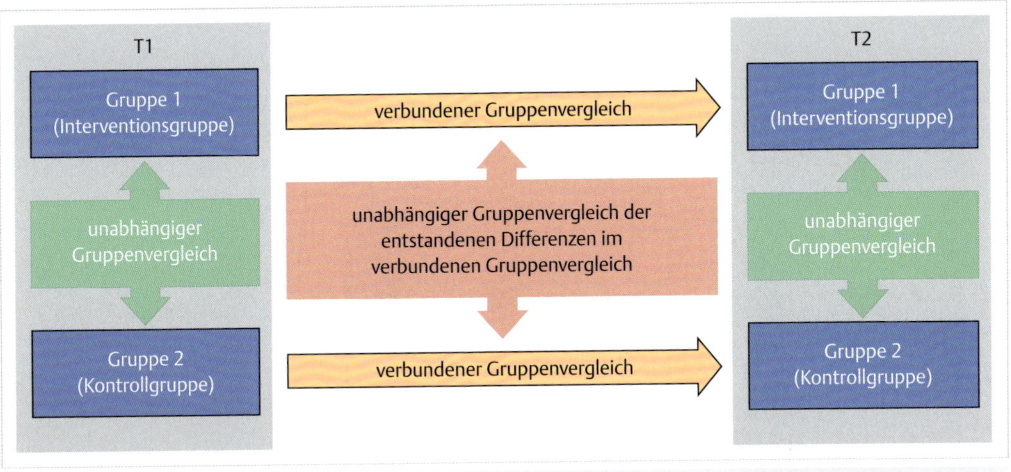

Abb. 5.23 Gruppenvergleiche von abhängigen und unabhängigen Stichproben.

t-Test für unabhängige Stichproben

Der t-Test für unabhängige Stichproben testet, ob die Mittelwerte zweier unabhängiger Stichproben sich signifikant unterscheiden. Die Voraussetzung zur Durchführung des t-Tests für unabhängige Stichproben ist ähnlich wie beim gepaarten t-Test. Die abhängige Variable muss dabei intervallskaliert sein und das untersuchte Merkmal ist normalverteilt. Zudem verlangt der Test eine Homogenität der Varianzen der zu vergleichenden Gruppen. Dies wird in der Regel mittel dem Levene-Test geprüft, welcher die Nullhypothese, nämlich dass sich die beiden Varianzen nicht unterscheiden, als Voraussetzung nutzt.

Fallbeispiel

Wie im Beispiel beim gepaarten t-Test wollen wir wissen, wie sich die selbsteingeschätzte gesundheitsbedingte Lebensqualität (HrQoL) bei Patienten mit akuten Schulterschmerzen nach der Durchführung eines Physiotherapierezeptes mit sechs Terminen verändert. Dieses Mal haben wir jedoch zwei Gruppen: Die erste Gruppe (IG) bekommt zusätzlich zur standardisierten physiotherapeutischen Behandlung noch eine Wärmeapplikation, die Kontrollgruppe (KG) bekommt dies nicht.

Vorab haben wir geprüft, ob die Daten normalverteilt sind und haben die Varianzen mittels Levene-Tests auf Homogenität geprüft. Weder sind die Daten normalverteilt, noch finden wir Homogenität der Varianzen. Deshalb nutzen wir einen Mann-Whitney-U-Test, um die entstandenen Differenzen der beiden Gruppen zu vergleichen.

Da die Daten nicht normalverteilt sind, nutzen wir für die grafische Darstellung die Lageparameter Mediane und Quartil.

Wir können in ▶ Abb. 5.24 sehen, dass sich der Median beider Gruppen und auch die Quartilsgrenzen von T1 zu T2 verbessern. Nun stellt sich die Frage, ob sich eine Gruppe mehr als die andere verbessert. Dafür nutzen wir die ermittelten Differenzen von T1 und T2 und prüfen mittels Mann-Whitney-U-Test, ob sich diese Differenzen signifikant unterscheiden. In diesem Beispiel ergibt sich im Nullhypothesensignifikanztest ein p-Wert von 0,45. Dies bedeutet, dass sich die Differenzen nicht signifikant unterscheiden, bzw. die Nullhypothese, welche aussagt, dass es keinen Unterschied zwischen Gruppe IG und KG gibt, beibehalten werden sollte.

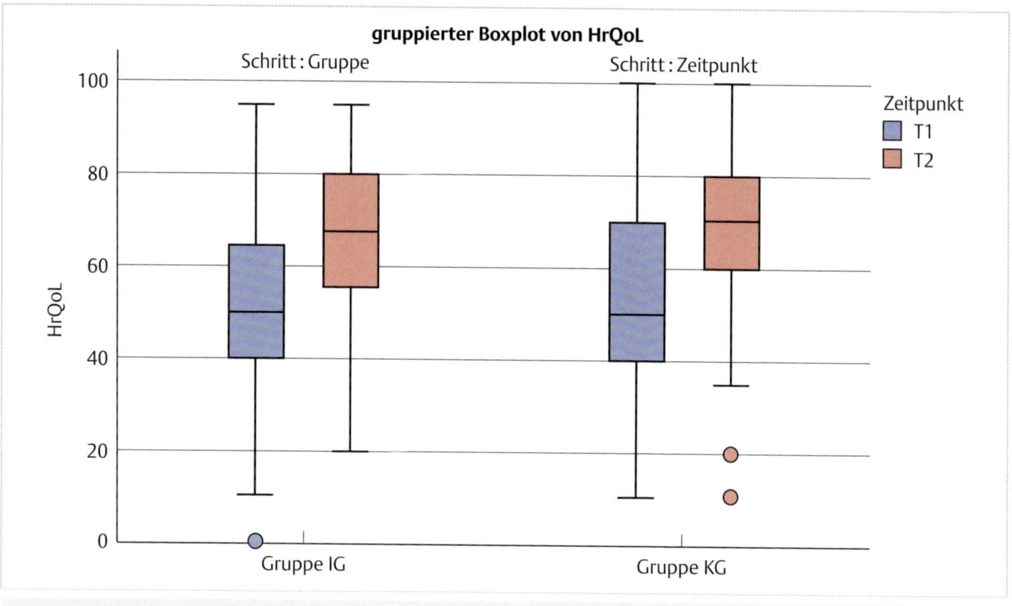

Abb. 5.24 Boxplots von zwei unabhängigen Variablen zu zwei Zeitpunkten.

Mann-Whitney-U-Test

Wenn die zu messenden Merkmale der beiden unabhängigen Gruppen nicht normalverteilt oder nicht intervall-, sondern ordinalskaliert sind, dann wird der Mann-Whitney-U-Test (auch Wilcoxon-Rangsummentest) genutzt. Wie beim Wilcoxon-Test für verbundene Stichproben bildet der Mann-Whitney-U-Test aus den Daten Ränge, die miteinander verglichen werden. Wieder werden die absoluten Abstände der einzelnen Werte nicht berücksichtigt, sondern nur die Rangordnung. Dieser Test ist nicht so präzise für die Vergleiche der Lageparameter wie der t-Test für unabhängige Stichproben, kommt aber aufgrund der niedrigen Voraussetzungen gerade bei den Untersuchungen von Interventionen in der Physiotherapie häufig zum Einsatz.

Einfaktorielle Varianzanalyse und Kruskal-Wallis-Test

Wenn mehr als zwei unabhängige Variablen miteinander verglichen und auf signifikante Unterschiede geprüft werden sollen, dann kommt für normalverteilte intervallskalierte Merkmale die einfaktorielle Varianzanalyse (auch ANOVA genannt) zum Einsatz (▶ Abb. 5.25). Wie beim unabhängigen t-Test ist auch hier eine Voraussetzung, dass die Varianzen Homogenität aufweisen.

Sollten die Bedingungen für eine einfaktorielle Varianzanalyse nicht erfüllt sein, wird der Kruskal-Wallis-Test genutzt, um unabhängige Gruppen miteinander zu vergleichen. Hier darf das Skalenniveau auch ordinalskaliert sein.

Art des Tests	genutztes Maß der Effektstärke/-größe	Kategorien der Effektstärke/-größe klein	mittel	groß
Vergleich bei Einstichproben t-Test und paarweisen t-Test	Cohens d	≥ 0,20	≥ 0,50	≥ 0,80
Vergleich zweier unabhängiger Stichproben (t-Test)	Cohens d, Glass' Δ, Hedges g	≥ 0,20	≥ 0,50	≥ 0,80
ANOVA	Eta-Quadrat (η^2) partielles Eta-Quadrat Omega-Quadrat (ω^2)	≥ 0,01	≥ 0,09	≥ 0,25
	F-Test	≥ 0,10	≥ 0,25	≥ 0,40
Regressionsanalysen	Cohens f^2	≥ 0,02	≥ 0,15	≥ 0,35
	R^2	≥ 0,02	≥ 0,13	≥ 0,15
Korrelationen von dichotomen Variablen	phi-Koeffizient (φ)	≥ 0,10	≥ 0,30	≥ 0,50
Gelegentlich werden Effektstärken in das einheitliche Maß des Korrelationskoeffizient r umgerechnet. Dies macht verschiedene Effektstärken vergleichbar.				
Korrelationskoeffizient r		≥ 0,10	≥ 0,30	≥ 0,50
Effektstärken bieten Hinweise und Überlegungen für mögliche Effekte. Sie sollten jedoch nicht dogmatisch interpretiert werden. Abgesehen davon, dass Effektstärken bestimmten Verzerrungen unterliegen können, ist ein großer Effekt ist nicht gleichbedeutend mit einer klinischen Relevanz.				

Abb. 5.25 Interpretation von verschiedenen Maßen von Effektstärken/-größen.

deskriptive Statistik

Gruppe		Mittelwert	Std.-Abweichung	N
6-Min-Gehtest t1	Kontrollgruppe	302,70	24,736	50
	HIIT	295,78	29,661	50
	Einordnung	297,66	27,758	50
	Gesamt	299,71	27,432	150
6-Min-Gehtest t2	Kontrollgruppe	306,36	26,700	50
	HIIT	333,92	31,461	50
	Einordnung	319,50	33,730	50
	Gesamt	319,93	32,583	150
6-Min-Gehtest t3	Kontrollgruppe	309,76	25,688	50
	HIIT	345,98	35,215	50
	Einordnung	323,20	33,764	50
	Gesamt	326,31	34,996	150

Abb. 5.26 Grafische Darstellung von Ergebnissen von ANOVAs.

Fallbeispiel

Varianzanalyse mit Messwiederholung

Wir wollen wissen, ob während einer stationären Rehabilitation zusätzliches Koordinationstraining oder hochintensives Intervalltraining, welches jeweils in den ersten drei Wochen durchgeführt wird, die Gehstrecke in einem 6-Minuten-Gehtest während einer sechswöchigen Rehabilitation bei Patienten mit MS verändert.

Wir haben drei Gruppen mit je 45 Patienten:

- Die erste Gruppe durchläuft das Standardprogramm der Rehabilitation, sie ist unsere Kontrollgruppe.
- Die zweite Gruppe durchläuft das Standardprogramm, erhält jedoch zusätzliches Koordinationstraining für die ersten drei Wochen.
- Die dritte Gruppe durchläuft auch das Standardprogramm, erhält jedoch hochintensives Intervalltraining für die ersten drei Wochen.

Es gibt drei Messzeitpunkte: Zu Beginn der Rehabilitation, nach drei Wochen in der Rehabilitation (Ende der zusätzlichen Intervention) und nach sechs Wochen als Follow-up.

Da es sich beim Outcome um metrische Daten handelt und eine Prüfung auf Normalverteilung diese annähernd bestätigt hat, kann ein parametrischer Test angewandt werden.

Es gibt drei Gruppen und drei Messzeitpunkte. In diesem Fall bietet sich eine Varianzanalyse mit Messwiederholung an.

Wenn wir auf die Ergebnisse schauen, interessieren uns als erstes die deskriptiven Daten (► Abb. 5.27).

Hier sehen wir für die drei Messzeitpunkte, welche in chronologischer Reihenfolge (T 1–T 3) dargestellt werden, die Mittelwerte und Standardabweichungen für die drei definierten Gruppen. Zusätzlich sehen wir unter „n" die Gruppengröße.

In ► Abb. 5.28 sehen wir die Ergebnisse der Effekte. Einmal den Effekt mit der Bezeichnung „Zeit", welcher uns angibt, ob es statistisch signifikante Veränderungen aufgrund der Zeit gab; hier wird die Gruppenzugehörigkeit nicht berücksichtigt. Wir sehen unter Sig., dass das Ergebnis mit einem Wert von $p < 0{,}001$ statistisch signifikant ist, d. h., alle Teilnehmer haben sich im Mittel verbessert, unabhängig welcher Gruppe sie angehörten.

Der Effekt „Zeit × Gruppe" gibt an, ob zusätzlich zum Time-Effekt die Zugehörigkeit zu einer Gruppe einen statistisch signifikanten Effekt hat. In diesem Beispiel sehen wir, dass auch hier die Signifikanz bei $p < 0{,}001$ liegt und somit zumindest ein statistisch signifikanter Effekt vorhanden ist. Das partielle Eta-Quadrat in der letzten Spalte gibt die Effektstärke der jeweilig angenommenen Effekte an. Hier sehen wir, dass der Time-Effekt alleine eine deutlich höhere Effektgröße hat, als der Zeit-×-Gruppe-Effekt. In dieser Berechnung darf nicht vergessen werden, dass der Time-Effekt sich auf alle drei Gruppen bezieht, unabhängig davon, ob sie eine zusätzliche Intervention bekommen haben oder nicht. Wir können daraus folgern, dass schon alleine die stationäre Rehabilitation über die Zeit eine deutliche Verbesserung nach sich zieht, während die Gruppenzugehörigkeit einen Mehrwert bringen kann. Die Grenzen für die Größe des Effekts liegen nach Cohen [217] bei 0,01 (kleiner Effekt), 0,06 (mittlerer Effekt) und 0,14 (großer Effekt). D. h., wir können trotz der Unterschiede beider Effekte jeweils von einem statistisch großen Effekt sprechen.

Nun wollen wir noch die Ergebnisse für jede Gruppe im Detail anschauen. In ► Abb. 5.29 sehen wir jede Gruppe im direkten Vergleich.

Bevor wir uns diese Ergebnisse im Detail anschauen, müssen wir uns bewusst machen, dass hier im Endeffekt multiple Nullhypothesentests durchgeführt worden sind. Aus diesem Grund wurde eine Adjustierung der p-Werte mittels Bonferroni-Korrektur durchgeführt. D. h., die p-Werte sind entsprechend auf das Signifikanzlevel 0,05 angepasst, sodass wir nur noch prüfen müssen, ob der $p\text{-Wert} < 0{,}05$ ist. In dieser Tabelle steht in der ersten Spalte die Gruppe (I) und in der zweiten die jeweilige Vergleichsgruppe (J). Unter Mean-Differenz finden wir den Mittelwertsunterschied (I–J) der jeweils verglichenen Gruppen. Hieraus können wir den mittleren Effekt herauslesen, dabei darf nicht vergessen werden, dass es sich in diesem Fall um die mittlere Differenz von drei Messzeitpunkten handelt. Std.Fehler steht für den Standardfehler, also die Unschärfe des Punktschätzers Mittelwert. In der nächsten Spalte sehen wir unter Sig. die p-Werte; bei solchen multiplen p-Werten ist die Nullhypothesensignifikanzprüfung immer zweiseitig, da nie vorhersehbar ist, welche Gruppe das beste Outcome hat. Die letzten beiden Spalten zeigen den Parameterschätzer 95 %-Konfidenzintervall an. In ▶ Abb. 5.29 sind die Ergebnisse grafisch dargestellt.

Die Interpretation dieser Ergebnisse könnte wie folgt aussehen:

Alle Teilnehmer haben sich über die Zeit während der Rehabilitation statistisch signifikant und mit großer Effektstärke verbessert. Die Gruppe, welche zusätzlich ein HIIT in den ersten drei Wochen absolviert hat, zeigt im Mittel die größte Verbesserung in der Gehstrecke beim 6-Minuten-Gehtest. Nach Bonferroni-Korrektur ist dies auch die Gruppe, welche allein für sich gesehen einen statistisch signifikanten Unterschied zur Kontrollgruppe aufzeigt. Auch die Koordinationsgruppe hat sich verglichen mit der Kontrollgruppe im Mittel verbessert, jedoch nicht statistisch signifikant. Zudem hat die Zugehörigkeit zu einer Gruppe eine große Effektgröße.

5.6 Welches ist der richtige Test?

Es gibt eine Vielzahl von statistischen Tests, die zur Anwendung kommen. Damit eine durchgeführte Auswertung von Daten möglichst valide Ergebnisse liefert, ist es wichtig, den Test ausgewählt zu haben, der zu den Variablen, den Verteilungen der Werte und zu der Fragestellung passt [220]. Sollen Zusammenhänge oder Unterschiede untersucht werden? Sind die Daten normalverteilt? Welches Skalenniveau haben die auszuwertenden Daten? Der Entscheidungsbaum in ▶ Abb. 5.30 soll helfen, eine schnelle Übersicht zu bekommen, welcher statistische Test für welche Auswertungen genutzt werden sollte.

Tests von Effekten innerhalb von Probanden

Messung:

Quelle	Typ III gesamte Variation	df	stat. Gesamtfehler	F	Sig.	partielles Eta-Quadrat
Zeit	62627,751	2	31313,876	390,878	0,000	0,727
Zeit x Gruppe	26337,409	4	6584,352	82,190	0,000	0,528
Fehler(Zeit)	23552,840	294	80,112			

Abb. 5.27 Deskriptive Ergebnisse.

Mehrfachvergleich

Bonferroni-Korrektur:

(I) Gruppe		Mittelwertdifferenz (I–J)	Std.-Fehler	Sig.	95% Vertrauensbereich Untergrenze	95% Vertrauensbereich Obergrenze
Kontrollgruppe	HIIT	–18,95	5,835	0,004	–33,09	–4,82
	Einordnung	–7,18	5,835	0,662	–21,31	6,95
HIIT	Kontrollgruppe	18,95	5,835	0,004	4,82	33,09
	Einordnung	11,77	5,835	0,136	–2,36	25,91
Einordnung	Kontrollgruppe	7,18	5,835	0,662	–6,95	21,31
	HIIT	–11,77	5,835	0,136	–25,91	2,36

Abb. 5.28 Multivariate Ergebnisse.

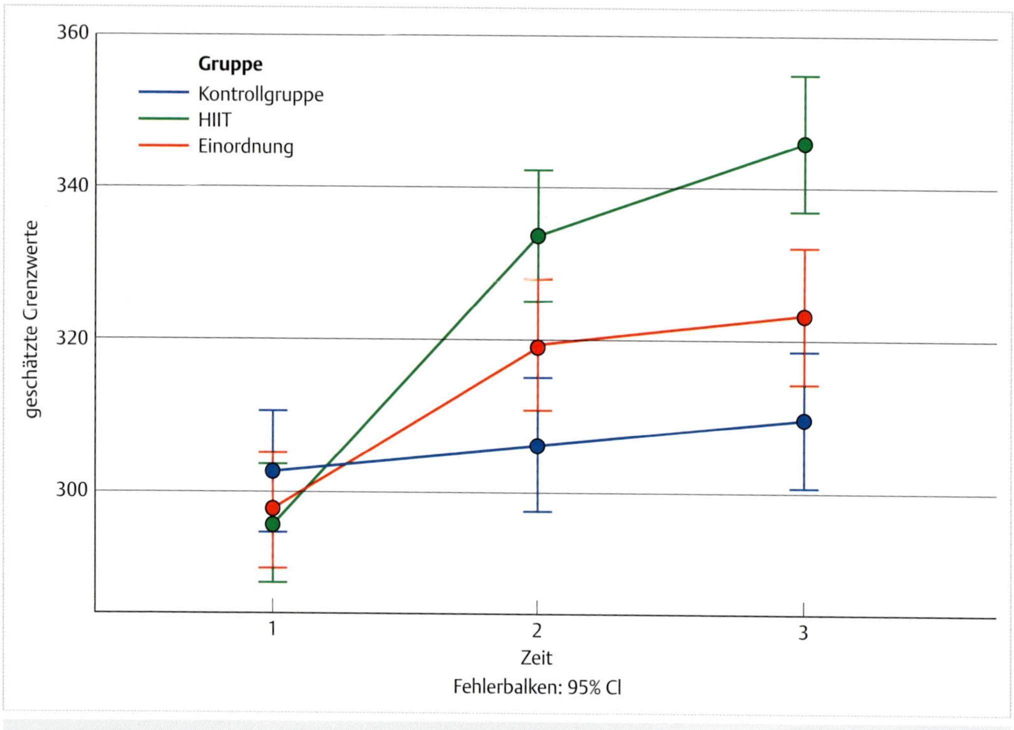

Abb. 5.29 Multiple Ergebnisse.

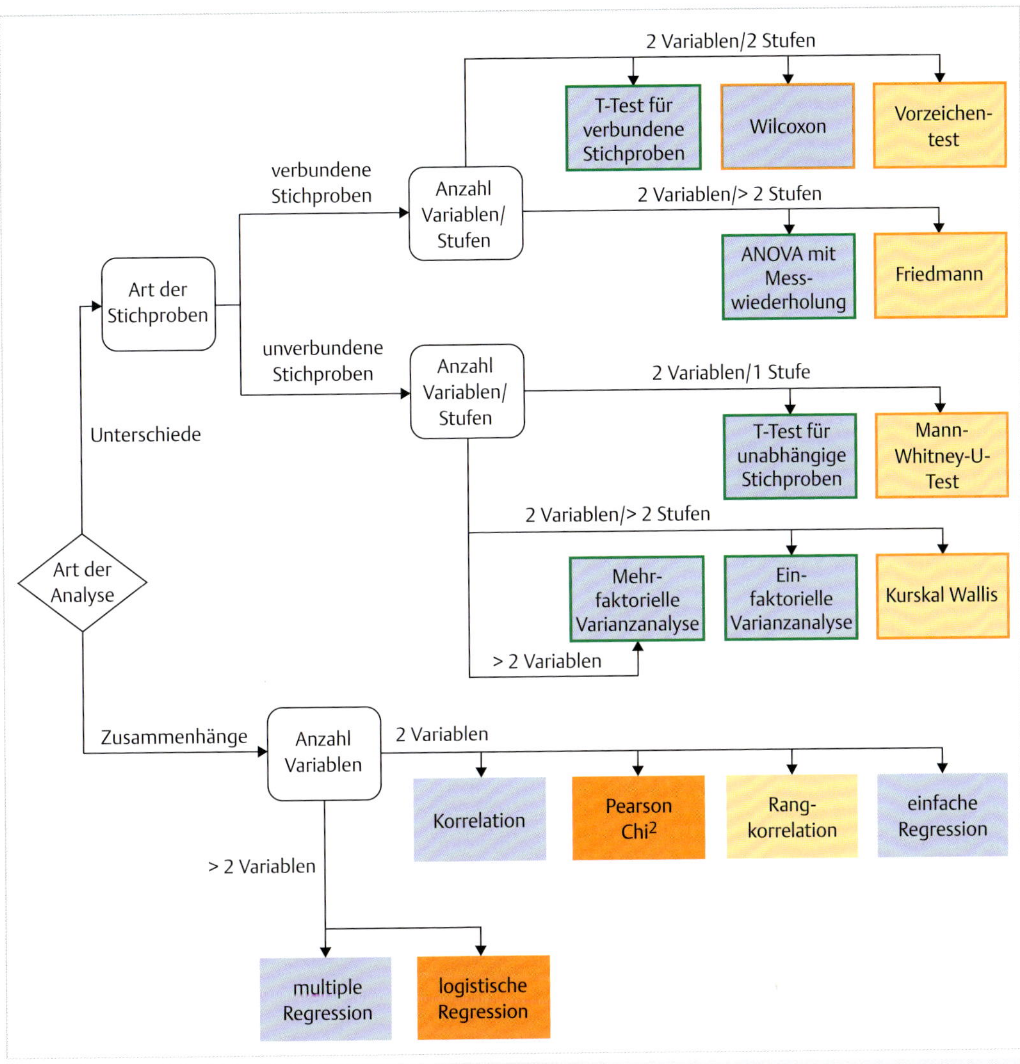

Abb. 5.30 Entscheidungsbaum zur Auswahl von statistischen Tests.

5.7 Literatur

[212] A dictionary of statistics. Oxford reference online premium. 2nd ed. Oxford: Oxford Univ. Press; 2006

[213] Babbie E. The practice of social research. Boston, Mass.: Cengage; 2020

[214] Bender R, Lange S. Adjusting for multiple testing–when and how? J Clin Epidemiol 2001; 54: 343–349

[215] Chen S-Y, Feng Z, Yi X. A general introduction to adjustment for multiple comparisons. J Thorac Dis 2017; 9: 1725–29

[216] Cohen J, Cohen P, West SG et al. Applied multiple regression correlation analysis for the behavioral sciences. New York, London: Routledge Taylor & Francis Group; 2003

[217] Cohen J. Statistical Power Analysis. Curr Dir Psychol Sci 1992; 1: 98–101

[218] Cramer JS. The early origins of the logit model. Studies in History and Philosophy of Science Part C: Stud Hist Philos Biol Biomed Sci 2004; 35: 613–26

[219] Ellis P. The essential guide to effect sizes: Statistical power, meta-analysis, and the interpretation of research results. Cambridge: Cambridge Univ. Press; 2011

[220] Field A. An adventure in statistics: The reality enigma. Thousand Oaks: SAGe; 2016

[221] Gignac GE, Szodorai ET. Effect size guidelines for individual differences researchers. Pers Individ Dif 2016; 102: 74–8

[222] Huber PJ. Robust Estimation of a Location Parameter. In: Kotz S, Hrsg. Breakthroughs in statistics. Methodology and Distribution (Vol. II). New York: Springer; 1992: 492–518

[223] Kendall MG. Rank correlation methods. 4th ed. London: Griffin; 1975

[224] Livingston EH. The mean and standard deviation: what does it all mean? J Surg Res 2004; 119: 117–123

[225] Pearl J. Causality: Models, reasoning and inference. 2nd ed. Cambridge: Cambridge University Press; 2013

[226] Pearson K. X. On the criterion that a given system of deviations from the probable in the case of a correlated system of variables is such that it can be reasonably supposed to have arisen from random sampling. Lond Edinb Dublin philos mag 1900; 50: 157–75

[227] Porta MS, ed. A dictionary of epidemiology. Oxford quick reference. Oxford: Oxford University Press; 2014

[228] Spearman C. The Proof and Measurement of Association between Two Things. The American Journal of Psychology 1904; 15: 72

[229] Szucs D, Ioannidis JPA. When Null Hypothesis Significance Testing Is Unsuitable for Research: A Reassessment. Front Hum Neurosci 2017; 11: 390

[230] Tukey JW. Exploratory data analysis. Addison-Wesley series in behavioral science Quantitative methods. Reading: Addison-Wesley; 1997

[231] Wasserstein RL, Lazar NA. The ASA Statement on p -Values: Context, Process, and Purpose. Am Stat 2016; 70: 129–33

Kapitel 6

Bewertung von Tests, Assessments und Messinstrumenten

6 Bewertung von Tests, Assessments und Messinstrumenten

Im Rahmen von evidenzbasierter Physiotherapie ist es wichtig, geeignete Tests, Assessments und Messinstrumente für die Untersuchung auszuwählen [245]. Hierbei sind Kenntnisse über die Qualität der Messeigenschaften bzw. Gütekriterien und deren Überprüfung notwendig.

Oft stellt sich die Frage, ob Assessments eine subjektive oder objektive Information geben. Was sind objektive oder subjektive Messung? Ist die Schmerzangabe mittels Numeric Rating Scale (NRS) [237], [253] ein objektiver oder subjektiver Wert? Bei der Beantwortung der Frage spielen viele Einflussfaktoren eine Rolle. Beurteilen wir mittels NRS den tatsächlichen Schmerz der Patientin oder den selbst wahrgenommenen Schmerz? Wie könnten wir ein subjektives Erleben alternativ messen?

Wenn wir den Gesundheitszustand des Patienten ermitteln wollen, dann könnten wir eine ganze Reihe von Werten heranziehen. Beispielsweise könnten wir den Blutdruck oder den BMI ermitteln oder die Werte des großen Blutbildes anschauen. Wir könnten aber auch den Patienten mittels standardisierter Fragebögen, beispielsweise dem Patient Reported Measurement System 10 Global Health (PROMIS 10 GH) [240], [241] befragen, wie er oder sie den eigenen Gesundheitszustand beurteilt. Wenn wir also wissen wollen, wie der Patient selber seine Gesundheit beurteilt, dann gibt uns der PROMIS 10 GH eine gute Auskunft darüber. Jedoch stellt sich die Frage: Ist dies jetzt subjektiv oder objektiv?

Dazu kommt, dass wir die Begriffe subjektiv und objektiv oft wertend interpretieren. Objektiv ist doch etwas Besseres und Wertvolleres als subjektiv – oder nicht?

Im Zusammenhang mit Assessments und Tests sollten wir deshalb vermeiden, von objektiv oder subjektiv zu sprechen, sondern wir sprechen von Gütekriterien bzw. klinimetrischen und psychometrischen Eigenschaften und von Faktoren, die zu Messfehlern führen können.

Zur Beurteilung der Qualität bzw. „Güte" eines Assessment gibt es definierte Gütekriterien. Dabei beschreiben Gütekriterien mehrere Kriterien der Qualität von Assessments. In diesem Kapitel werden die Gütekriterien Validität, Reliabilität, Responsivität, Klinische Relevanz und Praktikabilität beschrieben.

6.1 Reliabilität

Merke

Reliabilität ist der Grad, in dem die Messung frei von Messfehlern ist [248].

Eine grundlegende Anforderung an alle Messungen in der klinischen Anwendung und Forschung ist, dass sie reliabel sind. Wenn wiederholte Messungen zu den gleichen Ergebnissen führen und zufällige Fehler gering sind, dann sprechen wir von einer Zuverlässigkeit und Reproduzierbarkeit, die man in der Klinimetrie als Reliabilität bezeichnet.

Hierbei können wir verschiedene Formen der Reliabilität unterscheiden:

- Die **Intratester-Reliabilität** (auch Intra-Rater- oder Intra-Observer-Reliabilität) ist die Reproduzierbarkeit von Testergebnissen, wenn die gleiche Person die Testung oder das Assessment unter gleichen Bedingungen wiederholt. Wenn beispielsweise in der physiotherapeutischen Untersuchung der Knöchelumfang mittels Figure of eight gemessen wird, dann sollte eine Wiederholung des Tests durch die gleiche untersuchende Person an der gleichen zu untersuchenden Person zum gleichen Ergebnis führen.
- **Retest-Reliabilität** (auch Test-Retest-Reliabilität): Die Retest-Reliabilität beschreibt die Zuverlässigkeit eines Messinstruments bei wiederholter Testdurchführung bzw. Messung. Voraussetzung für die Untersuchung der Test-Retest-Reliabilität ist, dass sich das gemessene Merkmal zwischen den Messungen nicht verändert hat. Grundsätzlich ist dies ein Aspekt der Intratester-Reliabilität. Wir erwähnen sie hier, da sie insbesondere bei der Anwendung von Fragebögen eine spezielle Form der Reliabilität darstellt, bei der der Begriff Inter- oder Intratester-Reliabilität nicht alles abdeckt.
- Die **Intertester-Reliabilität** (auch Inter-Rater- oder Inter-Observer-Reliabilität) ist die Reproduzierbarkeit von Testergebnissen, wenn zwei oder mehr unabhängige Personen den Test unter gleichen Bedingungen wiederholen. Wie bei der Intratester-Reliabilität sollten bei der Untersuchung der figure-of-eight beim Knöchel einer

Patientin zwei unabhängige PTs zum gleichen Ergebnis kommen.
- Die **interne Konsistenz** ist in der Regel ein Maß, das auf den Korrelationen zwischen verschiedenen Items desselben Tests (oder derselben Subskala in einem umfassenderen Test) beruht. Sie misst, ob mehrere Items, die dasselbe allgemeine Konstrukt messen sollen, ähnliche Werte ergeben. Interne Konsistenz ist dann besonders relevant, wenn mit unterschiedlichen Items in einem Test oder Fragen in einem Fragebogen eine einzelne Eigenschaft oder Konstrukt ermittelt werden soll.

Welche Formen von Reliabilität relevant sind, hängt immer davon ab, welcher Test oder welches Assessment genutzt wird und teilweise auch, in welchem Kontext das Assessment genutzt wird. Bei der Reliabilität stellt sich u. a. die Frage, welche möglichen Fehlerquellen es für eine verminderte Reliabilität geben kann. Während wir bei der Intratester-Reliabilität als mögliche Fehlerquellen das Testinstrument bzw. das Assessment einerseits in Betracht ziehen können und auch der zu untersuchende Patient bei einer wiederholten Messung sich anders verhalten könnte, kommt bei der Intertester-Reliabilität als mögliche Fehlerquelle auch noch die untersuchende Person in Betracht. Dies zu analysieren kann insbesondere hilfreich sein, um die Reliabilität eines Assessments zu verbessern. Beispielsweise, indem das Vorgehen detaillierter beschrieben und instruiert wird und es sehr gut standardisiert ist.
- Um die Reliabilität eines Assessments oder Tests zu bestimmen, werden i. d. R. statistische Verfahren angewandt. Die Auswahl des statistischen Verfahrens hängt von zwei wesentlichen Merkmalen ab:
- dem Skalenniveau (S. 94) des Assessments oder des Tests
- der Frage, ob unser Interesse die relative oder absolute Reliabilität betrifft.

Zusatzinfo

Relative oder absolute Reliabilität

Die absolute Reliabilität gibt an, wie hoch der Messfehler zwischen wiederholten Messungen bei einer Person ist. Sie ist nützlich, um die Präzision einer Messung zu beurteilen. Dies spielt insbesondere bei Verlaufsmessungen eine wichtige Rolle.

Hingegen gibt die relative Reliabilität Auskunft darüber, wie gut getestete oder gemessene Personen unterschieden werden können.

6.1.1 Relative Reliabilität bei kontinuierlichen Merkmalen

Zur Bestimmung der relativen Reliabilität bei kontinuierlichen Merkmalen wird ein Korrelationskoeffizient (S. 106) herangezogen. Je nachdem, um welche Art von Merkmalen es geht, kommen bei der statistischen Bestimmung unterschiedliche Korrelationskoeffizienten zum Einsatz.

Reliabilität bei parametrischen Daten

Der Pearson-Korrelationskoeffizient (S. 106) wird bei normalverteilten Merkmalen verwendet. Zum Beispiel, wenn wir die relative Reliabilität bei der Anwendung des Goniometers bei Gelenksmessungen untersuchen möchten.

Fallbeispiel

Zur Ermittlung der relativen Reliabilität der Kniegelenksmessung mittels Goniometer messen zwei PTs bei 60 Personen die maximale Kniebeugung unter gleichen Bedingungen. ▶ Tab. 6.1 zeigt, dass die Messungen der beiden PTs nicht exakt übereinstimmen.

Tab. 6.1 Beispiel von paarweisen Messungen zweier Therapeuten des Kniegelenks in Grad.

Patient Nr.	Therapeut A	Therapeut B
1	99	91
2	34	36
3	110	101
4	96	100
5	107	108
6	54	59
7	97	93
8	107	108
9	8	10
...	...	...
60	55	65

Anhand des Streudiagramms können wir sehen, dass die Messungen sehr dicht auf einer Linie liegen (▶ Abb. 6.1). Der Pearson-Korrelationskoeffizient liegt bei 0,99. Dies spricht für eine sehr gute relative Reliabilität.

Im nächsten Beispiel messen zwei PTs die maximale Beugung im Ellenbogen. Auch hier sehen wir in ▶ Tab. 6.2, dass es gewisse Abweichungen gibt.

Tab. 6.2 Beispiel von paarweisen Messungen von zwei Therapeuten des Ellenbogengelenks in Grad.

Patient Nr.	Therapeut A	Therapeut B
1	28	15
2	50	18
3	79	102
4	76	80
5	100	84
6	73	77
7	112	136
8	45	44
9	69	61
...	...	...
60	28	17

Im Streudiagramm sehen wir, dass nun die Messwerte der beiden Tester nicht mehr so eng aneinander sind (▶ Abb. 6.2). Der Pearson-Korrelationskoeffizient liegt jetzt bei 0,88.

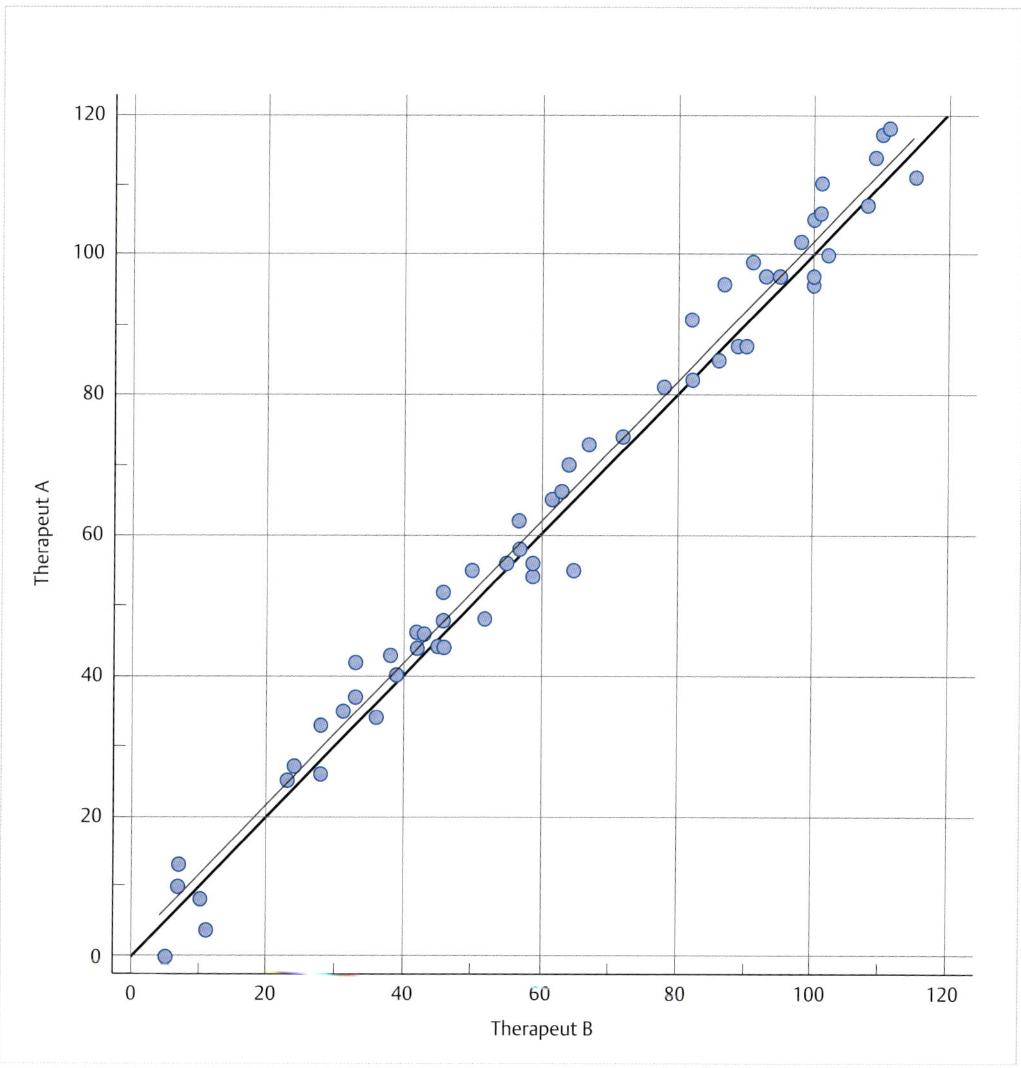

Abb. 6.1 Korrelationsmatrix. Streudiagramm der Kniegelenksmessungen aus ▶ Tab. 6.1.

Korrelationen können Werte von + 1,00 bis –1,00 einnehmen, wobei der Wert + 1,00 eine perfekte Korrelation, der Wert –1,00 eine perfekte negative (widersprüchliche) Korrelation und der Wert 0 keine Korrelation bedeuten.

▶ Abb. 6.3 zeigt eine Vielzahl möglicher Szenarien, wenn wiederholte Messungen gegenübergestellt werden. Eine gerade und schmale Linie zeigt an, dass die Korrelation nahe 1 oder –1 liegt, während eine Wolke von Datenpunkten zeigt, dass keine Korrelation besteht.

Reliabilität bei nichtparametrischen Daten

Wenn Daten nichtparametrisch sind, wird die relative Reliabilität mittels Intraclass-Correlation-Coefficient (ICC) [253] oder mit dem Spearman-Rangkorrelationskoeffizienten (S. 108) bestimmt. Auch hier kann der Koeffizient einen Wert zwischen + 1,00 und –1,00 einnehmen.

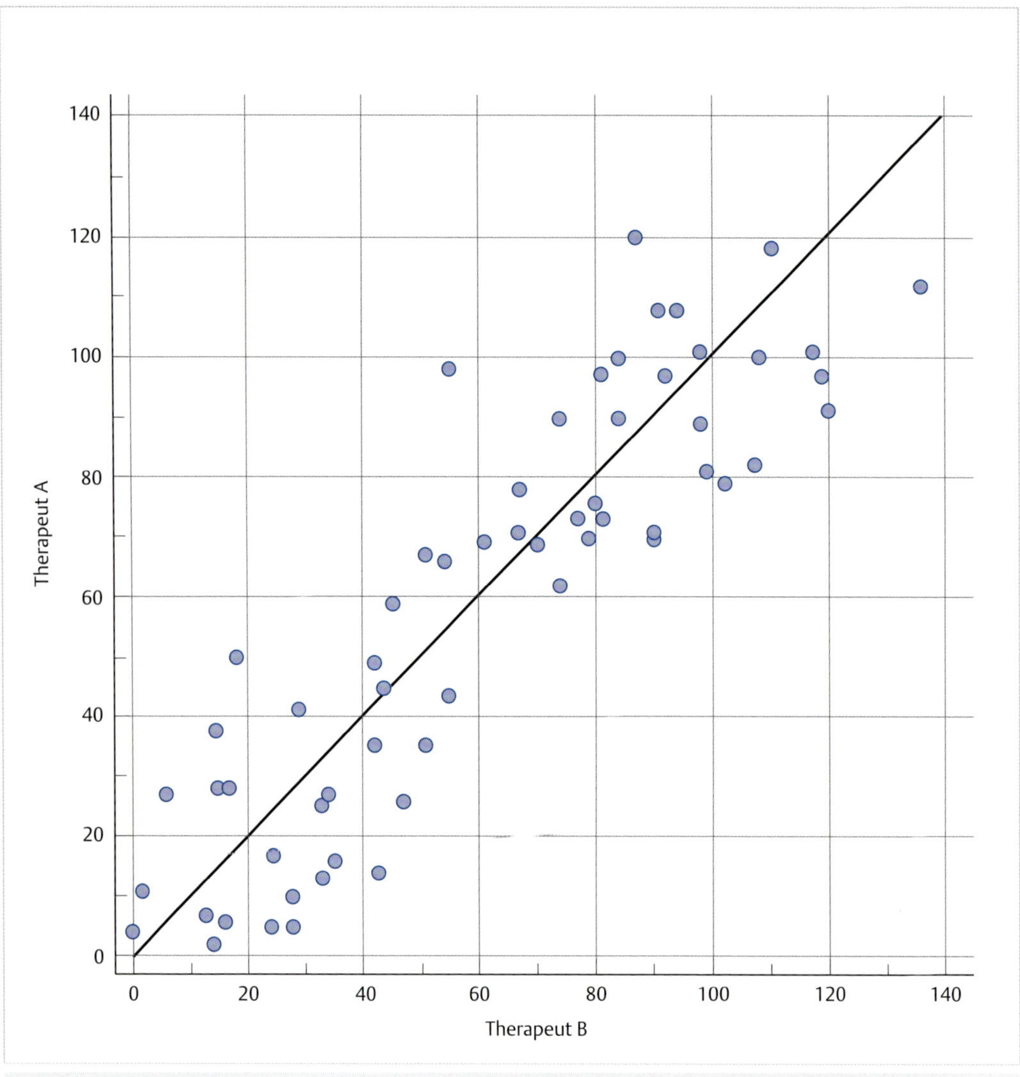

Abb. 6.2 Korrelationsmatrix. Streudiagramm der Ellenbogengelenksmessungen aus ▶ Tab. 6.2.

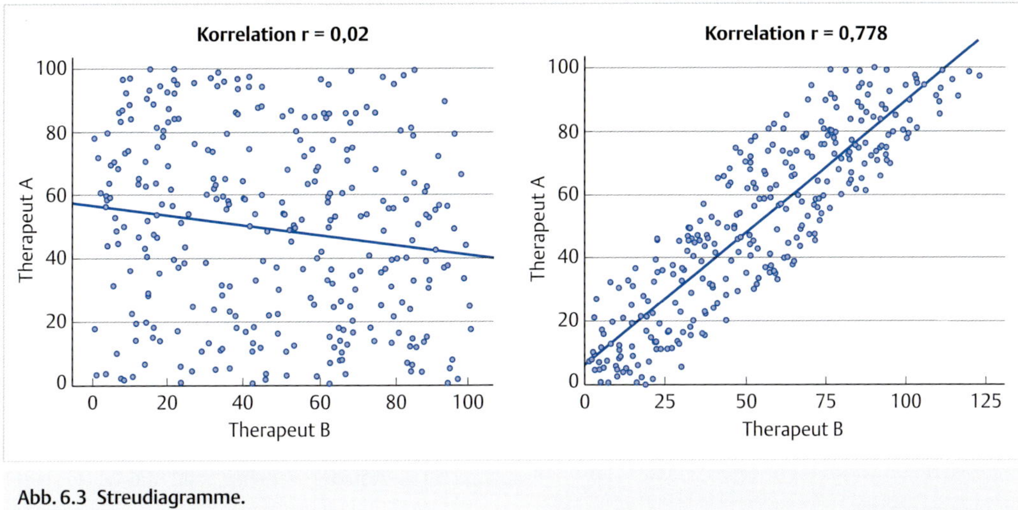

Abb. 6.3 Streudiagramme.

Interpretation von Korrelationskoeffizienten

Ab welchen Korrelationskoeffizienten eine Reliabilität gegeben ist, die wir für unseren klinischen Alltag als ausreichend oder gut beurteilen können, hängt von der jeweiligen Fragestellung ab, die wir an ein Assessment oder an einen Test haben. Benötigen wir bei der Messung der Beweglichkeit des Kniegelenks den gleichen Anspruch an Reliabilität und damit Genauigkeit, wie bei der Feststellung des Blutzuckers? Ist das durchgeführte Assessment maßgeblich für die weitere Behandlungsplanung oder soll es eine Hypothese weiter verifizieren? Einen strengen Grenzwert festzulegen, lehnen u. a. deswegen Experten wie Shrout u. Fleiss [249] ab. Wichtig ist es im klinischen Alltag eher, sich darüber bewusst zu sein, wie reliabel ein Assessment oder Test ist, damit man die Gewichtung des Assessments bei seiner Fragestellung richtig einordnen kann.

In der Forschung wird jedoch ein Korrelationskoeffizient von > 0,9 für Verlaufsmessungen und von > 0,7 für randomisierte Gruppenvergleiche empfohlen. Gruppenvergleiche können deswegen mit einem niedrigeren Korrelationskoeffizienten auskommen, da sich der Messfehler randomisiert auf die zu vergleichenden Gruppen verteilt.

Bei der Interpretation von Korrelationskoeffizienten ist zu berücksichtigen, dass der Pearson- und Spearman-Korrelationskoeffizient einen möglichen systematischen Messfehler nicht berücksichtigt. Wenn bei einer Messung der Schrittlänge beispielsweise Tester A immer die Distanz der beiden Fersenenden misst und Tester B immer die Distanz von Fersenende zur Fußspitze, dann kann es möglich sein, dass bei der Ermittlung des Korrelationskoeffizienten eine fast perfekte Korrelation ermittelt wird, jedoch die ermittelten Werte immer voneinander abweichen.

Beim ICC hingegen gibt es verschiedene Formen der ICC-Statistik, darunter auch welche, die den systematischen Messfehler berücksichtigen.

6.1.2 Absolute Reliabilität

Bei der absoluten Reliabilität geht es um den zufälligen Fehler zwischen wiederholten Messungen für einen einzelnen Patienten. Da sie in der ursprünglichen Einheit (z. B. kg oder cm) oder in einem Anteil davon ausgedrückt wird, ist sie nützlich, um die Präzision einer Messung zu beurteilen. Daher ist es besonders wichtig, die Zuverlässigkeit von Messungen zu beurteilen, die Veränderungen und damit den Verlauf bewerten. Sprich wir müssen wissen, ob eine gemessene Veränderung auch eine tatsächliche Veränderung ist oder neue Werte auf einen möglichen zufälligen Messfehler zurückzuführen sind.

Standardmessfehler (Standard error of measurement SEM)

Eine erste Methode ist die Angabe des SEM. Dies gibt einen Schätzer der durchschnittlichen Abweichung vom Mittelwert aller gepaarten Messungen an.

Limits of Agreement

Um festzustellen, ob zukünftige gemessene Veränderungen im Bereich einer Messtoleranz sind oder nicht, ist die Bestimmung der 95 %-Limits of Agreement [232] (auch Bland-Altman-Methode genannt) eine beliebte Methode. Für den Vergleich von verschiedenen Messungen nach der Bland-Altman-Methode werden die Unterschiede zwischen den einzelnen Messungen der beiden verschiedenen Messvorgänge berechnet und daraus der Mittelwert und die Standardabweichung abgeleitet. Die 95 %-Limits of Agreement werden als Mittelwert der beiden Werte ± 1,96 Standardabweichungen berechnet. Diese 95 %ige Übereinstimmungsgrenze sollte die Differenz zwischen den beiden Messsystemen für 95 % der künftigen Messpaare enthalten.

Das Bland-Altman-Diagramm, auch bekannt als Differenzdiagramm, ist eine grafische Darstellung, bei der die Unterschiede zwischen zwei verschiedenen Messungen gegen die Durchschnittswerte der beiden Messungen dargestellt werden.

▶ Abb. 6.4 zeigt das Bland-Altman-Diagramm für die Messreihen aus dem Fallbeispiel aus Kap. 6.1.1. Auf der x-Achse sind die Mittelwerte

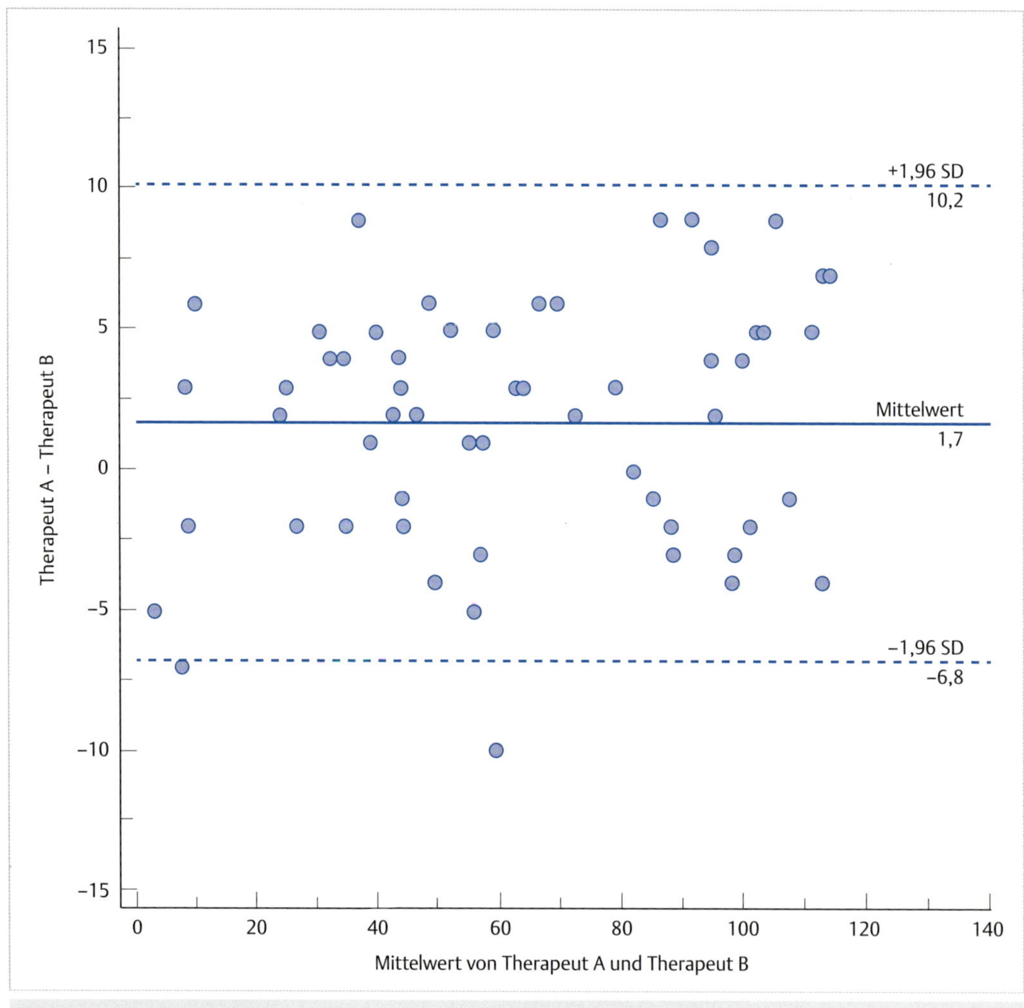

Abb. 6.4 Bland-Altman-Diagramm.

der jeweiligen Messungen der beiden Therapeuten aufgetragen (▶ Tab. 6.1). Auf der y-Achse sind die Differenzen (positiv oder negativ) zwischen Therapeut A und B aufgetragen. Die blaue horizontale Linie zeigt den Mittelwert der Differenzen. Wir sehen beim Mittelwert den systematischen Fehler, welcher bei 1,7 Punkten liegt. Die gestrichelten Linien zeigen die Grenzen der Übereinstimmung, welche im oberen Bereich bei 10,2 und im unteren Bereich bei -6,8 liegen. Dies bedeutet, dass erst bei positiven Veränderungen von mehr als 10° und bei negativen Veränderungen von mindestens 7° eine tatsächliche Veränderung angenommen werden kann. Werte unter den Grenzen der Übereinstimmung können Veränderungen aufgrund zufälliger Messfehler sein und sollten daher nicht als tatsächliche Veränderung interpretiert werden.

Reliabilität bei nominalen und ordinalen Merkmalen

Bei nominalen Merkmalen mit dichotomen Ergebnissen, wie es beispielsweise bei Provokationstests der Fall ist, wäre es einfach, wenn simpel geprüft werden würde, wie hoch die prozentuale Übereinstimmung (%-Agreement) von zwei Testern bei einer bestimmten Anzahl von Untersuchungen ist. Der Nachteil dieser Methode ist, dass die zufällige Übereinstimmung dabei nicht berücksichtigt wird. Und gerade bei dichotomen Ergebnissen kann diese eine große Rolle spielen.

Cohens Kappa

Wenn wir Messungen mit dichotomen Ergebnissen haben, beispielsweise einen positiven oder negativen Provokationstest, dann kann die Reliabilität mittels der Kappa-Statistik ermittelt werden:

- Cohens Kappa [234] für zwei Beurteiler
- Fleiss' Kappa, eine Adaption von Cohens Kappa, für eine unbegrenzte Anzahl von Beurteilern

Bei der Berechnung der Reliabilität sind diese Verfahren insofern besser als %-Agreement, da bei Ermittlung der Reliabilität das Ausmaß der Übereinstimmung berücksichtigt wird, das durch Zufall zu erwarten wäre.

Merke

Von Reliabilität kann nur dann gesprochen werden, wenn die Übereinstimmung der Tester deutlich besser ist als die Übereinstimmung, die durch Zufall zu erwarten ist.

Auch Kappa kann, wie der Korrelationskoeffizient, Werte von 1,00 bis −1,00 einnehmen. Im Gegensatz zu den Korrelationskoeffizienten bedeutet jedoch der Wert 1, dass es eine vollkommene Übereinstimmung gibt, die unabhängig vom Zufall ist. Ein Wert von 0 bedeutet, dass gefundene Übereinstimmungen rein zufällig zustande kommen und ein Wert von −1,00 bedeutet, dass es zu einem vollkommenen Widerspruch kommt, der nicht mit dem Zufall zusammenhängt.

Zur Interpretation der Reliabilität nach Cohen kann die Richtlinie von Landis und Koch [246] genutzt werden (▶ Tab. 6.3).

Tab. 6.3 Interpretation für Cohens Kappa nach Landis und Koch [246].

Cohens Kappa	Stärke der Übereinstimmung
>0,80	fast perfekt (almost perfekt)
0,60 – 0,80	beachtlich (substantial)
0,40 – 0,59	mittelmäßig (moderate)
0,20 – 0,39	ausreichend (fair)
<0,20	etwas (slight)

Jedoch sollte die Interpretation nach Landis und Koch kritisch gesehen werden. Sie haben diese Richtwerte subjektiv festgelegt, und diese sind keinesfalls allgemein akzeptiert.

Ein Problem bei der Interpretation von Cohens-Kappa-Werten ist, dass Kappa von zwei wichtigen Faktoren abhängt: einerseits von der Abweichung der beiden Tester und andererseits von der Prävalenz der getesteten Probanden oder Patienten [250]. Ist die Prävalenz gleichmäßig verteilt, wird automatisch der Kappa-Wert höher als bei ungleich verteilter Prävalenz. So kommt es bei der Bestimmung von Cohens-Kappa-Werten zu Verzerrungen aufgrund verschiedener Prävalenzen in den Stichproben. Im Gegensatz zu den Wahrscheinlichkeitsabweichungen ist die Auswirkung der Verzerrung bei kleinem Kappa größer als bei großem Kappa [250]. Einige Autoren schlussfolgern deswegen, dass Interpretationen auf Grundlage von Kappa mehr schaden als nützen können, wenn man sich diese nicht im Kontext genau anschaut [239].

Fallbeispiel

Beispiel Kappa-Berechnung

Phillip und Daniel werfen jeweils 100-mal nacheinander eine Münze und schauen, wie oft sie beide das gleiche Ergebnis (Kopf oder Zahl) nacheinander werfen.

Anhand einer Vierfeldertafel werden die Ergebnisse dargestellt (► Tab. 6.4).

Tab. 6.4 Vierfeldertafel zur Bestimmung der Reliabilität bei 100 Münzwürfen von Daniel und Phillip.

		Daniel (Tester B)		Randhäufigkeiten
		Kopf	Zahl	
Phillip (Tester A)	Kopf	**30**	25	55
	Zahl	20	**25**	45
Randhäufigkeiten		50	50	100

Anhand der Tabelle können wir sehen, dass Daniel und Phillip bei 100 Versuchen 30-mal beide Kopf geworfen haben und 25-mal beide Zahl. D.h. die Übereinstimmung der Versuche liegt bei 55 %. Nun sind diese 55 % jedoch nicht korrigiert auf die zufällige Übereinstimmung, die man bei so einen Versuch erwarten kann.

Um die zufällige Übereinstimmung zu ermitteln, erstellen wir eine weitere Vierfeldertafel und übertragen die Randhäufigkeiten aus ► Tab. 6.4. Dann werden die zufälligen Übereinstimmungen berechnet, indem die gesamten Kopfwürfe von Daniel ins prozentuale Verhältnis zu den Kopfwürfen von Phillip gesetzt werden (55 % von 50). Dies ergibt eine theoretische Anzahl von zufälligen Übereinstimmungen. In diesem Beispiel sind dies bei den Kopfwürfen 27,5 und bei den Zahlwürfen 22,5. Dadurch ergibt sich eine gesamte zufällige Übereinstimmung von 50 % (27,5 + 22,5), was bei einem Münzwurf wahrscheinlich zu erwarten wäre (► Tab. 6.5).

Tab. 6.5 Vierfeldertafel zur Bestimmung der zufälligen Übereinstimmung auf Grundlage der Daten in ► Tab. 6.4.

		Daniel (Tester B)		Randhäufigkeiten
		Kopf	Zahl	
Phillip (Tester A)	Kopf	**27,5**	27,5	55
	Zahl	22,5	**22,5**	45
Randhäufigkeiten		50	50	100

Mit der gefundenen Übereinstimmung und der ermittelten zufälligen Übereinstimmung der Münzwürfe von Phillip und Daniel kann anhand der Kappa-Formel die Reliabilität ermittelt werden, korrigiert für die zufällige Übereinstimmung. Die Formel für die Berechnung von Kappa lautet:

$$\kappa = \frac{\text{gefundene Übereinstimmung in \%} - \text{zufällige Übereinstimmung in \%}}{100 - \text{zufällige Übereinstimmung in \%}}$$

Für unser Beispiel bedeutet dies:

$$\kappa = \frac{55 - 50}{100 - 50} = \frac{5}{50} = 0,1$$

Damit zeigt sich, dass trotz eines 55 %-Agreements die Kappa-Reliabilität nur bei 0,1 liegt und damit dem Zufall entspricht, was bei einem Münzwurf zu erwarten ist.

Fleiss' Kappa

Cohens Kappa misst nur die Übereinstimmung zwischen zwei Beurteilern. Fleiss' Kappa ist ein Verfahren zur Messung der Reliabilität, wenn mehr als zwei Bewerter anwesend sind [238]. Fleiss' Kappa bietet zudem den Unterschied, dass nicht nur dichotome Merkmale überprüft werden können, sondern mehrere nominale Kategorien. Beispielsweise könnte mit mehreren PTs die Frage gestellt werden, ob Patienten beim Gehen eine Varus-, Valgus- oder Normalstellung im Kniegelenk haben. Die Interpretation der Ergebnisse nach Fleiss' Kappa ist angelehnt an die Interpretation von Cohens Kappa.

Weitere Berechnungen der Reliabilität

Neben den beschriebenen Methoden gibt es noch eine ganze Reihe von weiteren Verfahren zur Berechnung und Bewertung der Reliabilität, je nach Fragestellung und Setting der Untersuchung. Beispielsweise:

- Kardinalskalen-Kappa oder gewichtetes Kappa für die Intertester-Reliabilität bei intervallskalierten Merkmalen.
- Intraklassen-Korrelation (ICC) zur Quantifizierung der Intertester-Reliabilität zwischen mehreren Beurteilern in Bezug auf mehrere Beobachtungsobjekte bei intervallskalierten Daten und mehreren Ratern (hier gibt es verschiedenste Unterformen des ICC).

6.1.3 Interne Konsistenz

Die interne Konsistenz ist in der Regel ein Maß, das auf den Korrelationen zwischen verschiedenen Elementen (Items) eines Tests (oder auf derselben Subskala eines größeren Tests) basiert. Sie gibt an, ob mehrere Items, mit denen dasselbe Konstrukt gemessen werden soll, ähnliche Werte ergeben. Interne Konsistenz wird üblicherweise mit Cronbachs Alpha (Cα) gemessen, einer statistischen Kennzahl, die aus den paarweisen Korrelationen zwischen den Items berechnet wird [235], [244].

Cα kann einen maximalen Wert von 1,00 einnehmen. Für die Interpretation von Cα wird oft folgende Einteilung vorgeschlagen (▶ Tab. 6.6).

Tab. 6.6 Interpretation von Cronbachs Alpha.

Cα	Bedeutung
>0,9	exzellent
>0,8	gut
>0,7	akzeptabel
>0,6	fragwürdig
>0,5	schlecht
≤0,4	inakzeptabel

Bei der Bewertung der internen Konsistenz nach ▶ Tab. 6.6 sollte jedoch berücksichtigt werden, dass eine zu hohe interne Konsistenz von >0,95 bedeuten würde, dass bestimmte Items nicht nur das gleiche Konstrukt untersuchen, sondern tatsächlich genau das gleiche messen. Wenn sie das gleiche messen, dann wären sie damit überflüssig [235]. Es zeigt sich, dass verschiedene Items das Konstrukt gut untersuchen, wenn Cα zwischen 0,7 und 0,9 liegt [245].

Weiter ist zu beachten, dass die interne Konsistenz, welche oft bei Fragebögen angewandt wird, nur für die Items eine Bedeutung hat, die wirklich das gleiche Konstrukt untersuchen. Oft messen Fragebögen jedoch verschiedene Konstrukte. Hier ist es wichtig, nur die entsprechenden Items in Relation zu dem entsprechenden Konstrukt zu setzen.

6.2 Validität

Die Frage nach der Validität ist die, ob ein Assessment, Test oder eine Messung wirklich das misst, was es vorgibt zu messen. Dies klingt zwar im ersten Moment nach einer logischen Voraussetzung, es ist jedoch wert, dies bei verschiedenen Assessments genauer zu überprüfen.

Merke

Validität ist der Grad, in dem ein Assessment oder Test wirklich das Konstrukt misst, das es vorgibt zu messen [248].

Bei der Beurteilung von Assessments gibt es verschiedene Arten der Validität:
- Augenscheinvalidität
- Inhaltsvalidität
- Konstruktvalidität
- Kriteriumsvalidität

In den folgenden Unterkapiteln werden wir diese vier Arten detaillierter darstellen.

6.2.1 Augenscheinvalidität

Ein erster Aspekt der Validität ist die Augenscheinvalidität. Diese wird definiert als das Ausmaß, in dem ein Assessment oder Test sich tatsächlich so präsentiert, als würde es das zu messende Konstrukt auch entsprechend widerspiegeln [248]. Es handelt sich um einen Gesamteindruck, der oft ein erster Anhaltspunkt ist, ohne zu sehr ins kleinste Detail zu gehen. Da es sich um eine subjektive Bewertung handelt, gibt es keine Normen, wie sie zu bewerten ist, und sie ist nicht quantifizierbar [253]. Beispielsweise scheint die Schmerz-NRS augenscheinlich den selbst wahrgenommenen Schmerz eines Patienten zu messen, oder wenn wir uns die einzelnen Items des Oswestry Disability Index anschauen, scheint dieser die Behinderung im Alltag bei Rückenschmerzen zu messen.

Die Augenscheinvalidität wird in der Wissenschaft oft in einer frühen Phase für die Entwicklung neuer Assessments genutzt. Aber auch im klinischen Alltag kann sich die Frage nach der Augenscheinvalidität lohnen, um eine schnelle und angepasste Entscheidung für die Auswahl eines Assessments zu machen.

6.2.2 Inhaltsvalidität

Wenn ein Instrument den Test der Augenscheinvalidierung absolviert hat, muss der Inhalt genauer untersucht werden. Der Zweck einer Inhaltsvalidierungsstudie besteht darin, zu beurteilen, ob das Messinstrument das zu untersuchende Konstrukt angemessen wiedergibt.

Merke

Inhaltsvalidität ist dann gegeben, wenn der Inhalt eines Assessments das Problem oder Merkmal gut und vollständig erfasst [245].

Es stellen sich für die Inhaltsvalidität folgende Fragen [253]:
- Beziehen sich alle Elemente des Assessments auf relevante Aspekte des zu messenden Konstrukts?
- Sind alle Elemente für die Untersuchungspopulation relevant, z. B. in Bezug auf Alter, Geschlecht, Krankheitsmerkmale, Sprachen, Länder, Settings?
- Sind alle Items für den Verwendungszweck des Assessments relevant?

Mit diesen Fragen wird ermittelt, ob die Elemente oder Items wirklich für die Beurteilung des Konstrukts relevant sind. Auf der anderen Seite stellt sich die Frage, ob mit den entsprechenden Elementen auch das Konstrukt vollständig erfasst wird.

Die Inhaltsvalidität wird typischerweise überprüft, wenn ein neues Assessment entwickelt werden soll. Der Prozess der Inhaltsvalidierung besteht aus den folgenden Schritten:
1. Berücksichtigung von Informationen über das Konstrukt und die Situation.
2. Berücksichtigung der Informationen über den Inhalt des Messinstruments.
3. Auswahl eines Expertengremiums (beispielsweise aus Ärzten, PTs, Patienten und Angehörigen).
4. Beurteilung, ob der Inhalt des Messinstruments mit dem Konstrukt übereinstimmt (relevant und umfassend ist).
5. Anwendung einer Strategie oder eines Rahmens zur Bewertung der Übereinstimmung zwischen dem Instrument und dem Konstrukt.

Zusatzinfo

Die Delphi-Methode

Zur Entwicklung neuer Assessments wird oft das systematische und mehrstufige Delphi-Verfahren angewendet. Dabei wird eine Gruppe bzw. ein Panel von verschiedenen Stakeholdern definiert, die einen Zusammenhang aus verschiedenen Perspektiven zu dem zu untersuchenden Konstrukt des Assessments haben. Bei patientenberichteten Fragebögen kann diese Gruppe beispielsweise aus Ärzten, Therapeuten, Patienten und eventuell auch Angehörigen bestehen.

Wenn das Ziel der Delphi-Befragung klar definiert ist, formuliert eine unabhängige forschende und moderierende Person verschiedenste Items oder Fragen, die dann dem definierten Panel zur Bewertung vorgelegt werden. Es bietet sich an, bei der Bewertung eine Likert-Skala zu verwenden. Die Ergebnisse der Befragung werden dann deskriptiv ausgewertet und verdichtet. Folgend werden die ausgewerteten Ergebnisse anonymisiert erneut mit den Items oder Fragen an das Panel gesendet, welche das Vorgehen der Bewertung wiederholen. Dies wird so lange wiederholt, bis ein bestimmter Grad an Konvergenz erreicht ist oder alternativ sich die Meinungen des Panels nicht mehr ändern.

6.2.3 Kriteriumsvalidität

Kriteriumsvalidität ist das Ausmaß, wie die Ergebnisse eines Assessments ein adäquates Spiegelbild eines sogenannten Goldstandards wiedergeben [248]. Diese Definition zeigt schon, dass die Kriteriumsvalidität nur bestimmbar ist, wenn auch ein entsprechender Goldstandard bzw. Referenztest vorhanden ist. Es gibt zwei Formen der Kriteriumsvalidität: die konkurrierende Validität und die prädiktive Validität.

- **Konkurrierende Validität.** Wenn es um die konkurrierende Validität geht, dann sprechen wir davon, dass die zu untersuchenden Kriterien und die Merkmale des Messinstruments zur selben Zeit vorhanden sind. Für die Untersuchung der konkurrierenden Validität werden Querschnittsstudien (S. 51) durchgeführt. Hierbei werden das zu untersuchende Assessment wie auch der Referenztest im gleichen Zeitraum durchgeführt. So würde beispielsweise ein Schubladentest (zu untersuchendes Assessment) zur Untersuchung des vorderen Kreuzbandes im gleichen Zeitraum stattfinden wie der Referenztest, die Kniearthroskopie.
- **Prädiktive Validität.** Wir untersuchen die prädiktive Validität, wenn wir wissen wollen, ob die Ergebnisse eines Assessments uns erlauben, Prognosen zu geben, bzw. ob die durch das Assessment gestellten Prognosen auch tatsächlich eintreten. Um die prognostische Validität zu untersuchen, werden longitudinale Kohortenstudien (S. 49) durchgeführt. Beispielsweise könnte die Frage gestellt werden, ob das StartBackTool [242] eine valide Prognose darüber machen kann, ob Kreuzschmerzen sich chronifizieren. Hierfür könnte das StartBackTool bei Patienten eingesetzt werden, und drei Monate später würde man bei den gleichen Patienten prüfen, ob es zu einer Chronifizierung der Kreuzschmerzen gekommen ist. Mithilfe von diskriminierenden statistischen Methoden könnte dann geprüft werden, welcher Punktwert des StartBackTools mit welcher Wahrscheinlichkeit eine Chronifizierung von Kreuzschmerzen vorhersagen könnte.

Es stellt sich die Frage, warum man ein bestimmtes Assessment benutzt, wenn es doch einen Goldstandard gibt. Der Grund dafür ist oft die Praktikabilität eines Tests, welche mit den Faktoren Zeit, Aufwand und Kosten verbunden ist [245].

Die Bestimmung der Kriteriumsvalidität ist wieder abhängig vom Skalenniveau des zu untersuchenden Assessments, wie auch vom Skalenniveau des Referenztests. ▶ Tab. 6.7 gibt einen Überblick über die jeweiligen statistischen Verfahren.

Tab. 6.7 Überblick der statistischen Verfahren und Kennzahlen abhängig von den jeweiligen Skalenniveaus des Referenztests und des zu untersuchenden Tests.

Skalenniveau		Statistisches Vorgehen
Referenztest	**Zu untersuchender Test**	
Nominal dichotom	Nominal dichotom	Sensitivität/Spezifität (bei prognostischen Tests positiver/negativer prädiktiver Wert)
	Ordinal	Receiver Operating Characteristics-Kurve
	Kontinuierlich	Receiver Operating Characteristics-Kurve
Ordinal	Ordinal	Gewichtetes Kappa oder Spearman-Korrelationskoeffizient
	Kontinuierlich	Receiver Operating Characteristics-Kurve oder Spearman-Korrelationskoeffizient
Kontinuierlich	Kontinuierlich	Bland-Altman-Grenzen der Übereinstimmung; Interklassenkoeffizient; Spearman- oder Pearson-Korrelationskoeffizient

Sensitivität und Spezifität

Bei diagnostischen Assessments werden häufig dichotome Ergebnisse ermittelt, d. h. ein Testergebnis ist entweder positiv oder negativ. Dementsprechend kann das Ergebnis eines zu untersuchenden Assessments entweder das Kriterium richtig oder falsch messen. Wenn ein diagnostischer Test mit einem Referenztest verglichen wird, dann wird die jeweilige Sensitivität und Spezifität ermittelt. Die Sensitivität beschreibt dabei den Anteil, wie oft ein positives Ergebnis des Tests richtig ist. Hingegen beschreibt die Spezifität den Anteil, wie oft ein negatives Ergebnis richtig ist. Dies kann einfach anhand einer Vierfeldertafel dargestellt werden (▶ Abb. 6.5).

Wir wollen beispielsweise wissen, wie valide ein Schubladentest den Riss des vorderen Kreuzbandes bestimmen kann. Dann wäre der Referenztest, welcher uns eine sichere Diagnose geben kann, die Kniearthroskopie. Wir schauen uns in ▶ Abb. 6.6 mit fiktiven Zahlen die Berechnung von Sensitivität und Spezifität an.

Wir sehen an dem Beispiel, dass bei 200 Tests insgesamt 105-mal ein Schubladentest positiv war. Dabei zeigte eine folgende Arthroskopie 90-mal einen positiven Befund und 15-mal einen negativen Befund. Hingegen war die Schublade 95-mal negativ, wovon dann 10-mal ein positiver und 85-mal ein negativer Befund in der Arthroskopie festgestellt wurde. Dies ergibt, wie in ▶ Abb. 6.6 berechnet, eine Sensitivität von 0,9 und eine Spezifität von 0,85 für den Schubladentest.

Ein Nachteil dieser Methode ist, dass hier die Prävalenz des Verfahrens nicht berücksichtigt wird. Wie wir schon bei den Berechnungen der Kappa-Werte (S. 137) erfahren haben, kann dies ein Störfaktor bei der Ermittlung der Kriteriumsvalidität sein.

Positiver und negativer prädiktiver Wert

Eine Alternative zur Bestimmung der Kriteriumsvalidität ist die Berechnung von prädiktiven Werten. Im Gegensatz zur Berechnung der Spezifität und Sensibilität wird hier die Prävalenz berücksichtigt. Um ein Testergebnis auf einen Patienten zu übertragen, sind die prädiktiven Werte wichtig: Sie berücksichtigen zusätzlich, wie häufig die getestete Krankheit generell ist. Will man einem Patienten erläutern, was das Testergebnis für ihn bedeutet, eignen sich die prädiktiven Werte deutlich besser als Sensitivität und Spezifität. Auch diese Werte können anhand einer Vierfeldertafel ermittelt werden (▶ Abb. 6.7).

Der entscheidende Vorteil gegenüber der Bestimmung mittels positiven und negativen prädiktiven Werten ist, dass wir nun unterscheiden können, wie gut die Aussagekraft bei positiven Ergebnissen verglichen mit negativen ist.

Referenztest / Test	positiver Referenztest	negativer Referenztest	Total
positives Testergebnis	A richtig positiv	B falsch positiv	A + B
negatives Testergebnis	C falsch negativ	D richtig negativ	C + D
Total	A + C	B + D	A + B + C + D
	Sensitivität = A/(A + C)	**Spezifität = D/(B + D)**	

Abb. 6.5 Vierfeldertafel zur Bestimmung der Sensitivität und Spezifität.

Referenztest / Test	positiver Befund Arthroskopie	negativer Befund Arthroskopie	Total
positive Schublade	90	15	105
negative Schublade	10	85	95
Total	100	100	200
	Sensitivität = 90/(90 + 10) = 0,9	**Spezifität = 85/(15 + 85) = 0,85**	

Abb. 6.6 Bestimmung der Sensitivität und Spezifität. Beispiel einer Vierfeldertafel zur Bestimmung der Sensitivität und Spezifität des Schubladentests.

Likelihood-Ratio

Die Likelihood-Ratio eines Testergebnisses gibt an, um welchen Faktor das Ergebnis unter Erkrankten häufiger vorkommt als unter Gesunden. Damit ist die Likelihood-Ratio eine Maßzahl für die Aussagekraft eines diagnostischen Tests, welche nicht von der Prävalenz abhängig ist. Die Grundlage der Likelihood-Ratio bilden Sensitivität und Spezifität. Es kann jeweils eine positive und eine negative Likelihood-Ratio berechnet werden.

Die positive Likelihood-Ratio (LR+) beschreibt dabei die Wahrscheinlichkeit für ein positives Ergebnis einer erkrankten Person (richtig positiv) im Verhältnis zur Wahrscheinlichkeit eines positiven Ergebnisses bei einer nichterkrankten Person (falsch positiv) an. Folgende Formel kommt zur Anwendung:

$$LR+ = \frac{\text{Sensitivität}}{1\ \text{-Spezifität}}$$

Hingegen gibt die negative Likelihood-Ratio (LR–) die Wahrscheinlichkeit eines negativen Ergebnisses bei einer erkrankten Person (falsch negativ) im Verhältnis zur Wahrscheinlichkeit negativer Er-

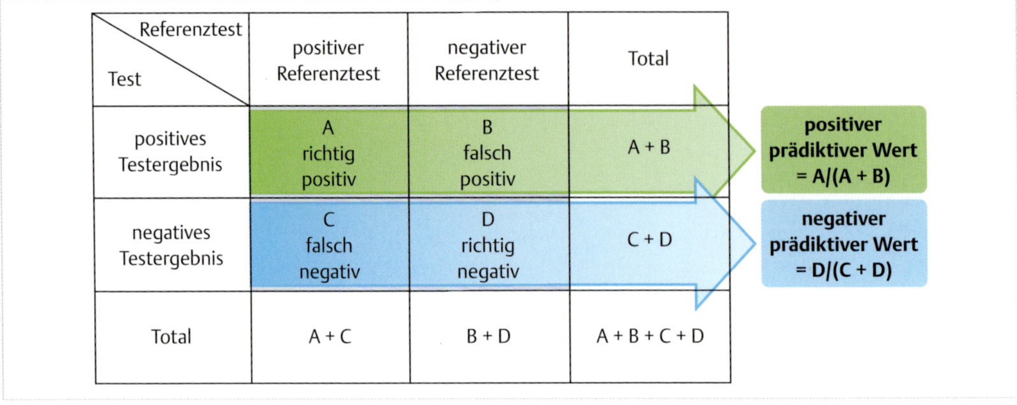

Abb. 6.7 Vierfeldertafel zur Bestimmung des prädiktiven positiven und negativen Wertes.

gebnisse bei Nichterkrankten (richtig negativ) an. Dies wird mit folgender Formel ermittelt:

$$\text{LR-} = \frac{1\ \text{-Sensitivität}}{\text{Spezifität}}$$

Weitere Verfahren zur Bestimmung der Kriteriumsvalidität

Wie in ▶ Tab. 6.7 aufgezeigt, gibt es je nach Skalenniveau noch weitere Verfahren, um die Kriteriumsvalidität zu bestimmen. Abgesehen vom Skalenniveau kommt es auch auf die jeweilige Fragestellung an das zu untersuchende Assessment an. Ein Assessment kann entsprechend weitere Kennwerte geben, die eine Aussage zur Validität geben. Wenn wir beispielsweise das Verhältnis der Wahrscheinlichkeiten, eine Erkrankung zu haben oder diese nicht zu haben, wissen möchten, dann ermitteln wir die Odds-Ratio. Oder wenn wir wissen wollen, wie gut Werte auf einer kontinuierlichen Skala für die Ermittlung einer Krankheit diskriminieren können, dann wird die Fläche unter der Kurve (Area under the curve) ermittelt. So ergeben sich viele mögliche statistische Kennwerte, die eine Aussage über die Kriteriumsvalidität geben können. Wichtig ist hierbei, dass zu der jeweiligen Fragestellung die richtige statistische Methode Anwendung findet.

6.2.4 Konstruktvalidität

In Situationen, in denen es keinen Referenztest, bzw. Goldstandard gibt, sollte eine Konstruktvalidierung verwendet werden, um die Validität zu belegen. Konstruktvalidität ist das Ausmaß, in dem die Ergebnisse eines Messinstruments mit den Hypothesen übereinstimmen, z. B. in Bezug auf interne Zusammenhänge, Zusammenhänge mit Werten anderer Instrumente oder Unterschiede zwischen relevanten Gruppen [248]. Sie basiert auf der Annahme, dass das Assessment das zu messende Konstrukt valide misst. Die Konstruktvalidität wird oft als weniger aussagekräftig angesehen als die Kriteriumsvalidierung. Mit starken Theorien und spezifischen und anspruchsvollen Hypothesen ist es jedoch möglich, substanzielle Evidenz dafür zu erhalten, dass das Assessment das misst, was es zu messen vorgibt [253]. Es gibt drei Aspekte der Konstruktvalidität:

- strukturelle Validität
- Hypothesenprüfung
- cross-cultural validity

Strukturelle Validität

Strukturelle Validität ist der Grad, in dem die Ergebnisse eines Assessments die Dimensionalität des zu messenden Konstrukts angemessen widerspiegeln [248]. Um dies zu bewerten, wird in der Regel eine **Faktorenanalyse** durchgeführt.

Die Faktorenanalyse fasst Gruppen von Variablen zu aussagekräftigen und voneinander unabhängigen Faktoren zusammen, um bestimmte Strukturen in Datensätzen zu erkennen. In erster

Linie ist das Ziel der Faktoranalyse die Datenstrukturierung und -reduktion.

Es gibt unterschiedliche Methoden der Faktoranalyse, welche teilweise verschiedene Ziele verfolgen. Grundsätzlich wird zwischen der explorativen und der konfirmatorischen Faktoranalyse unterschieden (▶ Abb. 6.8).

Die explorative Faktoranalyse wird verwendet, wenn keine gesicherten Annahmen über die Zusammenhänge zwischen den erhobenen Variablen vorliegen, sondern explorativ nach einer Beziehungsstruktur gesucht wird. Es handelt sich daher um ein strukturentdeckendes Verfahren, das der Hypothesengenerierung dient. Es wird oftmals eingesetzt, wenn ein eigenes Messinstrument entwickelt wird und geprüft werden soll, ob die Items zu einem einzigen oder zu mehreren Faktoren zusammengefasst werden sollen.

Hingegen wird bei einer konfirmatorischen Faktoranalyse geprüft, ob bestimmte erwartete Zusammenhänge zwischen den untersuchten Variablen vorliegen. Daher wird auch von einem hypothesenprüfenden Verfahren gesprochen. Es wird oftmals eingesetzt, wenn ein etabliertes Messinstrument verwendet wird, wie beispielsweise ein Assessment zur selbstberichteten Gesundheit.

Hypothesentestung

Im Rahmen der Konstruktvalidierung werden Hypothesen über die Zusammenhänge zwischen den Ergebnissen des untersuchten Assessments und den Resultaten anderer Assessments, die entweder ähnliche oder ganz andere Konstrukte messen, formuliert. Diese Hypothesen müssen entsprechend getestet werden, um dann die entsprechende **konvergente** oder **divergente Validität** zu überprüfen.

Konvergente Validität kann ermittelt werden, wenn zwei einander ähnliche Konstrukte von Assessments sich widerspiegeln. Während die divergente Validität genau das Gegenteil aufzeigen soll, nämlich dass zwei unterschiedliche Konstrukte von Assessments nicht miteinander korrelieren. Der Zusammenhang wird i. d. R. mittels Korrelationskoeffizient ermittelt. Beispielsweise sollten die Resultate verschiedener Assessments, welche die gesundheitsbezogene Lebensqualität ermitteln, hoch miteinander korrelieren (> 0,6) und entsprechend eine gute konvergente Validität aufweisen. Auf der anderen Seite kann nicht davon ausgegangen werden, dass die Resultate eines Fragebogens wie dem StartBackTool mit den Ergebnissen eines Intelligenztest korrelieren. Hier dürfte sich nur eine sehr schwache Korrelation zeigen und entsprechend würden wir von divergenter Validität sprechen.

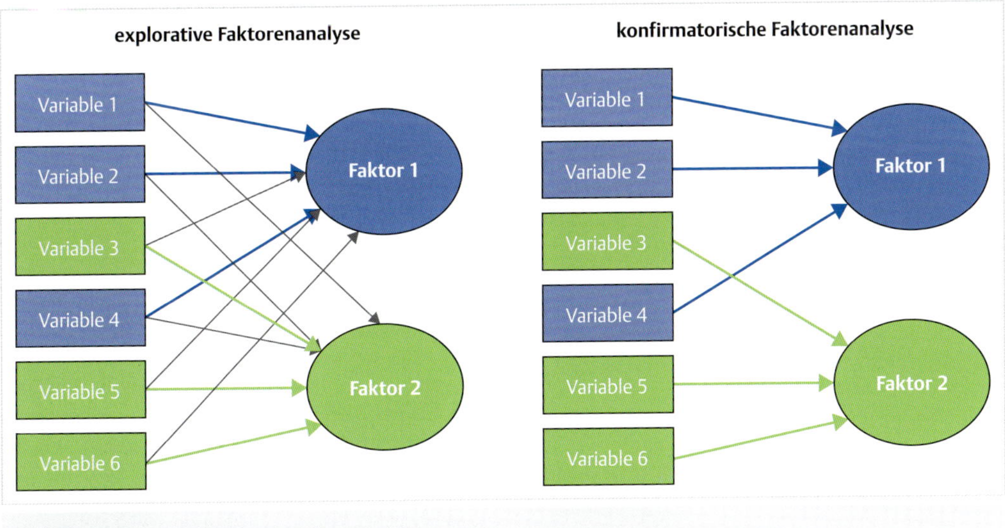

Abb. 6.8 Faktorenanalysen.

Cross-cultural validity

Die cross-cultural validity bezeichnet den Grad, in dem die Leistungsmerkmale der Items in einem übersetzten oder kulturell angepassten patientenberichteten Assessment die Leistungsmerkmale der Items in der Originalversion des Assessments adäquat widerspiegeln [248]. Wenn ein Fragebogen beispielsweise im Englischen entwickelt und dessen Inhalt validiert wurde, dann ist eine übersetzte Version nicht automatisch in einer anderen Sprache valide. Zudem muss beachtet werden, dass manche Fragen und die daraus entstehenden Konstrukte in manchen Kulturen gar keine Relevanz haben. De Vet gibt dazu in seinem Buch „Measurement in medicine“ ein hervorragendes Beispiel: In den Niederlanden hat es einen ganz anderen Stellenwert, die Möglichkeit des Fahrradfahrens zu haben als in den USA. Das Fahrrad ist in den Niederlanden ein typisches Verkehrsmittel, während Radfahren in den USA mehrheitlich als Sportart gesehen wird und viele gar kein Fahrrad besitzen [253].

An diesem Beispiel wird deutlich, dass es mehr braucht als eine reine Übersetzung eines Fragebogens. Für den Prozess der Adaption eines Fragebogens sind mehrere Schritte notwendig. Das Vorgehen in diesem Prozess ist in Leitlinien beschrieben [233]. Die wichtigsten Schritte sind:

1. Übersetzung durch zwei unabhängige Übersetzer.
2. Erstellung einer Synthese durch die übersetzenden Personen.
3. Rückübersetzung durch zwei unabhängige und geblindete Übersetzer.
4. Beurteilung durch einen Expertenausschuss aus Forschenden, Fachexperten im Themengebiet und Übersetzern.
5. Pilotstudie mit der vorläufigen Version des Fragebogens.
6. Audit und Genehmigung durch die Entwickler des ursprünglichen Fragebogens.

Nach diesen Schritten kann die eigentliche Überprüfung der Konstruktvalidität erfolgen.

6.3 Responsivität

Merke

Responsivität ist die Fähigkeit eines Assessments oder Tests, Veränderungen des zu messenden Merkmals sicher zu erfassen [248], [251].

Bei den Assessments und Tests, die in der physiotherapeutischen Behandlung angewendet werden, haben wir einige, die für unser Clinical Reasoning wichtig sind, um Hypothesen zu verifizieren oder zu falsifizieren. Andere Assessments haben eine Bedeutung für die Prognosestellung. Darüber hinaus sind aber auch Assessments wichtig, die den Verlauf evaluieren. Diese Assessments können uns auch Aufschluss darüber geben, ob die durchgeführte Intervention erfolgreich ist. Ebenso sind Verlaufsinstrumente wichtig für Patienten. Oft untermauern verbesserte und mittels Assessments ermittelte Werte und Kennzahlen ein subjektives Gefühl der Veränderung beim Patienten. Für ein evidenzbasiertes Vorgehen sollte uns jedoch bei der Anwendung von Verlaufsmessungen und -assessments das Gütekriterium der Responsivität bewusst sein. Einerseits, um Veränderungen unserer Patienten valide zu evaluieren, aber auch in der Erforschung von Interventionen werden Assessments gebraucht, die eine Veränderung sicher beurteilen können.

Im Wesentlichen wird bei der Bewertung der Responsivität die Hypothese getestet, dass sich bei einer Veränderung der Patienten in Bezug auf das interessierende Konstrukt ihre Punktzahlen auf dem Messinstrument zur Bewertung dieses Konstrukts entsprechend ändern. Die Responsivität ist damit auch ein Aspekt der Validität [247], [252].

In Kap. 6.2 wurde die Validität definiert als der Grad, in dem ein Assessment oder Test wirklich das Konstrukt misst, das es vorgibt zu messen. Diese Definition impliziert, dass ein valides Assessment, wenn man Veränderungen messen will, auch wirklich Veränderungen in den Konstrukten messen sollte, die es zu messen vorgibt. Der einzige Unterschied zwischen Validität und Responsivität besteht darin, dass sich die Validität auf die Gültigkeit eines einzelnen Scores bezieht (geschätzt auf der Grundlage eines Assessments), während sich die Responsivität auf die Gültigkeit eines Veränderungswertes bezieht (geschätzt auf der Grundlage von zwei Messungen).

Die Responsivität ist nur für Assessments und Tests relevant, die in der Verlaufsevaluierung eingesetzt werden, bzw. in der Forschung bei longitudinalen Studien, um Veränderungen messen zu können. Wenn ein Assessment nur dazu verwendet wird, Patienten zu einem bestimmten Zeitpunkt zu unterscheiden, dann ist die Responsivität nicht relevant.

6.3.1 Beurteilung der Responsivität

Wenn man davon ausgeht, dass die Responsivität ein Aspekt der Validität ist, ist es logisch, dass die methodischen Grundsätze für die Bewertung der Responsivität denen für die Bewertung der Validität ähnlich sind, mit dem Unterschied, dass es um die Aussagekraft von veränderten Werten geht. Dies verlangt, dass für die Feststellung der Responsivität Längsschnittstudien benötigt werden, bei denen das zu untersuchende Assessment mindestens zu zwei verschiedenen Zeitpunkten durchgeführt wird. Ähnlich wie bei der Validität können verschiedene Ansätze verwendet werden. Die Evidenz aus diesen Ansätzen sollte miteinander verknüpft werden, um Schlussfolgerungen über den Grad der Responsivität eines Instruments in einer bestimmten Population und einem bestimmten Kontext zu ziehen. Die beiden wichtigsten Ansätze zur Bewertung der Responsivität sind der konstruktbezogene Ansatz und der kriteriumsbezogene Ansatz.

Kriteriumsbezogener Ansatz

Wenn es einen Referenztest (Goldstandard) gibt, der Veränderungen messen kann, dann kann dieses Kriterium herangezogen werden, um zu überprüfen, wie die Responsivität des zu untersuchenden Assessments ist. Dies ist vergleichbar mit der Kriteriumsvalidität. In diesem Fall sollte a priori eine Hypothese über den erforderlichen Grad der Übereinstimmung der Veränderungen beider Tests (also des zu untersuchenden Assessments und des Referenztests) definiert werden und an einer geeigneten Stichprobe der zu untersuchenden Population beide Assessments parallel zu verschiedenen Zeitpunkten eingesetzt werden. Anhand der gemessenen Werte kann der Zusammenhang der gemessenen Veränderungen beider Messinstrumente in Relation gebracht werden.

Die zu verwendende statistische Methode ist wieder abhängig vom Skalenniveau der eingesetzten Assessments und Tests. Eine Orientierung gibt ▶ Tab. 6.7.

Konstruktbezogener Ansatz

Wenn kein Referenztest zur Verfügung steht, beruht die Bewertung der Responsivität auf dem Testen von Hypothesen, genau wie bei der in Kap. 6.2.4 beschriebenen Bewertung der Konstruktvalidität. Im Falle der Responsivität beziehen sich die Hypothesen auf die erwarteten Mittelwertdifferenzen zwischen den Veränderungen der Punktwerte des Instruments in den Gruppen oder auf die erwarteten Korrelationen zwischen den Veränderungen der Punktwerte des Instruments und den Veränderungen der Punktwerte anderer Instrumente, von denen bekannt ist, dass sie eine angemessene Responsivität aufweisen.

6.3.2 Weitere Methoden zur Bewertung der Responsivität

In vielen Studien können wir weitere Methoden zur Beurteilung der Responsivität finden. Einige beliebte Methoden sollten jedoch kritisch betrachtet werden [251], [253]. Eine oft verwendete Methode zur Beurteilung der Responsivität ist die Ermittlung der Effektstärke (S. 116). Grundsätzlich eignet sich die Effektstärke als Kriterium für die Wirkung einer Intervention. Doch oft wird daraus der Schluss gezogen, dass eine entsprechende Effektstärke eine Aussage zur Responsivität eines Assessments macht. Sie gibt uns jedoch nur sehr begrenzte Hinweise auf die Responsivität. Ohne einen Referenztest bzw. vergleichbare Assessments und entsprechende Hypothesen über das Ausmaß der erwarteten Veränderung können wir nur schlussfolgern, dass es Veränderungen gibt, aber nicht ob diese an der Responsivität des Messinstruments liegen.

Auch p-Werte des gepaarten t-Tests (S. 118) sind ungeeignet für die Beurteilung der Responsivität, weil sie ein Maß für die statistische Signifikanz der Veränderungswerte sind und nicht für die Validität der Veränderungswerte.

Grundsätzlich kann gesagt werden, dass die Responsivität eines Assessments in derselben Studie bewertet werden soll, bei der das Assessment auch für die Untersuchung eines Effektes genutzt wird, keine Schlussfolgerungen zur Responsivität zulässt.

6.4 Klinische Relevanz – Interpretierbarkeit

Die Interpretierbarkeit eines Ergebnisses ist das Ausmaß, in dem man den Ergebnissen oder der Veränderung der Ergebnisse eines Instruments eine qualitative Bedeutung beimessen kann. Die Interpretierbarkeit wird nicht als eine Eigenschaft der Messung betrachtet, ist aber eine wichtige Voraussetzung für den sachgerechten Einsatz eines Messinstruments.

Hierbei gibt es einige Aspekte zu berücksichtigen:

- Die Verteilung der Werte eines Assessments in einer Stichprobe.
- Mögliche Boden- und Deckeneffekte.
- Die minimale klinisch relevante Veränderung.

6.4.1 Verteilung der Werte eines Assessments in einer Stichprobe

Damit wir die Ergebnisse eines Assessments oder Tests gut interpretieren können, sollten wir wissen, an welcher Stichprobenpopulation dieses Assessment genau validiert wurde und wie die Verteilung (S. 99) in der Untersuchung war.

6.4.2 Mögliche Boden- und Deckeneffekte

Boden- oder Deckeneffekte können auftreten, wenn ein hoher Anteil der Grundgesamtheit einen Wert am unteren bzw. oberen Ende einer Bewertungsskala hat. Wenn wir beispielsweise in einem Fragebogen von einem Patienten nach einem operativen Kniegelenksersatz wissen wollen, ob dieser sich in der Lage fühlt, alleine die Toilette zu nutzen, dann können wir davon ausgehen, dass nach einer gewissen postoperativen Zeit die meisten Patienten diese Tätigkeit wieder durchführen können. D.h. wir hätten wahrscheinlich bei einer Population, die einen Monat nach ihrer OP gefragt wird, einen starken Deckeneffekt, da ein Großteil sich auf dieser Skala nicht mehr verbessern kann. Dies muss bei der Auswahl des Assessments und der Interpretation von Ergebnissen und Veränderungen berücksichtigt werden.

6.4.3 Minimale klinisch relevante Veränderung

Für die Interpretation von Assessments hat es enorme Bedeutung zu wissen, wie groß ein Unterschied zwischen zwei Messungen zu zwei verschiedenen Zeitpunkten sein muss, um von einer für den Patienten relevanten Veränderung zu sprechen. Wir sprechen von der minimalen klinisch relevanten Veränderung (*minimal clinically important difference* –MCID), also dem Grad der Veränderung, der eine klinische Relevanz für den Patienten hat. Dabei geht es beispielsweise um die Frage, ob eine Verbesserung der Kniebeugung um 5° eine Relevanz für den Patienten hat oder ob eine Veränderung von 6 auf 5 in der NRS-Schmerzskala eine hinreichende Bedeutung für den Patienten hat. Für die Bestimmung der MCID spielt ein weiterer Kennwert eine Rolle: die minimal erkennbare Veränderung (minimal detectable change – MDC, auch manchmal smallest detectable change – SDC). Hier wird der Frage nachgegangen, ob bei einer Verlaufsmessung die gemessene Veränderung auf einem Messfehler beruhen kann oder ob es eine tatsächliche Veränderung gibt (vgl. den Abschnitt absolute Reliabilität in Kap. 6.1.2).

Bei der Frage, wie die MCID festgelegt wird, gibt es mehrere Methoden. Ein häufiges Vorgehen ist die Nutzung einer Ankerfrage oder auch Transitionsfrage [236]. Hierbei wird ein externes Kriterium als sogenannter Anker genutzt. Dieses Ankerkriterium sollte ein gut interpretierbares Messinstrument sein, mit dem Patienten oder Kliniker angeben, welche Veränderung für sie wichtig bzw. relevant ist. Beispielsweise könnte dies eine 7-Punkte-Likert-Skala sein (▶ Tab. 6.8).

Wir sehen in ▶ Tab. 6.8, dass die hier untersuchte Stichprobe mit beispielsweise Schulterschmerzen, eine Veränderung (Ankerfrage – leicht verbessert) erst bei einer Verbesserung auf der Schmerz-NRS von 2,1 Punkten angibt. Wir könnten also sagen, dass die MCID bei 2,1 Punkten liegt. Jedoch müssen wir hier beachten, dass dies nur bei einer Verbesserung auf der Schmerz-NRS der Fall ist. Denn eine Veränderung kann auch negativ sein. In diesem Beispiel geben die Patienten bei einem Mittelwert von −0,2 an, dass es eine leichte Verschlechterung gibt. Dies ist wichtig zu beachten, denn die relevante Bewertung kann immer unterschiedlich sein, und es kommt auf verschiedene Faktoren an:

Tab. 6.8 Veränderungen des Schmerzes gemessen mit einer Schmerz-NRS und die selbstwahrgenommene Veränderung.

Ankerfrage für wahrgenommene Veränderung mittels 7-Punkte-Likert-Skala	Anzahl der Patienten	Mittelwerte und (SD) der Veränderungen gemessen mittels NRS 10
Deutlich verbessert	71	6,1 (2,8)
Moderat verbessert	145	4,3 (2,3)
Leicht verbessert	102	2,1 (1,9)
Keine Veränderung	75	0,6 (2,0)
Leicht verschlechtert	85	-0,2 (1,5)
Moderat verschlechtert	59	-1,3 (1,6)
Deutlich verschlechtert	12	-2,1 (1,8)

- Es können Boden- und Deckeneffekte eine Rolle spielen.
- Eine Verbesserung auf der Schmerz-NRS von 9 auf 6 ist nicht gleichbedeutend mit einer Verbesserung von 5 auf 2.
- Positive Verbesserungen können anders wahrgenommen werden als negative.

Eine andere ankerbasierte Methode wird mittels ROC-Kurve (Grenzwertoptimierungskurve) untersucht. Hier wird die wahrgenommene Veränderung dichotom kategorisiert. Der Einfachheit halber nehmen wir nun an, dass wir Schmerzpatienten mittels einer Schmerz-NRS 100 bewerten. Die Ankerfrage wäre dann, ob es eine positive Veränderung gab oder nicht.

In ▶ Abb. 6.9 sehen wir die ROC-Kurve, die Fläche unter der Kurve (area under curve – AUC) ist dabei der Bereich, der unterhalb der Kurve entsteht. Als Referenz sehen wir eine diagonale Linie, welche eine AUC von 0,5 aufweist. Wäre die ermittelte Kurve bei 0,5, würde dies auf eine schlechte Diskriminierungsfähigkeit hindeuten. In diesem Beispiel sehen wir jedoch eine sehr gute Diskriminierungsfähigkeit, welche mit 0,926 angegeben wird. Weiter sehen wir mittels Youden-Index [243], [254], welcher das optimale Verhältnis zwischen den ermittelten Sensitivitäts- und Spezifitätswerten ermittelt und angibt, bei welchem Kriterium dies der Fall ist. In diesem Beispiel wäre dies das Schmerz-NRS 100 > 20, was heißt, dass Werte über 20 von Patienten als relevante Veränderung auf der Schmerzskala empfunden werden.

Bei dieser Methode ist zu berücksichtigen, dass hier nur positive Veränderungen ermittelt worden sind und wir betreffend der MCID nur die Aussage treffen können, dass positive Veränderungen von mehr als 20 auf der Schmerz-NRS 100 als klinisch relevant angesehen werden.

Für die Interpretierbarkeit ist jedoch noch eine weitere Frage offen. Ist die MCID responsiv messbar bzw. ist die MDC kleiner oder größer als die MCID?

In ▶ Abb. 6.10 können wir sehen, wie verschiedene Situationen zu interpretieren sind. Im Fall A ist der zu erreichende Wert einer Veränderung für die MDC kleiner als für die MCID. D.h. wir können ab dem Bereich der MDC zwar Veränderungen feststellen, jedoch sind diese nicht klinisch relevant. Anders die Interpretation im Fall B, dort ist die MCID mit einer kleineren Veränderung zu erreichen, bevor jedoch die Veränderung nicht auch über die MDC geht, kann diese Veränderung auf einem Messfehler beruhen.

6.5 Praktikabilität

Die Praktikabilität ist ein wichtiges Gütekriterium in der physiotherapeutischen Evaluation, da sie darauf abzielt, die Anwendbarkeit und Durchführbarkeit einer Untersuchung in der klinischen Praxis zu beurteilen. Die Praktikabilität ist ein Maß für die Durchführbarkeit einer Untersuchung in der realen klinischen Umgebung sowie für die Effizienz der Untersuchung in Bezug auf Zeit und Kosten. Eine Untersuchung, die einfach durchzuführen ist, schnell abgeschlossen werden kann und keine

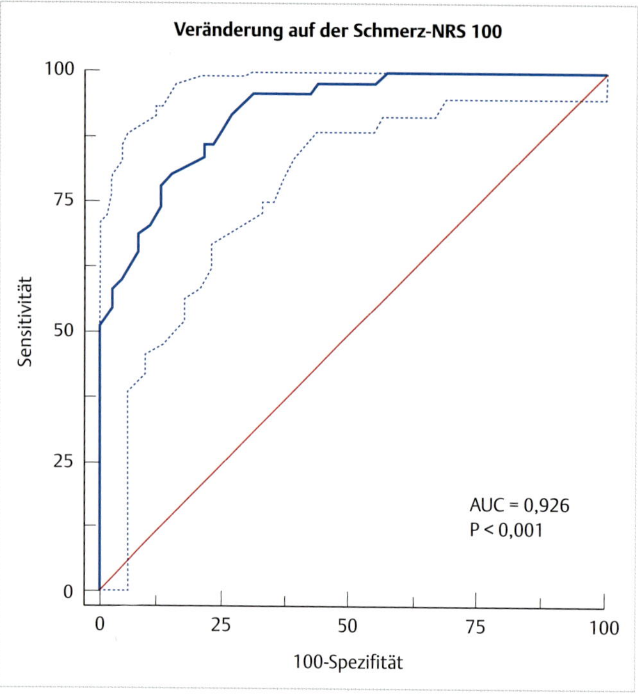

Abb. 6.9 ROC-Kurve für wahrgenommene positive Veränderungen auf Schmerz-NRS 100 Diskriminierungsfähigkeit. Fläche unter der ROC-Kurve: 0,926, Signifikanzlevel p (Fläche = 0,5): < 0,0001.
Optimales Kriterium nach Youden-Index. Youden-Index: 0,6692, entsprechendes Kriterium: > 20, Sensitivität: 0,92, Spezifität: 0,74.

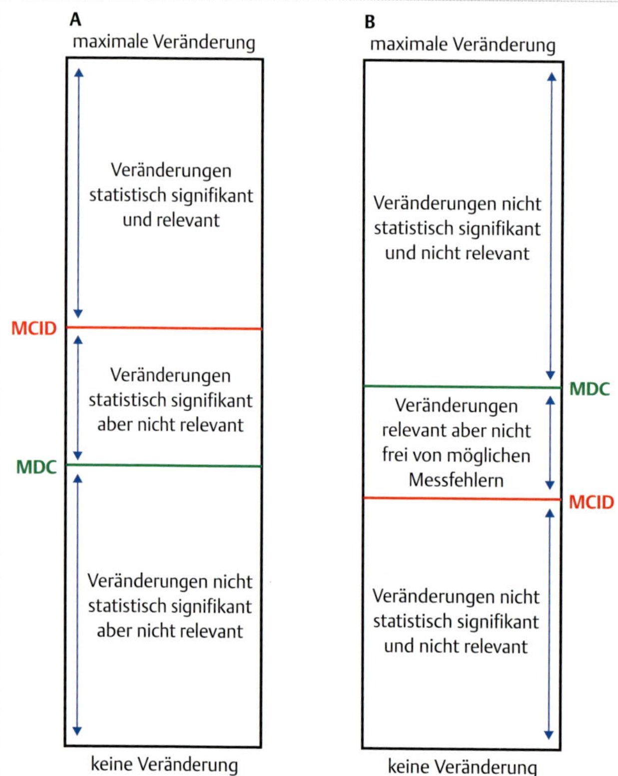

Abb. 6.10 Interpretation von Veränderungen unter Berücksichtigung von MDC und MCID.

teure oder spezialisierte Ausrüstung erfordert, wäre ein Beispiel für eine Untersuchung mit guter Praktikabilität. Eine Untersuchung mit schlechter Praktikabilität wäre dagegen eine Untersuchung, die sehr zeitaufwändig ist, spezielle Ausrüstung erfordert und nur unter bestimmten Bedingungen durchgeführt werden kann. Es ist wichtig, dass die physiotherapeutische Untersuchung ein ausreichendes Maß an Praktikabilität aufweist, da sie andernfalls nicht in der klinischen Praxis eingesetzt werden kann. Ein hoher Grad an Praktikabilität ermöglicht es dem Therapeuten, die Untersuchung schnell und effizient durchzuführen und somit mehr Zeit für die Behandlung des Patienten zu haben.

6.6 Fazit

Gütekriterien bzw. Messeigenschaften von Assessments und Tests sind eine wichtige Voraussetzung für deren sinnvollen Einsatz in der klinischen evidenzbasierten Physiotherapie. Selten können Gütekriterien Assessments allgemein bewerten, sondern sie sind immer abhängig von der entsprechenden Fragestellung. Ein Assessment kann in einem bestimmten Fall, bei einem individuellen Patienten und einer spezifischen Fragestellung ein geeignetes Instrument sein. Jedoch kann das gleiche Assessment in einem anderen Fall nicht angebracht sein, da es in diesem anderen Fall keine entsprechenden Gütekriterien vorweisen kann. Auch unser Anspruch an die Gütekriterien hängt davon ab, welche Antworten ich aus diesen ziehen möchte und wie diese für mögliche weitere klinische Entscheidungen gewichtet sind. Möchte ich mich einer Hypothese annähern und mögliche weitere Hypothesen falsifizieren oder ist von diesem Assessment die gesamte Behandlungsstrategie abhängig? Hier ist der Anspruch an die klinische Expertise in Bezug auf eine evidenzbasierte Physiotherapie sehr wichtig, denn oft ist es erforderlich abzuwägen, welches Assessment eingesetzt wird. Dabei gibt es viele Faktoren, welche die Abwägung beeinflussen sollten. Gewichtige Faktoren sind sicher die Gütekriterien, aber auch welchen Einfluss ein Assessment auf weitere klinische Entscheidungen hat, wie praktikabel oder auch aufwendig ein Assessment ist und welche für den Patienten verbundene Belastungen mit der Durchführung des Assessments einhergehen. Sicher sollte ein Assessment nicht einfach eingesetzt werden, weil es zu einem Standardablauf auf einem standardisierten Befundbogen gehört. Auch hier gilt, wie bei der Auswahl einer Intervention, dass Assessments nur dann eingesetzt werden, wenn sie mir nachweislich eine relevante klinische Frage beantworten können oder mir helfen, mich dieser Antwort anzunähern.

6.7 Literatur

[232] Altman DG, Bland JM. Measurement in Medicine: The Analysis of Method Comparison Studies. The Statistician 1983; 32: 307

[233] Beaton DE, Bombardier C, Guillemin F et al. Guidelines for the process of cross-cultural adaptation of self-report measures. Spine (Phila Pa 1976) 2000; 25: 3 186–91

[234] Cohen J. A Coefficient of Agreement for Nominal Scales. Educational and Psychological Measurement 1960; 20: 37–46

[235] Cronbach LJ. Coefficient alpha and the internal structure of tests. Psychometrika 1951; 16: 297–334

[236] Crosby RD, Kolotkin RL, Williams GR. Defining clinically meaningful change in health-related quality of life. J Clin Epidemiol 2003; 56: 395–407

[237] Ferraz MB, Quaresma MR, Aquino LR et al. Reliability of pain scales in the assessment of literate and illiterate patients with rheumatoid arthritis. J Rheumatol 1990; 17: 1022–24

[238] Fleiss JL. Measuring nominal scale agreement among many raters. Psychological Bulletin 1971; 76: 378–82

[239] Gwet KL. Handbook of inter-rater reliability: The definitive guide to measuring the extent of agreement among raters; a handbook for researchers, practitioners, teachers & students. 2nd ed. Gaithersburg: Advances Analytics; 2010

[240] Hays RD, Bjorner JB, Revicki DA et al. Development of physical and mental health summary scores from the patient-reported outcomes measurement information system (PROMIS) global items. Qual Life Res 2009; 18: 873–80

[241] Hays RD, Liu H, Spritzer K et al. Item response theory analyses of physical functioning items in the medical outcomes study. Med Care 2007; 45: S 32–8

[242] Hill JC, Dunn KM, Lewis M et al. A primary care back pain screening tool: identifying patient subgroups for initial treatment. Arthritis Rheum 2008; 59: 632–41

[243] Hughes G. Youden's Index and the Weight of Evidence Revisited. Methods Inf Med 2015; 54: 576–7

[244] Knapp TR. Coefficient alpha: conceptualizations and anomalies. Res Nurs Health 1991; 14: 457–60

[245] Kool J, Hilfiker R, Oesch P et al. Bewertung von Assessments. In: Wirz M, Köhler B, Marks D et al., Hrsg. Lehrbuch Assessments in der Rehabilitation. Bern: Huber; 2014: 87–127

[246] Landis JR, Koch GG. The measurement of observer agreement for categorical data. Biometrics 1977; 33: 159–74

[247] Mokkink L, Terwee C, Vet H de. Key concepts in clinical epidemiology: Responsiveness, the longitudinal aspect of validity. J Clin Epidemiol 2021; 140: 159–62

[248] Mokkink LB, Terwee CB, Patrick DL et al. The COSMIN study reached international consensus on taxonomy, terminology, and definitions of measurement properties for health-related patient-reported outcomes. J Clin Epidemiol 2010; 63: 737–45

[249] Shrout PE, Fleiss JL. Intraclass correlations: uses in assessing rater reliability. Psychological Bulletin 1979; 86: 420–8

[250] Sim J, Wright CC. The Kappa Statistic in Reliability Studies: Use, Interpretation, and Sample Size Requirements. Physical Therapy 2005; 85: 257–68

[251] Terwee CB, Dekker FW, Wiersinga WM et al. On assessing responsiveness of health-related quality of life instruments: guidelines for instrument evaluation. Qual Life Res 2003; 12: 349–62

[252] Vet HCW de, Terwee CB, Bouter LM. Current challenges in clinimetrics. J Clin Epidemiol 2003; 56: 1137–41

[253] Vet HCW de, Terwee CB, Mokkink LB et al. Measurement in medicine: A practical guide. Practical guides to biostatistics and epidemiology. 2011st ed. Cambridge, New York: Cambridge University Press; 2018

[254] Youden WJ. Index for rating diagnostic tests. Cancer 1950; 3: 32–5

Kapitel 7

Recherche von wissenschaftlichen Publikationen

7

7 Recherche von wissenschaftlichen Publikationen

7.1 Einführung

Die Evidenz aus der klinischen Forschung wächst immer schneller, was es schwierig macht, stets auf dem Laufenden zu bleiben, um in der täglichen Praxis die beste Patientenversorgung gewährleisten zu können. Trotz der ständig wachsenden Zahl an (neuen) Informationen aus der Forschung stellen Fachbücher und persönliche Kontakte oftmals die bevorzugten Quellen für klinische Informationen dar – dicht gefolgt von Zeitschriftenartikeln [257]. Das Internet dient ebenfalls als wertvolle Informationsquelle zum Auffinden von klinischen Informationen. Es sind jedoch grundverschiedene Nutzungsweisen, ob jemand eine Reise buchen, die neuesten Trends finden, Katzenvideos anschauen oder eine effiziente Literaturrecherche durchführen möchte. Suchmaschinen sind zwar ein sehr praktischer Weg, um Rezepte für Diätshakes zu finden, aber nicht unbedingt der beste Weg, um qualitativ hochwertige klinische Forschung zu recherchieren. Außerdem können einige Webseiten mit qualitativ hochwertiger klinischer Forschung durch Suchmaschinen nicht durchsucht werden, oder es werden Ihnen (was vielleicht am schlimmsten ist) oft Tausende von Suchergebnissen angezeigt. Wenn Sie sich über ein bestimmtes Thema informieren oder sich einen ersten Überblick über die vorhandene Forschungsliteratur verschaffen möchten, kann Google Scholar (bedingt) nützlich sein. Doch auch wenn Suchmaschinen wie Google oder Google Scholar in vielerlei Hinsicht praktisch sind, eignen sie sich keineswegs für die Beantwortung klinischer Fragen. Es mangelt an Übersichtlichkeit in Bezug auf Inhalt und Vollständigkeit der gefundenen Evidenz, und die Anzahl der Suchergebnisse ist auch hier oft überwältigend. Aber was ist eine erfolgreiche Literatursuche? Eine erfolgreiche Literatursuche liefert Ihnen genau die Informationen, die Sie benötigen, um Ihre Forschungsfrage zu beantworten. Das Verständnis der grundlegenden Anatomie und Physiologie einer Suche kann Ihnen helfen, die benötigten Informationen zügig und zielgerichtet zu finden.

7.2 Datenbanken

Um qualitativ hochwertige klinische Forschung zu finden, sollten Sie sich zunächst überlegen, welche Art von Informationen Sie benötigen und was Sie mit den gesammelten Informationen tun wollen. Dies bestimmt, unter andrem, die Art der Datenbank, in der Sie nach diesen Informationen suchen. Die Sicherheit im Umgang mit diesen praktischen Tools spart Ihnen Zeit und verbessert Ihre Fähigkeiten, die passende Evidenz zügig zu finden.

Bibliografische Datenbanken enthalten Verweise auf veröffentlichte Literatur, z. B. Zeitschriften und Zeitungsartikel, Konferenzbeiträge und -berichte, Studien und Studienprotokolle, staatliche und juristische Veröffentlichungen, Patente und Bücher. Zwei Typen von Literatur, die häufig im Mittelpunkt von Literaturrecherchen stehen, sind indexierte, von Experten begutachtete (Peer-reviewed) Literatur und „graue" Literatur. Um eine Datenbank effizient nach der passenden Literatur durchsuchen zu können, sind die meisten Datenbanken mit einer spezifischen Suchmaschine ausgestattet.

Merke

- **Peer-reviewed** ist wissenschaftliche Literatur, die normalerweise den neuesten Stand der Forschung auf einem bestimmten Gebiet darstellt. Vor der Veröffentlichung werden diese Artikel von Experten begutachtet, um zu gewährleisten, dass sie im Kontext anderer Forschungsarbeiten des Fachgebiets aussagekräftig sind und – jedenfalls theoretisch – methodisch korrekt durchgeführt wurden.
- **Graue** Literatur meint Materialien, die nicht formell von professionellen Verlagen oder in Peer-reviewed-Journals veröffentlicht wurden, einschließlich Factsheets, Weißbüchern, Konferenzberichten und -postern (etc.).

In manchen Fällen können verschiedene Suchmaschinen auch für die Suche in ein und derselben Datenbank verwendet werden. So kann beispielsweise die Datenbank Medline, eine der umfangreichsten Datenbanken für medizinische Forschungsartikel, mit zahlreichen Suchmaschinen durchsucht werden (z. B. PubMed, Ovid Medline, ProQuest und SumSearch). Umgekehrt gibt es auch Suchmaschinen, die parallel diverse Datenbanken durchsuchen. Ein Beispiel hierfür ist die medizinische Suchmaschine Trip.

Zusatzinfo

Datenbanken und Suchmaschinen für die Forschung im Gesundheitswesen

- **MEDLINE** ist die bibliografische Datenbank der U.S. National Library of Medicine für Zeitschriftenartikel aus den Bereichen Biowissenschaften und Biomedizin. Sie enthält über 5 600 internationale Fachzeitschriften aus zahlreichen Disziplinen der Medizin und verwandten Bereichen. Die in MEDLINE indexierten Zeitschriften werden von der U.S. National Library of Medicine auf ihre Qualität geprüft. MEDLINE enthält über 23 Millionen Forschungsartikel. Frei verfügbar über PubMed unter www.ncbi.nlm.nih.gov/PubMed, bibliografische Daten (mit und ohne Abstracts) der biomedizinischen Literatur ab 1966.
- **EMBASE** (Excerpta Medica Database): Umfassende biomedizinische und pharmakologische Datenbank, von Elsevier verwaltet und nur für Abonnenten zugänglich. Erreichbar unter www.embase.com, Datensätze zu biomedizinischer Literatur ab 1974.
- **PEDro** (Physiotherapy Evidence Database): Eine frei zugängliche Datenbank mit Suchfunktion. Sie enthält Abstracts zu physiotherapiespezifischer Literatur. Die Datenbank enthält ausschließlich interventionsbezogene Literatur und umfasst Leitlinien, systematische Reviews und andere klinische Studien. Abrufbar unter www.pedro.org.au.
- **Cochrane Database of Systematic Reviews** (CDSR): Die führende Datenbank für systematische Übersichtsarbeiten im Gesundheitswesen enthält Cochrane Reviews und Protokolle für Cochrane Reviews sowie Leitartikel und Anhänge. Alle systematischen Übersichtsarbeiten von Cochrane werden auf Basis der gleichen Methoden durchgeführt, die als Goldstandards gelten. Die Datenbank wird monatlich aktualisiert und ist erreichbar unter www.cochranelibrary.com.
- **Cochrane Central Register of Controlled Trials** (CENTRAL): Eine umfangreiche Quelle für Berichte von randomisierten und quasi-randomisierten kontrollierten Studien. Die Datensätze werden durch den Centralised Search Service von Cochrane, die Fachregister der Cochrane Review Group und durch Handsuche ermittelt. CENTRAL wird monatlich aktualisiert, wobei jeweils am letzten Tag des Monats eine neue Ausgabe erscheint. Erreichbar unter www.cochranelibrary.com.
- **National Guidelines Clearinghouse:** Eine Datenbank mit klinischen Praxisleitlinien. Diese Datenbank enthält zahlreiche Leitlinien, die nicht in MEDLINE indexiert sind. Erreichbar unter www.guidelines.gov.
- **Arbeitsgemeinschaft der Wissenschaftlichen Medizinischen Fachgesellschaften** (AWMF): gegründet 1962, koordiniert seit 1995 die Entwicklung von Leitlinien für Diagnostik und Therapie durch die einzelnen wissenschaftlichen medizinischen Fachgesellschaften in Deutschland. Leitlinien für Diagnostik und Therapie sind zu finden unter www.awmf.org.
- **International prospective register of systematic reviews** (PROSPERO): Eine internationale Datenbank mit prospektiv registrierten systematischen Reviews u. a. aus dem Gesundheitswesen. Erreichbar unter www.crd.york.ac.uk/prospero/.
- **PubMed:** Eine frei verfügbare Suchmaschine, die von der U.S. National Library of Medicine und dem National Center for Biotechnology Information entwickelt wurde. Primär ist MEDLINE die Datenbank, auf die die Suchfunktion von PubMed zugreift. Erreichbar unter www.pubmed.gov.
- **Turning Research Into Practice** (Trip): Trip ist eine Suchmaschine für den klinischen Bereich, die es den Nutzerinnen und Nutzern ermöglichen soll, schnell und einfach hochwertige Forschungsergebnisse zu finden. Abrufbar unter: www.tripdatabase.com.
- **Google Scholar**: Eine von Google entwickelte Suchmaschine, die das Internet nach verschiedenen wissenschaftlichen Veröffentlichungen (z. B. Bücher, Zeitschriftenartikel etc.) durchsucht. Kann nützlich sein, um sich einen Überblick über die vorhandene Forschungsliteratur zu verschaffen. Eine gezielte Suche ist hier nicht möglich. Erreichbar unter www.google.com/scholar.

Leider existiert keine Datenbank, die sämtliche Veröffentlichungen aus allen existierenden Fachzeitschriften des gesamten Gesundheitswesens umfasst. Deswegen kann es notwendig sein, in mehreren Datenbanken zu einem Thema zu suchen. Der Schlüssel zu einer erfolgreichen Recherche liegt darin, die richtige Frage zu stellen. Ihre Frage muss beantwortbar sein. Ist Ihre Frage zu allgemein formuliert, wird Ihre Suche mehr Ergebnisse liefern, als Sie überblicken können.

7.3 Konvertierung von klinischen Fragen in Suchbegriffe

Ganz gleich, welche Art von Frage Sie beantworten möchten und in welcher Art von Datenbank Sie suchen, Sie müssen passende Suchbegriffe auswählen. Das heißt, Sie müssen Wörter angeben, die der Datenbank mitteilen, wonach Sie eigentlich suchen.

Mit einer sorgfältig erstellten Frage und den passenden Suchbegriffen finden Sie in der Regel eine gut zu überblickende Anzahl von relevanten Studien.

Fallbeispiel

Herr Arbeiter ist 45 Jahre alt. Er kommt aufgrund von Schmerzen im unteren Rücken, welche relativ akut aufgetreten sind (vor ca. 2 Wochen) und in sein linkes Bein ausstrahlen, zu Ihnen in die Praxis. Er hat keine offensichtlichen neurologischen Defizite.

Herr Arbeiter suchte daraufhin seinen Hausarzt auf, welcher ihm Schmerzmittel, entzündungshemmende Medikamente und 5 Tage lang Bettruhe verordnete, was jedoch nur wenig Besserung brachte.

Herr Arbeiter erhielt daraufhin eine Verordnung über 6 Einheiten physiotherapeutischer Behandlungen, um seine Schmerzen zu lindern und seine körperliche Leistungsfähigkeit wiederherzustellen.

Sie fragen sich nun, wie Sie Herrn Arbeiter behandeln sollen. Kann eine Behandlung mit manueller Therapie seine Schmerzen besser lindern und die Funktion verbessern als eine Übungsbehandlung?

Bevor Sie sich jetzt auf die Suche nach Evidenz für die Frage nach der adäquaten Therapie für Herrn Arbeiter machen können, müssen Sie die Frage präzisieren (s. Kap. 3).

- Zu weit gefasst: Kann eine Behandlung mit manueller Therapie Schmerzen besser lindern und die Funktion verbessern als eine Übungsbehandlung?
- Besser: Kann eine Behandlung mit manueller Therapie die Kreuzschmerzen von erwachsenen Patientinnen oder Patienten besser lindern und die körperliche Funktion verbessern als eine Übungsbehandlung?
- Noch besser: Ist bei einem 45-jährigen Mann mit akuten Rückenschmerzen eine Behandlung mit manueller Therapie eher geeignet, die Schmerzen zu lindern und die körperliche Funktion zu verbessern als eine Übungsbehandlung?

In Kap. 3 wurde erläutert, wie jede Art von klinischer Frage in (vier) Komponenten zerlegt werden kann – erinnern Sie sich an PICO (S. 40) [258]. Im Fall der Frage zur Behandlung von Herrn Arbeiter muss also die präzise Fragestellung in ihre entsprechenden Einzelteile zerlegt werden (► Tab. 7.1).

Tab. 7.1 Strukturierte Frage: Ist bei einem 45-jährigen Mann mit akuten Rückenschmerzen eine Kombination aus manueller Therapie und Übungen eher geeignet, die Schmerzen zu lindern und die körperliche Funktion zu verbessern als Manuelle Therapie allein (möglicherweise werden nicht alle Komponenten für die Suche benötigt)?

PICO	Fragenteile
P – Patient, Problem, Population	45-jähriger Mann, akute Rückenschmerzen
I – Intervention	Manuelle Therapie
C – Comparator	Übungsbehandlung
O – Outcome	Schmerz und körperliche Funktion

Durch das Zerlegen in die einzelnen PICO-Bestandteile erhalten Sie bereits eine gute Übersicht über mögliche Suchbegriffe, welche Sie für Ihre Datenbankrecherche verwenden könnten. In den folgenden Schritten sollten Sie die Suchbegriffe jedoch noch konkreter herausarbeiten (s. u.). Wählen Sie dazu die Begriffe oder Schlüsselwörter, die am besten die Informationen beschreiben, nach denen Sie suchen wollen. Im Beispiel sollten Sie alle Substantive des Satzes außer „Kombination" auswählen. Den Begriff „Kombination" wählen Sie nicht aus, da das Konzept der Kombination im weiteren Verlauf Ihrer Suche durch sinnvolle Verknüpfung der Wörter mittels Boolescher Operatoren (S. 160) einfacher erfasst wird. Sie können davon ausgehen, dass die Studien, nach denen Sie suchen, sich von Natur aus mit der „Verbesserung" des Outcomes (Schmerz/körperliche Funktion) befassen. Deshalb ist es nicht zwangsläufig notwendig Begriffe wie „verbessern", „lindern" etc. zu verwenden.

Die meisten Forschungsarbeiten werden in englischer Sprache veröffentlicht und auch die meisten Datenbanken/Suchmaschinen sind englischsprachig. Darum ist es notwendig, dass Sie Ihre Suchbegriffe in passende englische Begriffe umwandeln. Es kann vorkommen, dass Ihnen zu einem deutschen Begriff gleich mehrere englischsprachige Synonyme einfallen, diese sollten Sie (zunächst) alle erfassen. Die besten Suchbegriffe sind diejenigen, die nur wenige, möglichst ähnliche Synonyme haben. Manchmal, wie im Fallbeispiel, ist ein bestimmter Suchbegriff eng mit der Fragestellung verbunden und hat nur wenige Synonyme (▶ Tab. 7.2).

Tab. 7.2 Ableitung konkreter Suchbegriffe bezogen auf das Fallbeispiel.

Konkreter Suchbegriff (deutsch)	Search Terms (englisch)
akute Rückenschmerzen	acute low back pain, acute LBP, acute lumbar pain, acute back ache, acute back pain
Manuelle Therapie	manual therapy
Übungen	exercise therapy, training, work out, activity
Schmerzen	pain
körperliche Funktion	function
45-jährig	45-year-old
männlich	male

Sie haben verschiedene Möglichkeiten, relevante Synonyme für Suchbegriffe zu finden, z. B. medizinische Wörterbücher (gedruckt oder online), Übersetzungsprogramme etc. Nachdem Sie eine beantwortbare Frage (inklusive Suchbegriffe) gestellt haben, sollten Sie überlegen, in welcher Art von Datenbank Sie Ihre Suche beginnen möchten. Die MEDLINE-Datenbank, die Millionen von Referenzen zu biomedizinischen Artikeln enthält und über PubMed kostenlos abgerufen werden kann, könnte ein guter Ausgangspunkt für Ihre Suche sein. Im Rahmen des folgenden Abschnitts werden (nacheinander) Suchvorgänge mit PubMed als Suchmaschine, Cochrane und PEDro erläutert.

7.4 Suchstrategien auf PubMed, PEDro und Cochrane

Nachdem Sie eine beantwortbare Frage (inklusive Suchbegriffe) und eine Vorstellung davon haben, welche Art von Datenbank Sie durchsuchen müssen (zumindest für den Anfang), können Sie sich nun mit den Grundlagen der Suche befassen. Wie Sie im Verlauf dieses Kapitels sehen werden, gibt es verschiedene Möglichkeiten, Ihre Suche zu verfeinern und einzuschränken, um genau das zu finden, wonach Sie suchen.

7.4.1 Einfache Suche in PubMed

Nachdem Sie die PubMed-Startseite aufgerufen haben (www.pubmed.gov/), sehen Sie das Eingabefeld, welches Sie zum Start der einfachen PubMed-Suche verwenden können. Tippen Sie einen der oben gefundenen Suchbegriffe (z. B. acute low back pain) in das Suchfeld ein und klicken Sie auf die Schaltfläche „Search" oder drücken Sie die „Enter"-Taste (▶ Abb. 7.1).

Nach dem Start der Suche werden Ihnen die Suchergebnisse in einer Übersicht angezeigt. Allein für die Suche nach dem Begriff „low back pain" erhalten Sie bereits über 4 000 Ergebnisse (▶ Abb. 7.2).

Um weitere Informationen zu den Suchergebnissen anzuzeigen, verwenden Sie das Menü „Display options". Hier besteht die Möglichkeit, die Anzahl der pro Seite angezeigten Elemente zu ändern und nach „Best match", „Most recent" (kürzlich hinzugefügt), „Publication Date" (Veröffentlichungsdatum), „First Author" (erster Autor) oder „Journal" (Zeitschrift) zu sortieren. Außerdem können Sie wählen, ob Ihnen bei den Treffern direkt das

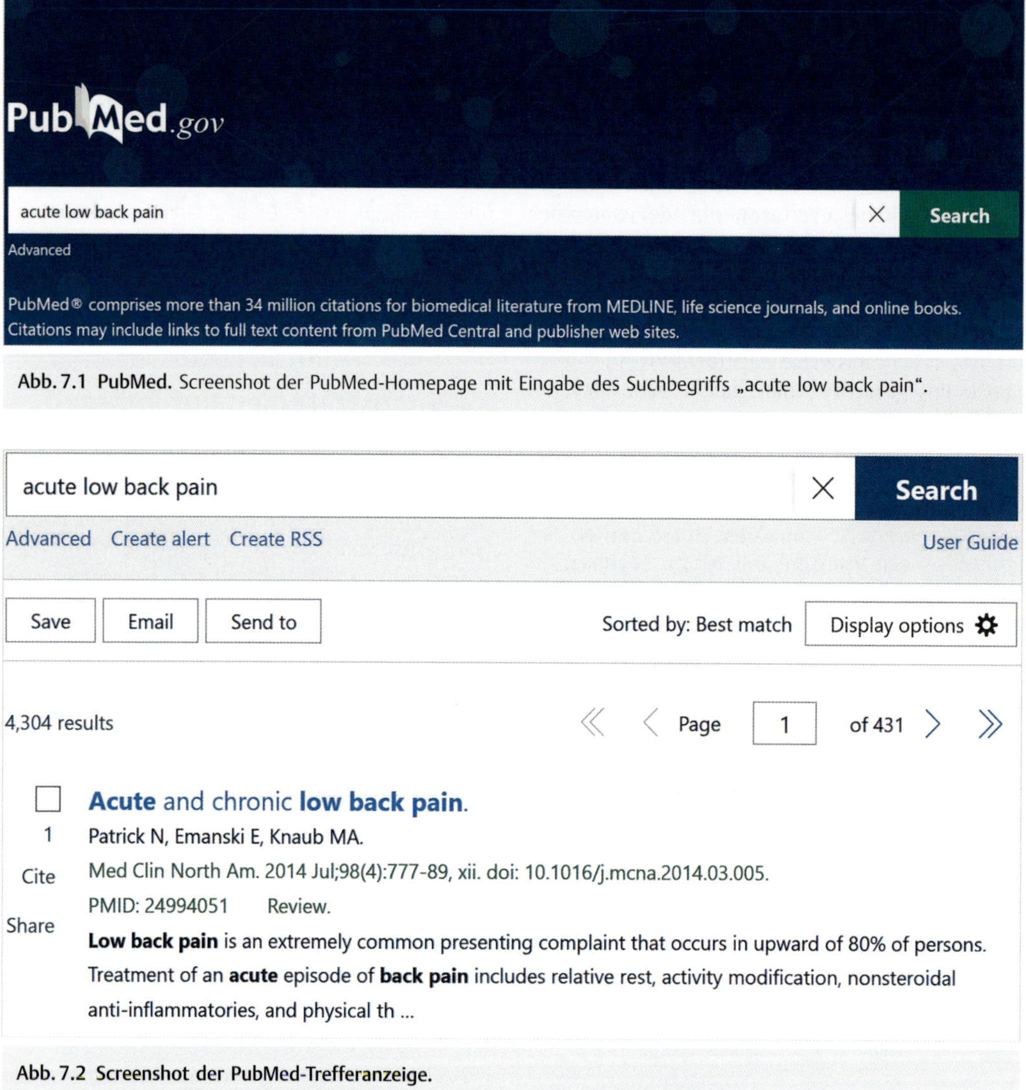

Abb. 7.1 PubMed. Screenshot der PubMed-Homepage mit Eingabe des Suchbegriffs „acute low back pain".

Abb. 7.2 Screenshot der PubMed-Trefferanzeige.

„Abstract" (Kurzfassung) angezeigt werden soll. Je vertrauter Sie mit der Oberfläche von PubMed sind, desto klarer werden Ihre Präferenzen, wie Sie sich Ihre Suchergebnisse anzeigen lassen möchten.

Sie könnten jetzt Ihre Suche fortsetzen, indem Sie einfach sämtliche Suchbegriffe aus ▶ Tab. 7.2 nacheinander in die PubMed-Suchmaske eingeben. Dies führt jedoch sehr wahrscheinlich zu einer unüberblickbaren Masse an Treffern. Um also zu einem guten Ergebnis zu kommen, sind weitere Schritte notwendig.

7.4.2 MeSH-Terms

Der Medical Subject Headings (MeSH) Thesaurus ist eine Sammlung kontrollierter Begriffe, die von der National Library of Medicine erstellt wurde und zur Indexierung, Katalogisierung und Suche nach biomedizinischen und gesundheitsbezogenen Informationen und Dokumenten verwendet wird [260]. MeSH-Terms sind Oberbegriffe, die jedem Artikel in der Medline-Datenbank zugewiesen werden, um zu beschreiben, worum es in dem

Artikel geht. Mitarbeiter der National Library of Medicine, die als „Indexer“ ausgebildet sind, sehen sich jeden neuen Artikel an, der zu Medline hinzugefügt wird, und weisen ihm etwa 10–12 Bezeichnungen zu, die den Inhalt des Artikels am besten beschreiben [256]. Es gibt inzwischen mehr als 600 000 Begriffe [255]. Ein Vorteil bei der Nutzung von MeSH im Vergleich zu frei gewählten Schlagwörtern ist, dass ein Artikel auch dann gefunden werden kann, wenn die Verfasser einer Studie in ihrer Veröffentlichung andere Fachbegriffe gewählt haben. Die MeSH-Terms sind also so konzipiert, dass sie eine gemeinsame und einheitliche Sprache für alle veröffentlichten Artikel bieten. Wird beispielsweise nach dem Wort Schmerzen (pain) gesucht, erhält man viele irrelevante Ergebnisse, z. B. Artikel mit folgendem Satz in der Zusammenfassung: „Menschen mit Schmerzen nach Operationen am Rücken wurden von der Studie ausgeschlossen“. Eine Suche nach dem MeSH-Begriff „acute pain“ hingegen liefert nur Artikel, die zuvor von einem Indexierer als spezifisch für akute Schmerzen markiert wurden, was Zeit und Mühe spart und die Genauigkeit erhöht. Wenn Sie zum ersten Mal in einem bestimmten Themenbereich suchen, ist es hilfreich, Ihre Suchbegriffsliste mit den MeSH-Terms von Medline abzugleichen. Der erste Schritt hierbei besteht darin, die MeSH-Terms zu ermitteln, die für Ihr Thema relevant sind. Sie können die MeSH-Terms direkt in der MeSH-Datenbank der NLM suchen, die kostenlos online verfügbar ist: www.ncbi.nlm.nih.gov/mesh. Sie können die MeSH-Datenbank auch über die verschiedenen Schnittstellen zu Medline durchsuchen – z. B. durch Klicken auf MeSH Database auf der PubMed-Startseite (▶ Abb. 7.3).

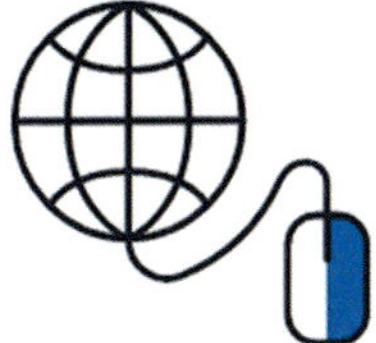

Abb. 7.3 MeSH Database. Screenshot des Links zur MeSH-Datenbank auf der PubMed-Startseite.

Für das Fallbeispiel wurde der Begriff „45-jährig“ angepasst. Die meisten Artikel sind wahrscheinlich nicht so spezifisch, dass sie „45-Jährige“ im Titel oder in der Kurzfassung erwähnen. Mithilfe der MeSH-Suche wurde der geeignetere Begriff „middle aged“ gefunden. Auf der Grundlage der Recherche in der MeSH-Datenbank wurden noch weitere Begriffe geändert oder hinzugefügt. Manche der Suchbegriffe aus ▶ Tab. 7.2 waren bereits mit den MeSH-Begriffen identisch (▶ Tab. 7.3).

Tab. 7.3 Suchbegriffe und passende MeSH-Terms bezogen auf das Fallbeispiel.

Konkreter Suchbegriff (deutsch)	Search Terms (englisch)	MeSH Terms
akute Rückenschmerzen	acute low back pain, acute LBP, acute lumbar pain, acute back ache, acute back pain	low back pain
Manuelle Therapie	manual therapy	musculoskeletal manipulations
Übungen	exercise therapy, training, work out, activity	exercise therapy
Schmerzen	pain	acute Pain
körperliche Funktion	function	recovery of function
45-jährig	45-year-old	middle aged
männlich	male	male

7.4.3 Boolesche Operatoren

Alle gängigen Datenbanken (mit Ausnahme der PEDro-Datenbank) können durch die explizite Angabe von mehr als einem Suchbegriff durchsucht werden. Wenn Sie zum Beispiel die Suche für das Fallbeispiel von Herrn Arbeiter durchführen, können Sie Ihre Suchbegriffe und MeSH-Terms gezielt kombinieren. Dadurch lässt sich die Suche viel effektiver durchführen als durch die Verwendung jedes Suchbegriffs einzeln. Am Ende erhalten Sie so (im Optimalfall) eine sehr spezifische Anzahl an Treffern zu Ihrer Suche und müssen nicht tausende von Artikeln nach der passenden Evidenz durchsuchen. Falls Sie mehr als einen Suchbegriff bei Ihrer Suche verwenden wollen, ist es notwendig anzugeben, wie die Suchbegriffe kombiniert werden sollen. Zur Kombination von Suchbegriffen werden Boolesche Operatoren verwendet.

Die gängigsten Booleschen Operatoren sind AND, OR und NOT. Mithilfe von Klammern können Sie die Beziehung weiter spezifizieren. Mit diesen Operatoren können Sie Ihre Suche präziser gestalten und Zeit sparen.

Boolescher Operator AND

Verwenden Sie AND, um Begriffe zu verknüpfen. Die verknüpften Suchbegriffe müssen dann im jeweiligen Artikel vorkommen, damit dieser Ihnen in der Trefferliste angezeigt wird. Der blaue Bereich im Diagramm hebt den Rückgriff auf die Suche hervor, wenn AND verwendet wird, um Wörter oder Konzepte zu kombinieren. Wie Sie in ▶ Abb. 7.4 sehen können, grenzt AND die Suche nach den beiden MeSH-Terms ein.

Boolescher Operator OR

Die Verknüpfung OR wird verwendet, um eine Suche zu erweitern oder ein Konzept zu vervollständigen, indem Synonyme oder abweichende Begriffe für dasselbe Konzept einbezogen werden. Bezogen auf das Beispiel werden alle Elemente in der Datenbank, die den Suchbegriff „low back pain" enthalten, mit allen Elementen in der Datenbank, die den Suchbegriff „back ache" enthalten, in eine „oder"-Beziehung gesetzt (▶ Abb. 7.5).

Das Ergebnis ist eine Treffermenge, die beide Elemente enthält. Die Trefferzahl wird somit größer. Der Vorteil der Verknüpfung durch „OR" ist die flexiblere Suche, wenn beispielsweise verschiedene Begriffe für ein Krankheitsbild verwendet werden könnten.

Boolescher Operator NOT

Mit dem NOT-Operator lässt sich eine Suche durch Ausschluss einschränken. Im Falle der Recherche zur Fragestellung von Herrn Arbeiter möchten Sie, dass die Therapie mit Traktion nicht automatisch in den Treffern zur manuellen Therapie enthalten ist. Durch das Verwenden des NOT-Operator werden alle Elemente, die den Begriff „musculoskeletal manipulations" enthalten, mit allen Elementen, die das Wort „traction" enthalten, in eine „nicht"-Beziehung gesetzt (▶ Abb. 7.6).

Boolesche Operatoren werden häufig in Kombination miteinander verwendet. Es ist wichtig, dass Sie alle Booleschen Operatoren großschreiben (zumindest bei der Suche in PubMed), außerdem müssen Sie darauf achten, die OR-Operatoren durch Klammern zusammenzufassen (▶ Tab. 7.4). In den meisten Datenbanken können Sie Boolesche

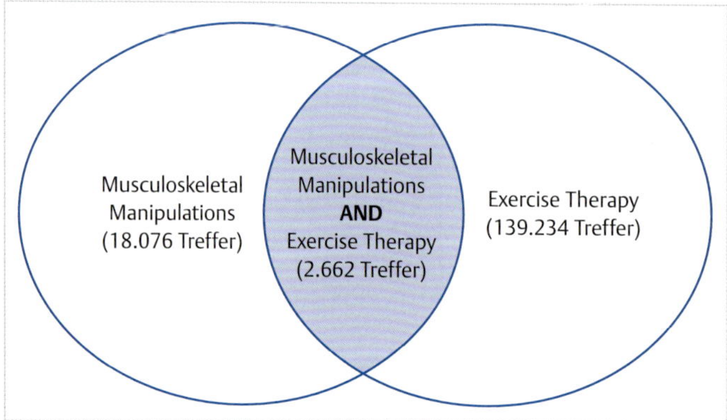

Abb. 7.4 Boolescher Operator AND. Einschränkung der Trefferanzahl durch Kombination von Suchbegriffen mit dem Booleschen Operator AND.

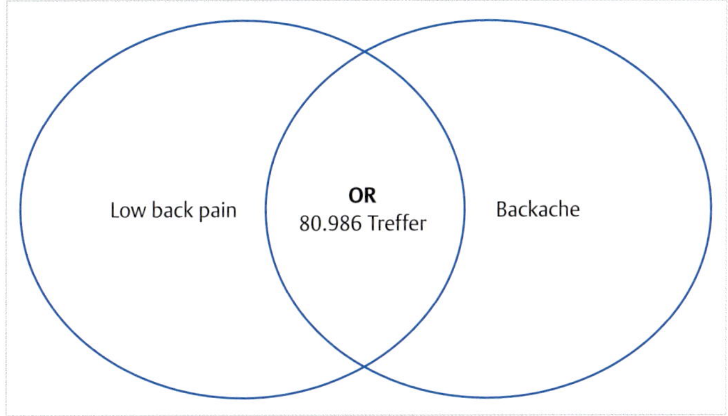

Abb. 7.5 Boolescher Operator OR. Erweiterung der Trefferanzahl durch Verknüpfung von Suchbegriffen mit dem Booleschen Operator OR.

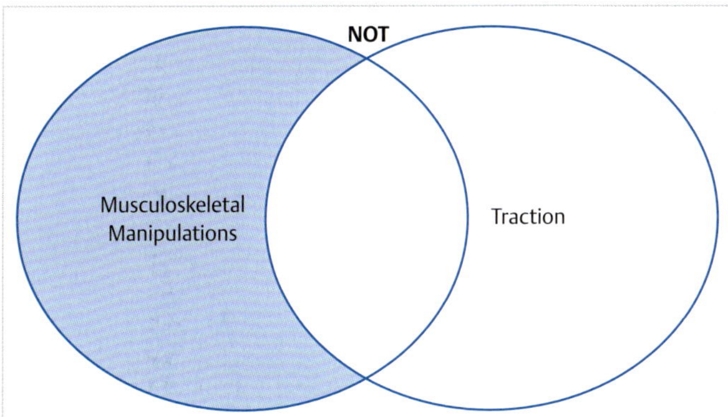

Abb. 7.6 Boolescher Operator NOT. Einschränkung der Trefferanzahl durch Ausschluss von Suchbegriffen mit dem Booleschen Operator NOT.

Operatoren verwenden. Die Herausforderung besteht hier darin, herauszufinden, wie die einzelnen Datenbank-Websites die Verwendung dieser Operatoren ermöglichen. Nutzen Sie die Hilfeseiten, um herauszufinden, wie das geht. Die Boolesche Suche ist oft in einem erweiterten Suchmodus verfügbar (z. B. „Advanced Search").

Tab. 7.4 Zusammenfassung der Suche mit Booleschen Operatoren.

PICO-Frage	Patient/ Problem	BO	Intervention	BO	Comparator	BO	Outcome
Ist bei einem 45-jährigen Mann mit akuten Rückenschmerzen eine Behandlung mit manueller Therapie eher geeignet, die Schmerzen zu lindern und die körperliche Funktion zu verbessern als eine Übungsbehandlung?	(middle aged AND male) AND (low back pain OR LBP OR lumbar pain OR back ache OR back pain) AND acute pain	AND	(musculoskeletal manipulations OR manual therapy) NOT traction	AND	(exercise therapy OR training OR work out OR activity)	AND	(recovery of function OR pain reduction)

BO = Boolescher Operator

7.4.4 Erweiterte Suche in PubMed

Wenn Sie eine Kombination aus MeSH-Terms und Ihren Suchbegriffen verwenden möchten, sollten Sie mit dem Advanced Search Builder eine präzise Suchstrategie in PubMed erstellen (▶ Abb. 7.1). Mit der erweiterten Suchfunktion können Sie beispielsweise auch festlegen, welche Suchbegriffe in welchen Rubriken gesucht werden sollen, z. B. Autor, Titel/Abstract, Zeitschrift und vieles mehr. Die Entwicklung einer effektiven Suchstrategie erfolgt in drei Schritten:

1. Einen Begriff pro Suchvorgang suchen, dabei die Felder, z. B. Titel/Abstract, oder All Fields aus dem Menü (links) auswählen (▶ Abb. 7.7) und über ADD der „Query box“ hinzufügen.
2. Den Begriff in der „Query box“ (▶ Abb. 7.8) durch Klicken auf „Search“ suchen. Sie gelangen zur PubMed-Trefferanzeige (▶ Abb. 7.2). Durch erneutes Klicken auf „Advanced“ gelangen Sie zurück zu Ihrer aktiven Suche. Jeder abgeschlossene Suchbaustein erscheint automatisch in der Such-Historie (▶ Abb. 7.9).
3. Nutzen Sie die „Query box“, um die fertigen Elemente aus dem Verlauf zu kombinieren, indem Sie die Verknüpfung zum Hinzufügen verwenden. Hier können Sie zusätzlich auswählen, mit welchem Operator die Elemente verknüpft werden sollen (▶ Abb. 7.10).

PubMed setzt die Klammern bei der „Advanced Search“ scheinbar willkürlich. Sie können diese Klammern jedoch so lassen wie sie sind (es sei denn, Sie möchten die Suche unbedingt noch nachbearbeiten).

Die vollständige Suche mit allen Begriffen zu Ihrer PICO-Frage hat am Ende 14 Treffer ergeben (▶ Abb. 7.11).

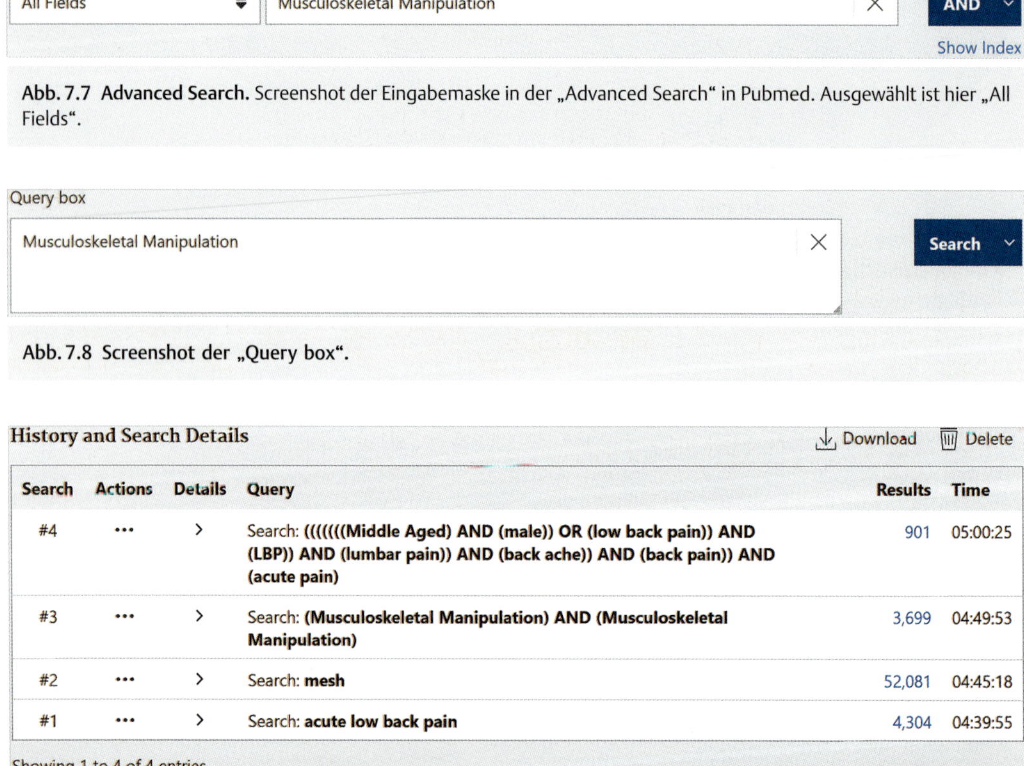

Abb. 7.7 Advanced Search. Screenshot der Eingabemaske in der „Advanced Search“ in Pubmed. Ausgewählt ist hier „All Fields“.

Abb. 7.8 Screenshot der „Query box“.

Abb. 7.9 Screenshot der Suchhistorie. Zu sehen sind die jeweiligen Treffer bei der Suche nach den jeweiligen Begriffen bzw. deren Kombination. Über klicken auf „Download“ kann die Suchhistorie mit allen Details auf Ihrem Endgerät gespeichert werden.

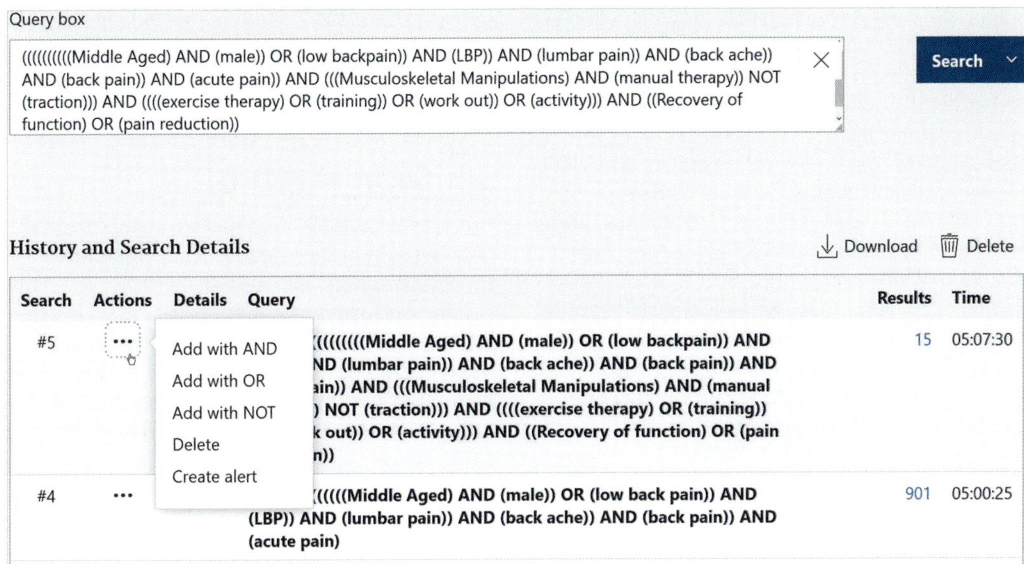

Abb. 7.10 **Screenshot von Query box und Suchhistorie** Inklusive Menü zur Auswahl der jeweiligen Operatoren.

Search	Actions	Details	Query	Results	Time
#5	•••	>	Search: **((((((((Middle Aged) AND (male)) OR (low backpain)) AND (LBP)) AND (lumbar pain)) AND (back ache)) AND (back pain)) AND (acute pain)) AND (((Musculoskeletal Manipulations) AND (manual therapy)) NOT (traction))) AND ((((exercise therapy) OR (training)) OR (work out)) OR (activity))) AND ((Recovery of function) OR (pain reduction))**	15	05:07:30

Abb. 7.11 **Screenshot des abschließenden Suchergebnisses.**

Zusatzinfo

Zusätzliche nützliche Tools für die Suche in PubMed

- **Trunkierung**: In PubMed können Sie ein * am Wortstamm verwenden, um unterschiedliche Wortformen zu finden. Zum Beispiel: mobili* sucht nach mobility, mobilization, mobilisation, mobilize etc.
- **Wildcard-Symbol**: Ermöglicht mehrere Schreibweisen eines Wortes. Zum Beispiel: orthop*dic sucht sowohl orthopedic als auch orthopaedic.
- **Genaue Wortgruppe**: Benutzen Sie Anführungszeichen rund um alle Wortgruppen, um sicherzustellen, dass die gesamte Wortgruppe und nicht nur jedes einzelne Wort gesucht wird. Zum Beispiel „Public Health".
- **Field Tags:** Mithilfe von sogenannten Field Tags können Sie angeben, wo die Datenbank nach dem Suchbegriff suchen soll. Zum Beispiel [Titel/Abstract] oder [TIAB] – Wörter und Zahlen, die im Titel, im Serientitel, im Abstract eines Verweises enthalten sind. In PubMed geben Sie zuerst den Suchbegriff und dann das Field Tag in eckigen Klammern ein. In der „Advanced"-Suche können Sie diese Funktion auch direkt auswählen (► Abb. 7.7).
- **Filter**: Mithilfe von Filtern können Sie Ihre Suchergebnisse zusätzlich einschränken bzw. filtern. Zum Beispiel können Sie Artikel nach Sprache, Art der Veröffentlichung (Fallstudie, klinische Studien, Übersichtsartikel), Geschlecht, Altersgruppen, Datum der Veröffentlichung, Peer-reviewed etc. filtern.

Sollten Sie diese Suche ebenfalls durchgeführt haben, haben Sie (sehr wahrscheinlich) eine größere Anzahl an Treffern erhalten. Durch die fortwährende Veröffentlichung neuer Evidenz und der ständigen Aktualisierung der Datenbanken ist es durchaus möglich, dass die Trefferzahlen innerhalb weniger Monate deutlich nach oben abweichen.

Es besteht die Möglichkeit, sich einen kostenfreien NCBI-Account (National Center for Biotechnology Information) zuzulegen, z. B. über die Anmeldung via einen bestehenden Google-Account. Sobald Sie registriert sind, können Sie ein paar nützliche zusätzliche Tools auf PubMed nutzen. Sie können beispielsweise Ihre Suche zu jedem beliebigen Zeitpunkt speichern und zu einem anderen Zeitpunkt fortsetzen. Außerdem können Sie sich über „Create Alert" (▶ Abb. 7.10) jedes Mal benachrichtigen lassen, wenn es neue Veröffentlichungen gibt, die zu Ihrer Suche passen.

7.4.5 Suche in PEDro

Auf der Suche nach empirischen Belegen für die Wirkung physiotherapeutischer Maßnahmen ist die PEDro-Datenbank (search.pedro.org.au) eine weitere Anlaufstelle (▶ Abb. 7.12). PEDro ist eine Datenbank mit randomisierten Studien, systematischen Reviews und evidenzbasierten Leitlinien für die klinische Praxis in der Physiotherapie. Zur Beantwortung Ihrer PICO-Frage zum Fallbeispiel kli-

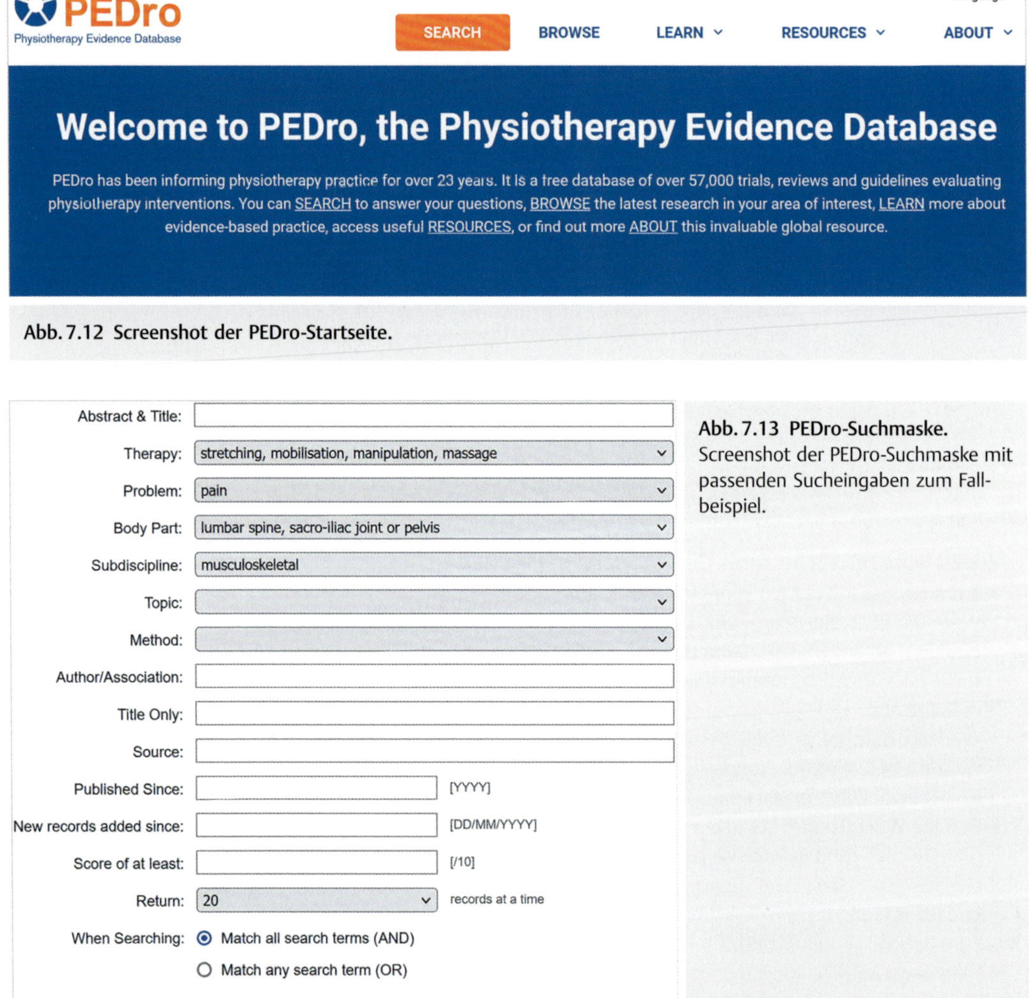

Abb. 7.12 Screenshot der PEDro-Startseite.

Abb. 7.13 PEDro-Suchmaske. Screenshot der PEDro-Suchmaske mit passenden Sucheingaben zum Fallbeispiel.

cken Sie auf der PEDro-Startseite auf den „Search"-Button.

Die Seite „Suche" enthält 13 Suchfelder, von denen jedes für die Suche in der Datenbank verwendet werden kann. Bei einer Eingabe in das oberste Suchfeld „Abstract & Title" wird PEDro angewiesen nach diesen Suchbegriffen in den Titeln oder Zusammenfassungen aller Datensätze in der Datenbank zu suchen (▶ Abb. 7.13).

Die Auswahl der Themenbereiche für die Therapien („Therapy"), das zu behandelnde Problem („Problem") oder Körperteil („Body Part") oder die Fachrichtung („Subdiscipline") erfolgt über Pulldown-Menüs. Im Suchfeld „Method" kann die Suche auf einen Studientyp (z. B. Leitlinien, systematische Reviews oder klinische Studien) eingeschränkt werden. Außerdem lässt sich festlegen, welchen PEDro-Score ein RCT mindestens haben soll (s. Kap. 8). Zusätzlich können Sie, sofern Ihnen diese Angaben bekannt sind, nach den Autoren oder Autorinnen („Author/Association"), Titel („Title Only") oder Herkunft („Source") des Datensatzes suchen. Es ist nicht notwendig, in jedes Feld einen Suchbegriff einzugeben, sondern Sie können gleichzeitig so viele oder so wenige Suchkriterien angeben, wie Sie möchten. Anders als bei der PubMed-Suche kann bei der PEDro-Suchmaske nur eingestellt werden, dass entweder alle Suchbegriffe mit dem Booleschen Operator „AND" kombiniert werden und somit das Suchergebnis „kleiner" wird, oder dass der Operator „OR" verwendet wird, sodass PEDro nach allen Studien, Reviews oder Leitlinien sucht, die einen der angegebenen Suchbegriffe enthalten. Somit unterscheidet sich die Suche in der PEDro-Datenbank deutlich von der (evtl. flexibleren) Suche in PubMed.

7.4.6 Erweiterte Suche in der Cochrane Library

Eine hervorragende Recherchequelle ist die Cochrane Library (www.cochranelibrary.com/; ▶ Abb. 7.14). Sie besteht aus einer Reihe von Datenbanken, von denen die wichtigsten die Cochrane Database of Systematic Reviews (CDSR), das Cochrane Central Register of Controlled Trials (CENTRAL) und die Cochrane Clinical Answers (CCAs) sind. Die CDSR ist die führende Datenbank für systematische Übersichtsarbeiten im Gesundheitswesen und enthält Cochrane Reviews und Protokolle für Cochrane Reviews sowie Leitartikel und Anhänge. Alle systematischen Übersichtsarbeiten von Cochrane werden auf Basis der gleichen Methoden durchgeführt, die als Goldstandards gelten. Die Datenbank wird monatlich aktualisiert. Das Cochrane Central Register of Controlled Trials (CENTRAL) ist eine stark gebündelte Quelle für Artikel zu randomisierten und quasi-randomisierten kontrollierten Studien. Zusätzlich zu den bibliografischen Angaben (Autor, Titel, Quelle, Jahr usw.) enthalten die CENTRAL-Einträge häufig eine Zusammenfassung (Abstract) des Artikels. Sie enthalten nicht den vollständigen Text des Artikels. Cochrane Clinical Answers (CCAs) bieten einen gut verständlichen, klinisch ausgerichteten Einstieg in die wissenschaftliche Forschung anhand von Cochrane Reviews. Sie sind handlungsorientiert konzipiert und können deshalb als Entscheidungshilfe in der Praxis dienen. Jeder CCA enthält eine klinische Frage, eine kurze Antwort und Daten zu den Ergebnissen aus dem Cochrane-Review.

Wenn Sie die „Advanced Search" aktivieren, öffnet sich ein Suchmenü mit mehreren Suchmöglichkeiten. Ähnlich wie bei PubMed können Sie hier einen „Search manager" verwenden, um ihre Suche koordiniert durchzuführen. Bei der Suche in der Cochrane Library können Sie die bereits aus PubMed bekannten MeSH-Terms, Boolesche Operatoren und Trunkierungen verwenden.

Die Suchmaschine der Cochrane Library ermöglicht somit recht anspruchsvolle Suchvorgänge. Eine Besonderheit bei der Suche in der Cochrane Library stellt die PICO-Suche da. Mit der PICO-Suche können Sie dieselben Begriffe verwenden, die von den Autorinnen und Autoren der Cochrane-Reviews verwendet wurde, um Reviews zu finden, die zur Beantwortung Ihrer PICO-Frage geeignet sind [259].

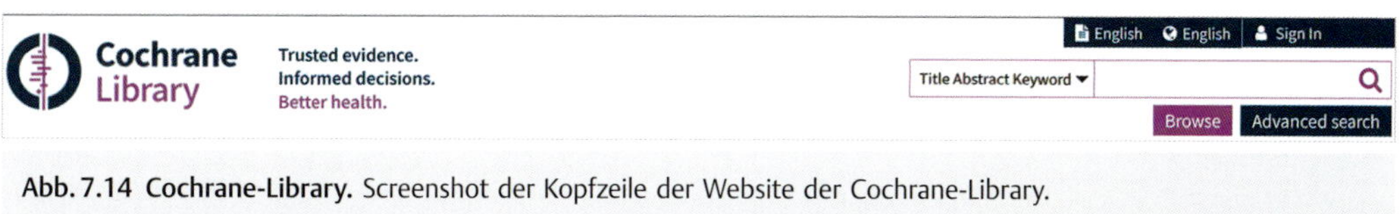

Abb. 7.14 Cochrane-Library. Screenshot der Kopfzeile der Website der Cochrane-Library.

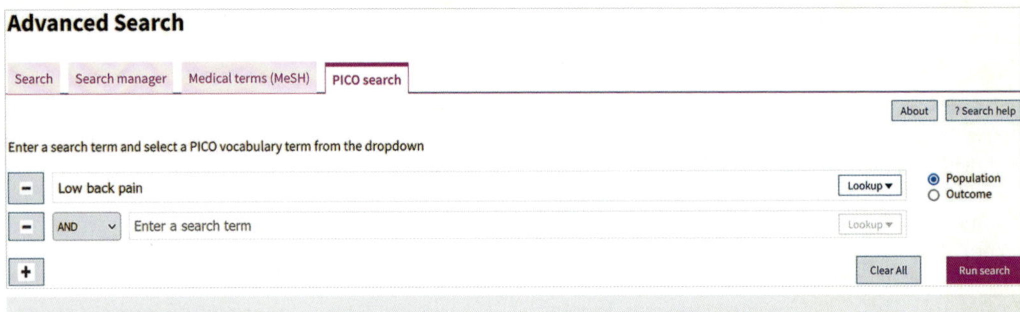

Abb. 7.15 Advanced Search der Cochrane Library. Screenshot der Advanced Search der Cochrane Library, aktiviert ist die PICO-Funktion.

Beispielsweise wird der Begriff „low back pain" in Cochrane Reviews in einigen Fällen als Populationsbegriff und in anderen Fällen als Outcome verwendet. Durch Anklicken der entsprechenden Rubrik können Sie gezielt nach dem PICO-Kontext suchen, an dem Sie interessiert sind (▶ Abb. 7.15).

Um Ihre Suche zu speichern und Benachrichtigungen in Cochrane zu erstellen, müssen Sie sich zunächst ein kostenfreies Konto einrichten. Danach können Sie die Suche im „Search manager" speichern.

Mehr Tipps zur Literatursuche in der Cochrane-Library gibt es auf der Cochrane-Website rechts auf jeder Suchseite und im Suchmanual unter „Hilfe" auf der Startseite der Cochrane Library.

7.5 Verwaltung von Artikeln

Um die Literatursuche effektiv durchführen zu können, sollten die bei der Recherche gefundenen Literaturquellen in ein elektronisches Programm zur Literaturverwaltung importiert werden. Literaturverwaltungsprogramme (oder Zitierprogramme, Referenzmanager etc.) helfen Ihnen dabei Referenzen und Quellen (z. B. Volltextartikel) zu sammeln, zu organisieren, zu zitieren und weiterzugeben. Sie sind insbesondere dann nützlich, wenn Sie umfangreiche wissenschaftliche Arbeiten verfassen, die die Verwendung vieler Quellen erfordern, wie z. B. Dissertationen, Abschlussarbeiten usw. Hierbei ist es wichtig, sämtliche Quellen möglichst an einem Ort zu speichern und effizient zu organisieren. Literaturverwaltungsprogramme erfassen Metadaten (Titel, Autor etc.) direkt aus gefundenen Datensätzen und Quellen. Je nach verwendetem Programm haben Sie auch die Möglichkeit, den vollständigen Text mit der Referenz zu speichern und Volltextdateien mit Anmerkungen zu versehen, indem Sie Notizen hinzufügen, Text markieren oder andere Werkzeuge zur Bearbeitung verwenden.

Merke

Literaturverwaltungsprogramme ermöglichen u. a.:

- Speicherung und Organisation von Literaturquellen
- Generierung von Zitaten und Bibliografien im geforderten Format
- einfache Konvertierung von Zitierstilen, um sie an die Anforderungen von Veröffentlichungen anzupassen

7.6 Literatur

[255] 2016 MeSH Highlights: Questions and Answers. Im Internet: https://www.nlm.nih.gov/bsd/disted/clinics/mesh_2016_qa.html; Stand: 01.01.2022

[256] Baumann N. How to use the medical subject headings [MeSH]. Int J Clin Pract 2016; 70: 171–4

[257] Davies K. The information-seeking behaviour of doctors: a review of the evidence. Health Inf Libr J 2007; 24: 78–94

[258] Glasziou P, Del Mar C, Salisbury J, Hrsg. Evidence-based practice workbook: bridging the gap between health care research and practice. 2. ed. Malden, Mass. Oxford: Blackwell [u. a.]; 2007

[259] PICO search About. Im Internet: https://community.cochrane.org/pico-search-about; Stand: 02.01.2022

[260] Preface. Im Internet: https://www.nlm.nih.gov/mesh/intro_preface.html#pref_hist; Stand: 01.02.2022

Kapitel 8

Bewertung von Forschungsergebnissen

8

8 Bewertung von Forschungsergebnissen

8.1 Fiktives Fallbeispiel

Manche Autorinnen und Autoren gehen davon aus, dass lediglich 1 % der medizinischen Forschung ohne methodische Fehler ist [263], andere, dass die meisten veröffentlichten Forschungsergebnisse falsch sind [293]. Selbst Artikel, die in angesehenen Fachzeitschriften veröffentlicht wurden, weisen manchmal Mängel auf, wie z. B. falsche Designentscheidungen, unzureichende Stichprobengrößen, unzureichende Schlussfolgerungen oder Interessenkonflikte. Dies bedeutet jedoch nicht, dass Sie nicht in irgendeiner Weise daraus lernen können, nachdem Sie die Mängel identifiziert und berücksichtigt haben.

Fallbeispiel

Stellen Sie sich vor, der folgende Patient erscheint zur Behandlung bei Ihnen in der Praxis:

- Herr Arbeiter, 36 Jahre
  - verheiratet, zwei Kinder
  - Dachdecker
- LWS-Schmerzen seit mehreren Jahren
  - seit 12 Monaten bereits morgens nach dem Aufstehen
  - vermeidet Rumpf zu bewegen
  - seit 3 Monaten AU
- medizinische Abklärungen wurden durchgeführt
  - Bildgebung zeigt keine spezifischen Befunde
  - medizinische Untersuchung ergab keine Anzeichen für neurologische Pathologie
- Schmerz-NRS 10
  - 6 jetzt gerade
  - 8 schlimmster Schmerz letzte 7 Tage
- aktive F/E, LF re/li, Rot re/li schmerzhaft eingeschränkt
  - Steifigkeit des TLÜ sowie der Segmente L 1/2 –L 3/4
  - Hypermobilität des Segments L 4/5

Sie sind sich bezüglich der Vorgehensweise der Behandlung von Herrn Arbeiter nicht sicher und konsultieren Ihren erfahrenen Kollegen Bernd. Bernd erzählt Ihnen, dass er vor ein paar Tagen einen Artikel gelesen hat, der Ihnen vielleicht weiterhelfen könnte. In der Kaffeepause händigt Bernd Ihnen eine Fachzeitschrift (das „Major-Journal for Fake news“) aus und zeigt Ihnen den Artikel „Der Einfluss von Skiunterwäsche auf unspezifischen Kreuzschmerz“ von Jung et al., welchen Sie am gleichen Abend mit großem Interesse lesen.

Können Sie sich jetzt sicher sein, dass die Informationen, die in diesem Artikel stehen, tatsächlich zuverlässig sind? Kann die dort beschriebene Behandlung Herrn Arbeiter helfen?

Wenn Sie eine Forschungsarbeit als Grundlage für Ihr eigenes Handeln verwenden wollen, sollten Sie vorher sowohl die Qualität der Studie als auch ihren Nutzen für Sie beurteilen. Da die meisten Artikel, die in (medizinischen) Fachzeitschriften erscheinen, einem Standardformat folgen, ist es zunächst das Einfachste, die einzelnen Gliederungspunkte der gefundenen Arbeit kritisch zu betrachten.

Merke

Das Standardformat einer wissenschaftlichen Arbeit besteht aus:

- Titel und Kurzfassung (Abstract)
- Einleitung
- Methoden
- Ergebnissen
- Diskussion

Lesen Sie den Titel und überlegen Sie, ob dieser zu Ihrer Fragestellung passt (denken Sie an PICO). In diesem Fall widmen Sie sich dem Artikel, den Sie von Ihrem Kollegen Bernd erhalten haben.

Fallbeispiel

Der Einfluss von Skiunterwäsche auf unspezifischen Kreuzschmerz

Wenn Ihnen der Titel der vorliegenden Arbeit passend erscheint, widmen Sie sich im Anschluss der Kurzfassung (Abstract). Dieser Teil sollte alle wichtigen Informationen aus dem gesamten Artikel (kurz!) zusammenfassen. Sie erhalten einen groben Überblick über die vorliegende Studie. Erscheint Ihnen der Artikel nach dem Lesen des Abstracts weiterhin lesenswert, gehen Sie zum Lesen der Einleitung über, falls nicht – verwerfen Sie ihn.

Fallbeispiel

Abstract

Ziel war es, den Effekt des Tragens von stark acrylhaltiger Skiunterwäsche bei Patient:innen mit chronischen unspezifischen Kreuzschmerzen zu beurteilen. In der Studie wurde ein experimentelles Zwei-Gruppen-Design verwendet. 53 Patient:innen mit chronischen unspezifischen Kreuzschmerzen wurden für die Studie rekrutiert. Sie wurden in zwei Gruppen aufgeteilt: eine Kontrollgruppe und eine Behandlungsgruppe. Der Behandlungsgruppe wurden 25 Patient:innen, der Kontrollgruppe 28 Patient:innen zugeteilt. Die Patient:innen in der Behandlungsgruppe trugen während des Versuchszeitraums von 2 Monaten Skiunterwäsche aus Acryl-Fasern. Alle Patient:innen wurden zu Beginn der Studie (Baseline) und am Ende der 8. Woche (Posttest) untersucht. Die Untersucher:innen waren nicht verblindet. Die Daten wurden anhand der visuellen analogen Schmerzskala, des Oswestry Disability Index und der Schober-Testmessung erhoben. Die Patient:innen in der Behandlungsgruppe gaben an, dass sich ihr Zustand signifikant verbessert hat, einschließlich einer Verringerung der Schmerzintensität und des Oswestry Disability Index. Auch die Messungen des Schober-Tests haben sich verbessert ($p < 0{,}001$). Bei den Patient:innen mit chronischen unspezifischen Kreuzschmerzen, die Skiunterwäsche trugen, kam es zu einer signifikanten Verbesserung der Schmerzintensität, der Behinderung und der Beweglichkeit des unteren Rückens.

Schlüsselwörter: chronische unspezifische Kreuzschmerzen, Skiunterwäsche, Schmerzen, Beweglichkeit.

Sie finden, dass die Kurzfassung sehr vielversprechend klingt und haben sich deswegen entschieden, die Einleitung zu lesen.

Fallbeispiel

Einleitung

Kreuzschmerzen haben eine Lebenszeitprävalenz von 60–85 %. Kreuzschmerzen stellen eine wirtschaftliche Belastung für die Gesellschaft dar, vor allem durch die große Zahl verlorener Arbeitstage (indirekte Kosten) und weniger durch die direkte Behandlung [320]. Schmerzen im unteren Rückenbereich werden in der Regel definiert als Schmerzen, Muskelverspannungen oder Steifheit unterhalb des Rippenbogens und oberhalb der unteren Gesäßfalte, mit oder ohne Schmerzen im Bein (Ischias) [269]. Unspezifische Kreuzschmerzen sind definiert als Symptome ohne eindeutige spezifische Ursache, d. h. Kreuzschmerzen unbekannten Ursprungs. Etwa 90 % aller Patienten mit Kreuzschmerzen haben unspezifische Kreuzschmerzen, d. h. eine Diagnose, die auf dem Ausschluss einer spezifischen Pathologie beruht [269], [314], [320]. Unspezifische Kreuzschmerzen sind durch Schmerzen, Muskelverspannungen oder Steifheit gekennzeichnet. Diese führen zu funktionellen Einschränkungen [269], [278], [312]. Bei den meisten wirksamen Behandlungen sind die Auswirkungen in der Regel nur gering und von kurzer Dauer. Leider gibt es für viele häufig eingesetzte Maßnahmen keine ausreichenden Beweise für klinisch relevante Langzeiteffekte [300]. Verschiedene epidemiologische Studien haben gezeigt, dass Kälte ein Risikofaktor für das Auftreten oder die Verschlimmerung von Erkrankungen des unteren Rückenbereichs sein kann [281], [292]. Kleidung erfüllt ein Grundbedürfnis des Menschen, die Körpertemperatur aufrechtzuerhalten, indem sie den Körper vor Temperaturschwankungen und anderen äußeren Einflüssen schützt. Die Wärmespeicherkapazität von tierischer Wolle ist höher als die von pflanzlichen oder synthetischen Fasern. Jedoch sind synthetische Fasern einfacher in der Herstellung und auch für vegane Patient:innen ohne Gewissenskonflikte zu verwenden.

Ziel dieser randomisierten kontrollierten Studie (RCT) war es, die Wirkung von Skiunterwäsche aus Synthetikfasern bei Patient:innen mit chronischen unspezifischen Kreuzschmerzen in Bezug auf die Schmerzintensität, die empfundene Behinderung und die Beweglichkeit zu untersuchen. Die wissenschaftliche Fragestellung lautete deshalb: *„Kann das Tragen von Skiunterwäsche aus synthetischem Fasermaterial bei Patient:innen mit chronischen unspezifischen Kreuzschmerzen eine Linderung der Schmerzintensität und der empfundenen Behinderung hervorrufen und gleichzeitig die Beweglichkeit der Lendenwirbelsäule steigern?“*

Aus der Einleitung sollten Sie Informationen darüber erhalten, warum die Autorinnen und Autoren sich dafür entschieden haben, diese spezielle Forschungsarbeit durchzuführen (meist zu finden im letzten Absatz der Einleitung – hier kursiv hervorgehoben). Was war die Forschungsfrage der Autoren, stimmt diese mit Ihrer Frage überein? Passt der Zweck der Forschungsarbeit zur Beantwortung Ihrer Forschungsfrage? Wenn Ihnen Forschungsfrage und Zweck der Arbeit passend erscheinen, können Sie sich jetzt auf das Lesen des Methodenteils konzentrieren.

Der Methodenteil sollte beinhalten, wie die vorliegende Arbeit durchgeführt wurde und wie die Forscherinnen und Forscher ihre Ergebnisse analysiert haben. Nach dem Lesen des Methodenteils sollte sich die Arbeit einer Evidenzklasse (S. 67) zuordnen lassen. Passt das Studiendesign des Artikels zu Ihrer Fragestellung und halten Sie das Evidenzlevel für ausreichend, um die gewonnenen Informationen weiter zu verwenden? Sollten Sie diese Fragen mit „ja“ beantwortet haben, fahren Sie mit dem Lesen des Ergebnisteils fort, andernfalls können Sie die Arbeit beruhigt zur Seite legen und sich dem Lesen einer neuen Studie widmen.

Fallbeispiel

Material und Methoden

Die Studie wurde als zweiarmige randomisierte kontrollierte Studie durchgeführt. Die Randomisierung erfolgte durch Münzwurf, ausgeführt durch den Studienleiter in Anwesenheit der Proband:innen und der betreuenden Therapeut:innen. Patient:innen, denen „Kopf“ zugelost wurde, wurden der Interventionsgruppe zugeordnet. Patient:innen mit „Zahl“ wurden der Kontrollgruppe zugeordnet. In die Behandlungsgruppe kamen so 25 Patient:innen, in die Kontrollgruppe 28 Patient:innen. Die 53 Personen, die an dieser Studie teilnahmen, waren Patient:innen mit chronischen unspezifischen Kreuzschmerzen, mit einer Beschwerdedauer von > 3 Monaten, die sich bei einer auf Physiotherapie und Rehabilitation spezialisierten Ambulanz in Zürich (Schweiz) in Behandlung befanden und sich freiwillig für die Studie gemeldet hatten. Die Studie folgte den ethischen Grundsätzen der Deklaration von Helsinki [277]. Die Teilnehmenden waren bezüglich ihrer Gruppenzugehörigkeit verblindet.

Ein- und Ausschlusskriterien

Die Einschlusskriterien waren, dass alle Patient:innen mindestens 18 Jahre alt waren und in der Gemeinde Zürich lebten. Des Weiteren mussten die Patient:innen die deutsche oder englische Sprache insoweit beherrschen, dass sie die Aufklärung verstehen und den Studieninstruktionen folgen konnten. Die Rückenschmerzepisode sollte von einer mehr als dreimonatigen Dauer sein. Keiner der Teilnehmenden hatte in den letzten 12 Monaten Skiunterwäsche getragen oder in den letzten 3 Monaten vor Beginn der Studie eine regelmäßige leitlinienkonforme Physiotherapie erhalten. Die Ausschlusskriterien waren das Vorhandensein eines lumbalen Bandscheibenvorfalls, das Vorhandensein einer Wirbelfraktur, eine entzündliche, infektiöse oder bösartige Erkrankung der Wirbelsäule, das Vorhandensein einer schweren strukturellen Deformität, Operationen im Bereich der Lendenwirbelsäule in den vergangenen 24 Monaten, kognitive Beeinträchtigungen der Proband:innen, Schwangerschaft, eine Abneigung gegen das Tragen synthetischer Fasern auf der Haut, Veganer:innen (aufgrund der Kontrollintervention). Die Daten wurden in den Monaten März bis Juni 2020 erhoben.

Assessments

Die Daten wurden anhand der visuellen analogen Schmerzskala, des Oswestry Disability Index und des Schober-Tests erhoben. Alle Patient:innen wurden zu Beginn (Baseline) der Studie untersucht. Die Untersuchenden waren hierbei die jeweils den Gruppen zugeordneten Therapeut:innen. Außerdem erhielten die Patient:innen beider Gruppen ein Tagebuch, in welchem sie täglich über die während der Studie eingenommenen Schmerzmedikamente Buch führten.

Messungen

Die Intensität des Kreuzschmerzes wurde anhand der visuellen Analogskala bewertet. Die visuelle analoge Schmerzskala hat sich als zuverlässiges und valides Maß für Schmerzen erwiesen und besteht aus einer 10 cm langen Standardlinie mit verbalen Ankern, die „keine Schmerzen" bei 0 cm und „starke Schmerzen" bei 10 cm angeben. Die Arbeitsunfähigkeit wurde mit dem 10-teiligen Oswestry Disability Index (ODI) gemessen [284]. Der ODI wurde ursprünglich im Jahr 1980 beschrieben und im Jahr 2006 für den deutschen Sprachraum validiert [305]. Je höher der Prozentsatz, desto größer ist der vom Patienten empfundene Grad der Behinderung. Das Bewegungsausmaß wurde mit dem Schober-Test ermittelt. Es wird eine Linie gezogen, die die „Venusgrübchen" verbindet. Dann werden zwei Markierungen entlang einer Linie angebracht, die die erste Linie senkrecht halbiert. Eine Markierung befindet sich 5 cm unterhalb und die andere 10 cm oberhalb der Halbierungsstelle, der Abstand zwischen diesen beiden Markierungen beträgt 15 cm. Der Patient wird dann aufgefordert, sich maximal nach vorne zu beugen. Der gemessene Abstand über die ursprünglichen 15 cm hinaus gibt einen Schätzwert für den Grad der Wirbelsäulenbeugung [321].

Intervention

Tagebuch, Schmerzskala und Oswestry Disability Index wurden allen Teilnehmenden zu Beginn der Studie ausgehändigt, die Messungen des Schober-Tests wurden durch eine:n, die jeweilige Gruppe betreuende:n Physiotherapeut:in durchgeführt (Baseline). Nach Durchführung der Baseline-Messungen wurden allen Teilnehmenden Skiunterwäsche ausgehändigt. Die Skiunterwäsche der Behandlungsgruppe besteht zu 100 % aus Acryl. Die Patient:innen in der Kontrollgruppe erhielten Skiunterwäsche, die farblich der Acryl-Unterwäsche ähnelt, als Placebo. Diese war zu 50 % aus Seide und zu 50 % aus Kamelhaar gefertigt. Die Patient:innen der Behandlungsgruppe trugen zwei Monate lang durchgehend (mindestens 10 Stunden täglich) Acryl-Unterwäsche, die Patient:innen der Kontrollgruppe trugen Placebo-Unterwäsche für den gleichen Zeitraum. Nach Ausgabe der Unterwäsche wurde den Patient:innen beider Gruppen das Tagebuch ausgehändigt, in das sie täglich die von ihnen eingenommenen Medikamente eintragen sollten. Die Patient:innen notierten die Medikamente, die sie zwei Monate lang eingenommen hatten (Schmerzmittel, nichtsteroidale Entzündungshemmer und Muskelrelaxantien). Nach Ablauf der zwei Monate wurden alle Patient:innen beider Gruppen einer Abschlussmessung unterzogen. VAS, ODI und Schober-Test wurden bei den Patienten durchgeführt.

Statistische Analyse

Die demografischen und klinischen Ausgangsdaten wurden anhand des Mittelwerts und der Standardabweichung des Mittelwerts beschrieben. Um die Behandlungsgruppe mit der Kontrollgruppe in Bezug auf die Ausgangsdaten und die Posttestdaten zu vergleichen, wurde der t-Test für unabhängige Stichproben verwendet. Für einen Vergleich der Ergebnisse vor und nach dem Test allein innerhalb der Behandlungsgruppe wurde jedoch der t-Test für gepaarte Stichproben verwendet. Eine statistische Analyse auf der Grundlage eines zweiseitigen t-Tests von 0,05 mit einer Aussagekraft von 0,95 wurde auf die Daten angewandt, um die Verwendung von Acryl in der Behandlungsgruppe mit ihrer Nichtverwendung in der Kontrollgruppe zu vergleichen. Das angestrebte Signifikanzniveau liegt somit bei $a = 0{,}05$. Weiterhin wird eine Power von 90 % angestrebt. Bei einer Berechnung der benötigten Proband:innenzahl ergab sich auf dieser Grundlage die Anzahl von 50. Die verwendete Formel lautete:

$$N = 2 \times \left(\frac{z_{1-\alpha} + z_{1-\beta}}{\delta_0}\right)^2 \times s^2$$

Die Daten wurden durch den Biometriker F. Ake mit der Software SPSS (Version 23.801) analysiert.

Ethische Erwägungen
Bevor die Teilnehmenden in die Studie aufgenommen wurden, wurde ihre Zustimmung eingeholt. Die Studie wurde von der Ethikkommission des Strange Institute for International Health der University of Sihlcity, Zürich, Schweiz genehmigt.

Im Ergebnisteil sollten die Ergebnisse der Forschungsarbeit präsentiert werden. Es ist wichtig, darauf zu achten, ob die präsentierten Ergebnisse zum Zweck der Studie passen und ob die Ergebnisse logisch sind. Tabellen mit Ergebnissen und daraus resultierende Grafiken sollten ebenfalls übereinstimmen.

Fallbeispiel

Ergebnisse

Es gab keinen statistisch signifikanten Unterschied zwischen der Behandlungs- und der Kontrollgruppe in Bezug auf demografische und klinische Grunddaten wie Alter, Geschlecht, Bildungsniveau, Berufstätigkeit, Krankheitsdauer und Body-Mass-Index (▶ Tab. 8.1). Es gab keine signifikanten Baseline-Unterschiede zwischen den beiden Gruppen hinsichtlich Schmerzniveau, Oswestry Disability Index und Schober-Test ($p > 0,05$, ▶ Tab. 8.2). Es wurde festgestellt, dass die Posttest-Ergebnisse der Behandlungsgruppe signifikant besser waren als die der Kontrollgruppe in Bezug auf den Schmerzpegel, den Oswestry Disability Index und den Schober-Test ($p < 0,001$, ▶ Tab. 8.2). Es wurde festgestellt, dass die Anzahl der Tage, an denen die Patient:innen der Interventionsgruppe Analgetika, nicht-steroidale entzündungshemmende Medikamente und Muskelrelaxantien einnahmen, deutlich höher war als die der Kontrollgruppe ($p < 0,001$, ▶ Tab. 8.2). Die Patient:innen in der Behandlungsgruppe erfuhren eine signifikante Verringerung der durch den Schmerzpegel und den Oswestry Disability Index bestimmten Beschwerden ($p < 0,001$. ▶ Tab. 8.2). Die Patient:innen in der Behandlungsgruppe erlebten einen signifikanten Anstieg der durch den Schober-Test ermittelten Werte ($p < 0,001$, ▶ Tab. 8.2).

Tab. 8.1 Demografische und klinische Basisdaten der Teilnehmenden.

Variable	Intervention (N = 25)	Kontrolle (N = 27)
Alter in Jahren, $\bar{x}$ (SD)	41,2 (11.4)	37,9 (10.4)
Weiblich (%)	11 (44)	21 (84)
Männlich (%)	14 (56)	6 (16)
Verheiratet (%)	15 (60)	12 (44)
Single (%)	10 (40)	15 (55)
Arbeitend (%)	8 (32)	26 (96)
Arbeitslos (%)	17 (68)	1 (4)
Dauer der Krankheit in Monaten, $\bar{x}$ (SD)	6,9 (4,1)	3,8 (3,9)
BMI (kg/cm), $\bar{x}$ (SD)	29,4 (4.8)	23,7 (2.8)

SD = Standardabweichung, $\bar{x}$ = Mittelwerte

Tab. 8.2 Vergleich von Schmerz, Oswestry Disability Index, Schober-Test und verwendeten Medikamenten in Kontroll- und Behandlungsgruppe.

Messungen (Punktzahlbereich)	Intervention* (n = 25)	Kontrolle* (n = 27)	Signifikanz	
			t	p
Schmerz VAS, (0–10)				
Baseline	6,7 ± 1,7	7,1 ± 1,5	-0,800	> 0,05
Posttest	0,7 ± 0,7	6,6 ± 1,0	-23,931	< 0,001
	t = 15,636	t = 1,589		
	p < 0,001	p > 0.05		
ODI (0–100)				
Baseline	29,7 ± 9,8	28,2 ± 10,4	0,528	> 0,05
Posttest	9,5 ± 2,4)	27,6 ± 9,4	-9,216	< 0,001
	t = 10,169	t = 0,630		
	p < 0,001	p > 0,05		
Schober-Tests (15 cm +)				
Baseline	19,4 ± 0,7	19,1 ± 0,8	1,308	> 0,05
Posttest	22,3 ± 1,1	19,4 ± 0,6	11,556	< 0,001
	t = -12,107	t = -1,556		
	p < 0,001	p > 0,05		
Anzahl der Tage, an denen Medikamente eingenommen wurden				
Verwendete Medikamente	4,2 ± 2,5	35,5 ± 11,6	-12,913	< 0,001

ODI = Oswestry Disability Index; * $\bar{X} \pm SD$

Im Diskussionsteil einer Arbeit werden die Forschungsergebnisse durch die Autorinnen und Autoren interpretiert und oftmals Aussagen zur praktischen Anwendbarkeit getroffen. Auch hier ist entscheidend, ob die Ergebnisse für Sie von Bedeutung sind und zur Lösung Ihrer klinischen Fragestellung beitragen.

Fallbeispiel

Diskussion

In dieser Studie wurde festgestellt, dass bei Patienten mit chronischen unspezifischen Kreuzschmerzen, die Skiunterwäsche aus 100 % Acryl trugen, eine signifikante Verbesserung der Schmerzen, der Beweglichkeit und des Grads der Behinderung eintrat (▶ Tab. 8.2). In der einschlägigen Literatur konnten wir keine Studie finden, die sich mit der Verwendung von Acryl-Unterwäsche bei Patient:innen mit chronischen unspezifischen Kreuzschmerzen befasst. Unspezifische Kreuzschmerzen zeichnen sich durch Schmerzen, Muskelverspannungen oder Steifheit aus. Diese führen zu funktionellen Einschränkungen. In dieser Studie gehen wir davon aus, dass die von den Patient:innen getragene Skiunterwäsche aus Acryl die Wärme im Muskel durch die Wärmeeinwirkung erhöht und dadurch die Muskelspannung und -steifigkeit verringert hat, sodass das Schmerzniveau und die Behinderung gesunken sind und schließlich auch das Niveau des Schober-Tests (Beugung der Lendenwirbelsäule) gestiegen ist. Die Patient:innen, die der Interventionsgruppe zugeordnet waren, gaben auch an, häufig Schmerzmittel, nichtsteroidale Antiphlogistika und Muskelrelaxantien zu verwenden (▶ Tab. 8.2).

Schlussfolgerungen

Bei Patient:innen mit chronischen unspezifischen Kreuzschmerzen, die Skiunterwäsche aus Acryl trugen, kam es zu einer deutlichen Verbesserung der Schmerzintensität, der Behinderung und der Beweglichkeit des unteren Rückens. Die Verwendung von Skiunterwäsche aus Acryl bei Patienten mit chronischen unspezifischen Kreuzschmerzen sollte als kostengünstige, vegane und einfache Möglichkeit zur Linderung der Schmerzen der Krankheit empfohlen werden.

Bekanntmachung

Jegliche finanzielle Unterstützung für die Forschung wurde von der Firma „Fibre-Tech Acrylkastik AG International" bereitgestellt.

Sollte diese eher allgemeine Bewertung insgesamt positiv ausfallen, scheinen Sie einen Artikel gefunden zu haben, der Ihre Forschungsfrage beantworten kann.

Merke

Nach jedem betrachteten Abschnitt sollten Sie sich fragen, ob es sich lohnt, diesen Artikel weiterzulesen. Wenn Sie zweifeln oder diese Frage gar mit „nein" beantworten würden, hören Sie direkt auf, die Arbeit weiterzulesen.

Im Anschluss an die Entscheidung, ob Sie die gefundene Arbeit direkt verwerfen oder verwenden können, sollte die Qualität der vorliegenden Arbeit gründlicher unter die Lupe genommen werden. Sie suchen hauptsächlich nach drei Dingen:

- methodologische Qualität (wissenschaftliche Beständigkeit der Studiendurchführung)
- Generalisierbarkeit (lassen sich die Ergebnisse ohne Probleme auf Ihre (oder andere) Patienten übertragen?
- Relevanz (ist die gefundene Evidenz bedeutsam?)

Diese drei übergeordneten Domänen scheinen zunächst eher abstrakt und undifferenziert zu sein. Als Hilfestellung zur Bewertung einer Studie können verschiedene Bewertungsinstrumente (appraisal tools) verwendet werden. Welches Instrument verwendet wird, hängt vom Themenbereich bzw. dem Design der vorliegenden Arbeit ab. Beispielsweise lassen sich Kohortenstudien nicht mit denselben Leitfragen beurteilen wie Studien, welche die Effektivität einer Behandlungsmethode untersuchen.

8.2 Kritische Bewertungen der Evidenz aus randomisierten kontrollierten Studien

Die Glaubwürdigkeit einer Studie wird deutlich höher, wenn das Risiko von Verzerrungen (Bias) gering ist. Um die vollständige methodologische Qualität, also wissenschaftliche Beständigkeit der Studiendurchführung zu ermitteln (wurde „sauber" gearbeitet?), ist ein weiterer Schritt der Qualitätskontrolle notwendig. Abschließend erhalten Sie jedoch eine (relativ) klare Antwort auf die Frage, wie sehr Sie an die Resultate der Studie glauben dürfen.

Zwei Konstrukte sind in diesem Zusammenhang wichtig zu verstehen

- **Interne Validität:** Diese beschreibt die methodologische Qualität einer wissenschaftlichen Arbeit. Eine gute interne Validität zeigt auf, dass die Ergebnisse der Studie aussagekräftig und gültig sind. Also, dass den gemessenen Effekten vertraut werden kann. Studien mit einer hohen internen Validität geben zumeist auch statistische Ergebnisse bekannt und zeigen auf, mit welchen Methoden diese ermittelt wurden. Die interne Validität wird durch Verzerrungen bedroht [297], da Bias in klinischen Studien dazu führen kann, dass die Wirksamkeit und/oder Risiken einer Maßnahme oder Exposition über- oder unterschätzt werden [267].
- **Externe Validität:** Diese beschreibt die Generalisierbarkeit der Forschungsergebnisse. Lassen sich die Ergebnisse einer Studie ohne Probleme auf andere Patientinnen und Patienten übertragen oder gelten sie nur speziell für die untersuchte Gruppe? Wichtig ist auch, ob die Behandlung gut beschrieben und praxisnah ist.

Eine möglichst hohe interne Validität schließt ein sehr spezifisches Profil der teilnehmenden Probanden ein. Der Nachteil dabei ist jedoch, dass sich eine Studie mit einem sehr spezifischen Profil schlecht auf die Allgemeinheit übertragen lässt. Wenn Sie beispielsweise eine Studie über die Behandlung von Schulterschmerzen lesen und die Stichprobe besteht nur aus 40- bis 45-jährigen männlichen Tischtennisspielern, wird sich das Ergebnis nur schwer auf eine 20-jährige Schwimmerin (noch schwerer auf einen 85-jährigen unsportlichen Rentner) übertragen lassen. Allerdings ist die Aussagekraft einer Studie ohne ein Mindestmaß an interner Validität so gering, dass auch die externe Validität darunter leidet.

Aspekte der internen und externen Validität ([267], [297]):

- Interne Validität
  - Selection Bias
  - Performance Bias
  - Detection Bias
  - Attrition Bias
  - Reporting Bias
  - Allocation Bias
  - Measurement Bias
- Externe Validität:
  - Patient: Alter, Geschlecht, Schweregrad der Problematik, (biopsychosoziale) Risikofaktoren etc.
  - Behandlung: Dosierung, Häufigkeit und Art der Intervention (z. B. aktiv/passiv), verwendete Behandlungstechnik (z. B. SNAGs an der Cx), Begleitbehandlungen (z. B. physikalische Maßnahmen)
  - Setting: Klinik, Praxis, Reha-Zentrum (etc.), Erfahrung und Spezialisierung des Therapeuten

8.2.1 Risk of Bias

Als Bias wird im Allgemeinen alles definiert, was systematisch die Aussagen über Gruppen beeinflusst und Vergleiche verzerrt [275]. Bias sind konsistente Fehler, die die Ergebnisse in eine bestimmte Richtung verschieben, nämlich vom eigentlichen Ergebnis weg. Dies liegt oftmals am menschlichen Hang, den Dingen bewusst oder unbewusst zu helfen, so zu funktionieren, wie wir denken, dass sie funktionieren sollten. Für Forschende könnte dies bedeuten, dass sie ihre Forschung so beeinflussen, dass sie die Ergebnisse erreichen, die sie zur Unterstützung ihrer Theorien benötigen. Das Problem hierbei ist, dass verzerrte Ergebnisse in die Irre führen können und, im schlimmsten Fall, zu falschen Schlussfolgerungen führen [285].

Es gibt viele unterschiedliche Arten von Verzerrungen. Häufig auftretende Verzerrungen kommen beispielsweise bei der Auswahl der Probanden für eine Studie, bei der Zuweisung der Probanden zu den Gruppen, bei der Behandlung der Gruppen oder bei der Durchführung von Messungen vor (▶ Abb. 8.2). Je nach Art des Studiendesigns (▶ Abb. 8.1) sind die Maßnahmen zur Verhinderung (Reduzierung) von Verzerrungen unterschiedlich. In einem RCT (S. 55) wird eine Verzerrung (theoretisch) dadurch vermieden, dass eine Stichprobe von Teilnehmerinnen und Teilnehmern aus einer bestimmten Population ausgewählt wird und diese zufällig den verschiedenen Gruppen zugewiesen werden. Um das Bias-Risiko möglichst gering zu halten (wenn nicht gar zu vermeiden), sollten die Probanden in den unterschiedlichen Gruppen so weit wie möglich die gleichen Erklärungen erhalten, die gleichen Kontakte zu medizinischen Fachkräften haben und gleich oft von den gleichen Untersuchern unter Verwendung der gleichen Messinstrumente beurteilt werden [310], [298].

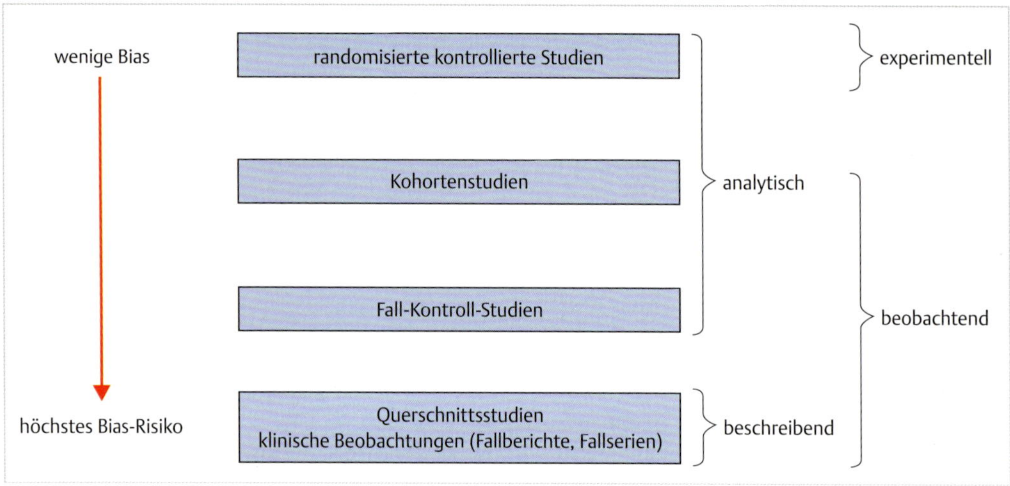

Abb. 8.1 Verzerrungsrisiko Verschiedene Studientypen in einer absteigenden Hierarchie vom geringsten (oben) bis zum größten (unten) Risk of Bias angeordnet (Beschreibungen der einzelnen Studientypen finden Sie in Kap. 4).

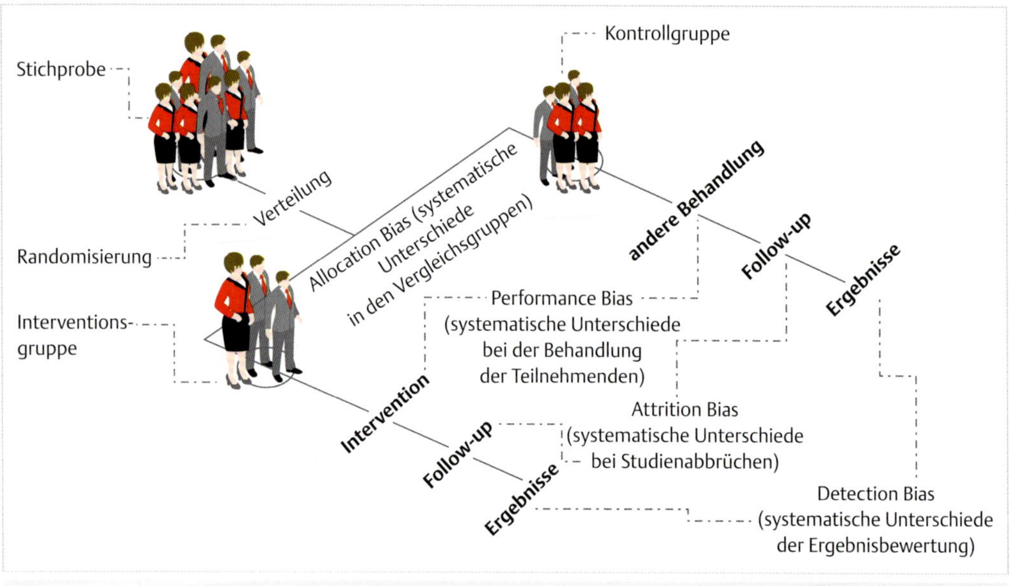

Abb. 8.2 Häufige Verzerrungen (Bias) [250], [291], [309].

Merke

Häufige Verzerrungen

- **Selection Bias**: Der Selection Bias bezieht sich auf systematische Unterschiede zwischen den Ausgangscharakteristika der zu vergleichenden Gruppen. Zum Beispiel sind die Teilnehmenden in den Gruppen einer Studie vom Alter oder Erkrankungsstatus stark unterschiedlich. Um die Teilnehmenden einer Studie möglichst gleichmäßig zu verteilen und somit eine Vergleichbarkeit aller Gruppen einer Studie zu gewährleisten, werden die Teilnehmenden zufällig einer Gruppe zugeordnet – randomisiert. Die einzigartige Stärke der Randomisierung ist, dass sie, wenn sie erfolgreich durchgeführt wird, Selektionsverzerrungen bei der Zuteilung von Interventionen an die Teilnehmer verhindert [268], [272], [291].
- **Allocation Bias**: Allocation Bias ist eine Verzerrung, die durch einen systematischen Unterschied in der Art und Weise entsteht, wie Teilnehmer in einer klinischen Studie den Behandlungs- und Vergleichsgruppen zugewiesen werden [326]. Da sich dieser Bias speziell auf die Gruppenzuordnung der Probanden bezieht, ist er vor allem bei klinischen Studien relevant, bei denen die Intervention durch die Untersucher zugewiesen wird. Der Allocation Bias ist eine Form des Selection Bias [313].
- **Performance Bias**: Der Performance Bias wird durch Unterschiede bei der Behandlung der Teilnehmenden verursacht. Hervorgerufen werden diese Unterschiede z. B. durch Behandlung oder der Exposition gegenüber anderen Faktoren als den interessierenden Interventionen [268]. Eine Verblindung der Studienteilnehmer und des Personals kann das Risiko verringern, dass das Wissen, welche Intervention erhalten wurde, und nicht die Intervention selbst, die Ergebnisse beeinflusst. Eine wirksame Verblindung kann auch sicherstellen, dass die zu vergleichenden Gruppen ein ähnliches Maß an Aufmerksamkeit, Zusatzbehandlung und diagnostischen Untersuchungen erhalten [291]. Eine Verblindung ist jedoch nicht immer möglich. In physiotherapeutischen Studien ist z. B. eine Verblindung der Behandler selten möglich, da diese eine Intervention (Manuelle Therapie, Training etc.) bewusst durchführen müssen. Ebenso ist es schwer, die Studienteilnehmer bei bestimmten Interventionen (z. B. Training) zu verblinden.
- **Detection Bias**: Der Detection Bias (manchmal auch Observer, Ascertainment oder Assessment Bias genannt) tritt auf, wenn das Wissen über die zugewiesene Behandlungsstrategie eines Patienten die Ergebnisbeurteilung beeinflusst [306]. Die Verblindung (oder Maskierung) der Untersuchenden kann das Risiko verringern, dass das Wissen darüber, welche Intervention erhalten wurde, und nicht die Intervention selbst, die Ergebnismessung beeinflusst [291]. In vielen nichtmedikamentösen Studien ist eine Verblindung oftmals nur schwer zu realisieren und wird entsprechend selten vorgenommen [268]. Eine verblindete Messung zentraler Outcomes könnte jedoch relativ einfach stattfinden.
- **Attrition Bias**: Der Attrition Bias bezieht sich auf systematische Unterschiede zwischen den Gruppen bei den Studienabbrüchen [291]. Bei hohen Abbruchquoten sowie Gruppenunterschieden in der Häufigkeit von Studienabbrüchen wird der Effekt der Randomisierung aufgehoben. Studienabbrecher führen zu unvollständigen Outcome-Daten, dies kann zur Über- oder Unterschätzung eines Interventionseffektes führen. Um diesen Effekt zu verringern, sollte eine Intention-to-treat-Analyse durchgeführt werden [268], [306].
- **Reporting Bias**: Der Reporting Bias bezieht sich auf systematische Unterschiede zwischen veröffentlichten und nichtveröffentlichten Ergebnissen einer Studie. Eine Verzerrung der Outcome-Berichterstattung kann dadurch entstehen, dass sogenannte statistisch signifikante Effektschätzungen mit größerer Wahrscheinlichkeit publiziert werden als nichtsignifikante Effektschätzungen. Die Forschung hat gezeigt, dass die Ursachen für Publikationsverzerrungen von der Motivation der Forscher, ihrer Erfahrung und anderen Verpflichtungen über das vermeintliche oder tatsächliche Desinteresse von Redakteuren, Gutachtern oder anderen Kollegen an den Ergebnissen bis hin zu Interessenkonflikten reichen, die zur Unterdrückung von Ergebnissen führen würden, die nicht mit einer bestimmten Sichtweise übereinstimmen [279].
- **Measurement Bias**: Eine Messverzerrung tritt auf, wenn Informationen, die zur Verwendung als Untersuchungsvariable gesammelt wurden, ungenau sind [316].

Um herauszufinden, wie gut Verzerrungen in einer Studie vermieden wurden, stehen verschiedene Instrumente zur Verfügung, die sich in drei Kategorien einteilen lassen: Skalen, Checklisten und Komponentensysteme [268] (▶ Tab. 8.3).

- **Skalen:** Bei der Bewertung mithilfe einer Skala wird jedem untersuchten Element (Item) eine (numerische) Punktzahl zugewiesen. Nach Abschluss der Bewertung lässt sich eine Gesamtpunktzahl errechnen [283], [296]. Kritisch ist jedoch zu sehen, dass die Ergebnisse einzelner Elemente nicht ausreichend berücksichtigt werden, wenn eine Gesamtpunktzahl vergeben wird [296]. Außerdem stellt sich die Frage nach der Gewichtung der einzelnen Elemente; sind z. B. Randomisierung der Teilnehmenden und die Verwendung bestimmter statistischer Verfahren gleich wichtig und somit gleich zu werten? Diese Problematik wurde von einigen Organisationen (z. B. der Cochrane Collaboration) und Autoren erkannt, weswegen versucht wird, bei der Bewertung von Forschungsarbeiten so weit wie möglich auf Skalen zu verzichten [283].
- **Checklisten:** Eine Checkliste besteht aus mindestens zwei Elementen ohne numerisches Bewertungssystem [283]. Es gibt Checklisten, bei denen die einzelnen Komponenten aus mehreren Elementen bestehen. Ein Beispiel hierfür bildet die CASP-Checkliste für RCTs (▶ Tab. 8.3).
- **Komponentensysteme:** Ein Komponentensystem besteht aus einzelnen Domänen, wie z. B. Randomisierung oder Verblindung, die auch nicht numerisch, sondern qualitativ bewertet werden. Am Ende kann eine qualitative Gesamtbewertung erfolgen und z. B. ein hohes, mittleres oder niedriges Risiko für systematische Verzerrungen angegeben werden [267], [283], [297]. Ein Beispiel für ein Komponentensystem ist das RoB 2.0 der Cochrane Collaboration (▶ Tab. 8.3).

Tab. 8.3 Auswahl verschiedener Tools zur Ermittlung des Verzerrungsrisikos in RCTs.

Tool	Kategorie
PEDRo Skala [30,31]	Skala
Jadad-Score/Jadad-Skala [32,33]	Skala
The Critical Appraisal Skills Programme (CASP) Checklist for RCT [34]	Checkliste
Risk of Bias (RoB) Tool [20]	Komponentensystem
Risk of Bias (RoB) 2.0 [35]	Komponentensystem

8.2.2 PEDro-Skala

- Ein in der Physiotherapie häufig eingesetztes Werkzeug, um festzustellen, ob eine randomisierte kontrollierte Studie (RCT oder ein CCT) wahrscheinlich intern valide ist und genügend statistische Information beinhaltet, um ihre Ergebnisse interpretierbar zu machen, ist die PEDro-Skala [303]. Ihre Hauptbekanntheit hat diese Checkliste durch die PEDro-Datenbank (S. 164) erlangt, da die dort gelisteten Artikel (bei passendem Design) alle nach dieser Checkliste beurteilt wurden. Die PEDro-Skala beinhaltet 11 Kriterien, von denen jedoch nur 10 (Kriterium 2–11) verwendet werden, um eine Gesamtpunktzahl zu berechnen. Die Kriterien 2–9 dienen der Beurteilung der internen Validität, die Kriterien 10–11 fragen bestimmte statistische Informationen ab und das erste Kriterium bezieht sich auf die externe Validität (▶ Tab. 8.4) [290], [303].

Tab. 8.4 PEDro-Skala und Domänen des RoB 2.0.

RoB-2.0-Domäne	PEDro-Kriterium	Beschreibung
	1	**Die Ein- und Ausschlusskriterien wurden spezifiziert.** Dieses Kriterium gilt als erfüllt, wenn berichtet wird, wie die Probanden rekrutiert wurden und wenn eine Liste mit Kriterien dargestellt wird, die genutzt wurde, um zu entscheiden, wer geeignet war, an der Studie teilzunehmen.
Bias durch den Randomisierungsprozess	2	**Die Probanden wurden den Gruppen randomisiert zugeordnet (im Falle von Crossover-Studien wurde die Abfolge der Behandlungen den Probanden randomisiert zugeordnet).**

Tab. 8.4 Fortsetzung

RoB-2.0-Domäne	PEDro-Kriterium	Beschreibung
		Wenn in einem Artikel steht, dass die Zuordnung zu den Gruppen randomisiert erfolgte, so wird dies von der Studie angenommen. Die genaue Methode der Randomisierung muss dabei nicht näher spezifiziert sein. Methoden wie Münz- oder Würfelwürfe sollten als Randomisierung angesehen werden. Quasirandomisierte Zuordnungsverfahren, wie die Zuordnung durch Krankenaktennummern im Krankenhaus, Geburtsdatum oder alternierende Zuordnungen, erfüllen dieses Kriterium nicht.
	3	**Die Zuordnung zu den Gruppen erfolgte verborgen.** Verborgene Zuordnung bedeutet, dass die Person, die entschieden hat, ob der jeweilige Proband für eine Teilnahme geeignet war oder nicht, zum Zeitpunkt dieser Entscheidung nicht wissen konnte, welcher Gruppe der jeweilige Proband zugeordnet werden würde. Für dieses Kriterium wird auch dann ein Punkt vergeben, wenn über eine verdeckte Zuordnung nicht berichtet wird, aber in dem Bericht zum Ausdruck kommt, dass die Zuordnung mithilfe blickdichter Briefumschläge erfolgte, oder dass die Allokation über Kontaktaufnahme mit einem unabhängigen Verwalter des Allokationsplans, der sich „nicht am Ort der Studiendurchführung“ befand oder „nicht anderweitig an der Studie beteiligt“ war, erfolgte.
	4	**Zu Beginn der Studie waren die Gruppen bzgl. der wichtigsten prognostischen Indikatoren einander ähnlich.** In Studien, die therapeutische Interventionen untersuchen, muss jeweils vor Beginn der Intervention mindestens eine Messung hinsichtlich des Schweregrades des zu behandelnden Zustandes, und mindestens ein anderes zentrales Outcome beschrieben werden (Eingangsmessungen). Der Gutachter muss ausreichend davon überzeugt sein, dass sich klinisch signifikante Unterschiede in den Gruppen-Outcomes nicht allein schon aufgrund von Unterschieden in den prognostischen Variablen zu Beginn der Studie (also zum Baseline-Zeitpunkt) erwarten ließen. Dieses Kriterium gilt auch dann als erfüllt, wenn nur Baseline-Daten für diejenigen Probanden beschrieben werden, welche bis zum Ende an der Studie teilgenommen haben. Zentrale Outcomes sind jene Outcomes, welche das primäre Maß für eine Effektivität (oder eine fehlende Effektivität) der Therapie darstellen. In den meisten Studien wird mehr als eine Variable zur Outcome-Messung verwendet.
Bias durch Abweichungen von den vorgesehenen Interventionen	5	**Alle Probanden waren geblindet.** Blindung bedeutet, dass die betreffende Person (Proband, Therapeut oder Untersucher) nicht gewusst hat, welcher Gruppe der Proband zugeordnet worden ist. Außerdem wird eine Blindung von Probanden und Therapeuten nur dann als gegeben angenommen, wenn davon ausgegangen werden kann, dass sie nicht in der Lage gewesen wären, zwischen den Behandlungen, die in den verschiedenen Gruppen ausgeführt wurden, zu unterscheiden. In Studien, in denen zentrale Outcomes von den Probanden selbst angegeben werden (z. B. Visuelle Analogskala oder Schmerztagebücher), gilt der Untersucher als geblindet, wenn der Proband geblindet war.
	6	**Alle Therapeuten, die eine Therapie durchgeführt haben, waren geblindet.**
Bias durch die Ergebnismessung	7	**Alle Untersucher, die zumindest ein zentrales Outcome gemessen haben, waren geblindet.**
Bias durch fehlende Ergebnisdaten	8	**Von mehr als 85 % der ursprünglich den Gruppen zugeordneten Probanden wurde zumindest ein zentrales Outcome gemessen.** Dieses Kriterium gilt nur dann als erfüllt, wenn die Studie sowohl über die

Tab. 8.4 Fortsetzung

RoB-2.0-Domäne	PEDro-Kriterium	Beschreibung
		Anzahl der ursprünglich den Gruppen zugeordneten Probanden als auch über die Anzahl der Probanden, von denen tatsächlich zentrale Outcomes festgehalten werden konnten, Auskunft gibt. Bei Studien mit Outcome-Messungen zu mehreren Messzeitpunkten, muss mindestens ein zentrales Outcome bei mehr als 85 % der Probanden zu einem dieser Zeitpunkte gemessen worden sein.
	9	**Alle Probanden, für die Ergebnismessungen zur Verfügung standen, haben die Behandlung oder Kontrollanwendung bekommen wie zugeordnet oder es wurden, wenn dies nicht der Fall war, Daten für zumindest ein zentrales Outcome durch eine „Intention to treat"-Methode analysiert.** Eine „Intention to treat"-Analyse bedeutet, dass in den Fällen, in denen Probanden die zugedachte Behandlung (oder Kontrollanwendung) nicht erhalten haben und in denen Ergebnismessungen möglich waren, die Messwerte so analysiert werden, als ob die Probanden die zugedachte Behandlung (oder Kontrollanwendung) erhalten hätten. Wird eine Analyse nach der „Intention to treat"-Methode nicht erwähnt, gilt dieses Kriterium dennoch als erfüllt, falls explizit zum Ausdruck kommt, dass alle Probanden die Behandlungen oder Kontrollanwendungen wie zugedacht erhalten haben.
	10	**Für mindestens ein zentrales Outcome wurden die Ergebnisse statistischer Gruppenvergleiche berichtet.** Ein Zwischen-Gruppen-Vergleich beinhaltet einen statistischen Vergleich einer Gruppe mit einer anderen Gruppe. Abhängig vom jeweiligen Studiendesign kann es sich dabei um den Vergleich von zwei oder mehr verschiedenen Behandlungen oder auch um den Vergleich einer Behandlung mit einer Kontrollanwendung (z. B. Placebo-Behandlung, Nichtbehandlung, Scheinbehandlung) handeln. Die Analyse kann als einfacher Vergleich der Outcomes zwischen den Gruppen erfolgen, die nach einer durchgeführten Behandlung gemessen wurden oder auch als Vergleich der Veränderungen in einer Gruppe mit den Veränderungen in einer anderen Gruppe (wurde eine faktorielle Varianzanalyse durchgeführt, um die Daten zu analysieren, so wird dies im letzteren Fall häufig als eine „Gruppe x Zeit Interaktion" berichtet). Der Vergleich kann als Hypothesentestung (die einen p-Wert liefert, der die Wahrscheinlichkeit dafür angibt, dass der Unterschied zwischen den Gruppen rein zufällig entstanden ist) oder als Schätzung (z. B. der Differenz des Medians oder des arithmetischen Mittels, der Unterschiede in den Prozentanteilen oder der Number Needed to Treat oder des relativen Risikos oder der Hazard Ratio) mit einem dazugehörigen Konfidenzintervall durchgeführt werden.
	11	**Die Studie berichtet sowohl Punkt- als auch Streuungsmaße für zumindest ein zentrales Outcome.** Ein Punktmaß ist ein Maß der Größe des Behandlungseffekts. Der Behandlungseffekt kann als Differenz in den Outcomes zwischen zwei Gruppen beschrieben werden oder auch als Outcome in jeder der Gruppen. Streuungsmaße können sein: Standardabweichungen, Standardfehler, Konfidenzintervalle, Interquartilsabstände (oder andere Quantilsabstände) und Ranges. Punktmaße und/oder Maße der Streuung können grafisch dargestellt sein (z. B. können Standardabweichungen als Balkendiagramm dargestellt werden), solange diese Darstellungen eindeutig sind (z. B. solange klar ist, ob die Fehlerbalken Standardabweichungen oder Standardfehler darstellen). Für kategorische Outcomes (nominal- oder ordinalskaliert) gilt dieses Kriterium als erfüllt, wenn die Anzahl der Probanden für jede Kategorie in jeder Gruppe angegeben ist.

Beim Bewertungsprozess werden nur Punkte vergeben, wenn ein Kriterium klar erfüllt wurde. Sollte beim genauen Lesen einer Arbeit der Eindruck entstehen, dass ein Kriterium nicht erfüllt wurde, sollte auch kein Punkt für dieses Kriterium vergeben werden.

Generell lässt sich sagen, dass eine Punktzahl ≥ 5/10 auf der PEDro-Skala oftmals für eine gute Studienqualität steht [304]. Jedoch sollte diese Punktzahl differenziert betrachtet werden, da die erlangte Punktzahl der Studie kein Maß für die Validität der Schlussfolgerung einer Studie darstellt. Die Punktzahl sagt lediglich, dass das methodische Vorgehen der Forschenden umso besser war, je höher der Score ausfällt.

Ein großer Nachteil der PEDro-Bewertung im Rahmen physiotherapeutischer Interventionsstudien ist, dass es oftmals unmöglich ist, Therapeuten oder Probanden zu verblinden, deswegen liegt die maximale Qualitätsbewertung häufig bei 8/10 Punkten (▶ Abb. 8.3). Trotz der bereits detaillierten Abfrage diverser Kriterien fragt die Skala weitere Qualitätsstandards, wie z. B. die Generierung einer Zufallssequenz, die Verschleierung der Zuteilung und die Verblindung der Studienbeobachter, wie sie im Cochrane RoB 2.0-Tool definiert sind, nur eingeschränkt ab. Studien haben jedoch gezeigt, dass gerade diese Studienmerkmale einen erheblichen Einfluss auf die Einschätzungen des Behandlungseffekts haben können [325], [333]. Eine unzureichende verborgene Zuteilung der Probandinnen und Probanden führt dazu, dass die Behandlungseffekte um 5–30 % überschätzt werden, und bei einer fehlenden Doppelblindheit können die Effekte um 9–44 % überschätzt werden [265], [299]. Dies kann wiederum die Patientenversorgung durch unterschiedliche Empfehlungen und Entscheidungen in der klinischen Praxis beeinflussen [265]. Um diesen Einflüssen zu entgehen, ist es wichtig, vorliegende Forschungsarbeiten aufmerksam zu lesen und evtl. mit unterschiedlichen Tools zu bewerten.

Fallbeispiel

Zur Bewertung der Studie „Der Einfluss von Skiunterwäsche auf unspezifischen Kreuzschmerz" haben Sie sich für die PEDro-Skala entschieden. Sie lesen sich deshalb die einzelnen Abschnitte erneut durch und führen parallel die Bewertung mit der PEDro-Skala durch (▶ Tab. 8.5).

Bei der Bewertung der Arbeit von Jung et al. kommen Sie wahrscheinlich auf sechs (strengere Bewerter auf fünf) Punkte. Die Arbeit liegt somit im Durchschnitt aller in der PEDro-Datenbank veröffentlichten Arbeiten. Dennoch ist Ihnen wahrscheinlich aufgefallen, dass es einige Faktoren (z. B. die mangelnde Verblindung der Untersuchenden und die Zusammensetzung der Gruppen) gibt, welche ein Risiko für ein verzerrtes Ergebnis darstellen.

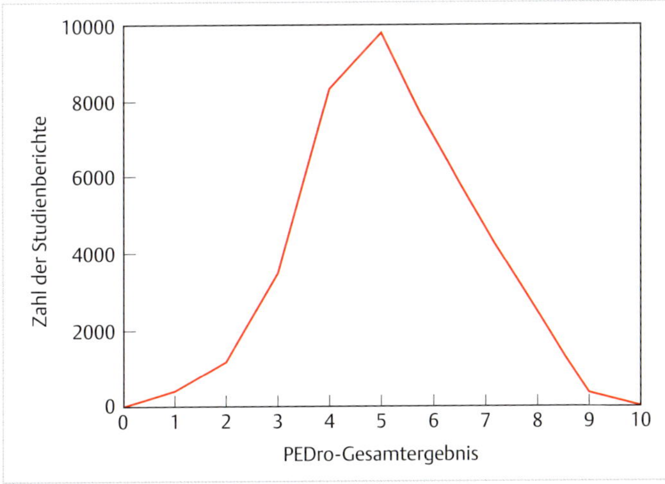

Abb. 8.3 Durchschnittlicher Score 5,1 der in PEDro gelisteten Arbeiten. Stand Januar 2021 [326]

Tab. 8.5 PEDro-Bewertung der Arbeit von Jung et al. [297].

PEDro-Kriterium	Beschreibung	Bewertung
1	Die Ein- und Ausschlusskriterien wurden spezifiziert.	ja
2	Die Probanden wurden den Gruppen randomisiert zugeordnet (im Falle von Crossover-Studien wurde die Abfolge der Behandlungen den Probanden randomisiert zugeordnet).	Ja
3	Die Zuordnung zu den Gruppen erfolgte verborgen.	nein
4	Zu Beginn der Studie waren die Gruppen bzgl. der wichtigsten prognostischen Indikatoren einander ähnlich.	nein
5	Alle Probanden waren geblindet.	nein
6	Alle Therapeuten, die eine Therapie durchgeführt haben, waren geblindet.	nein
7	Alle Untersucher, die zumindest ein zentrales Outcome gemessen haben, waren geblindet.	nein
8	Von mehr als 85 % der ursprünglich den Gruppen zugeordneten Probanden wurde zumindest ein zentrales Outcome gemessen.	ja
9	Alle Probanden, für die Ergebnismessungen zur Verfügung standen, haben die Behandlung oder Kontrollanwendung bekommen wie zugeordnet oder es wurden, wenn dies nicht der Fall war, Daten für zumindest ein zentrales Outcome durch eine „Intention to treat"-Methode analysiert.	ja
10	Für mindestens ein zentrales Outcome wurden die Ergebnisse statistischer Gruppenvergleiche berichtet.	ja
11	Die Studie berichtet sowohl Punkt- als auch Streuungsmaße für zumindest ein zentrales Outcome.	ja
Ermittelte Punktzahl		6

8.2.3 CONSORT-Statement – informative Qualität

Oftmals sind wissenschaftliche Artikel in einer Fachzeitschrift die einzige Informationsquelle über durchgeführte Studien. Die Bewertung der methodischen Qualität einer Studie (siehe Kap. 8.2.2) ist deshalb eng mit der Qualität der Berichterstattung verknüpft, d. h. mit dem Ausmaß, in dem ein Bericht (z. B. ein Artikel in einer Fachzeitschrift) vollständige, klare und transparente Informationen über die Planung, Durchführung und Analyse der Studie enthält [308], [319]. Häufig versäumen es die Wissenschaftlerinnen und Wissenschaftler beim Verfassen eines wissenschaftlichen Artikels zu ihrer Forschung jedoch, die wesentlichen Informationen verständlich und vollständig darzustellen. Ohne die exakte Beschreibung, wie eine Studie durchgeführt wurde, ist keine verlässliche Beurteilung des Bias-Risikos möglich [319].

Werden die Ergebnisse von Studien in einem (schlechten) Artikel mehrdeutig, unvollständig oder selektiv dargestellt, ist ebenfalls keine (seriöse) Beurteilung der Ergebnisse einer Forschungsarbeit möglich [307]. Dies führt dazu, dass viele Forschungsberichte unbrauchbar oder sogar schädlich sind, wenn aufgrund schlechter Berichterstattung „falsche" Entscheidungen getroffen werden. Klar ist, dass minderwertig veröffentlichte Forschungsarbeiten eine Verschwendung von Ressourcen darstellen [271], [307].

Damit RCTs letztlich den Patientinnen und Patienten zugutekommen können, muss der veröffentlichte Artikel einen möglichst hohen Standard aufweisen. Um Autoren, Herausgebern von Fachzeitschriften und kritischen Leserinnen und Lesern eine Leitlinie für die möglichst umfassende und vollständige Berichterstattung von RCTs zur Verfügung zu stellen, wurde 1996 das CONSORT-Statement erarbeitet und veröffentlicht [266]. Das CONSORT-Statement („Consolidated Statement of Reporting Trials") besteht, in seiner aktuellen Fassung aus dem Jahr 2010, aus einer 25 Items umfassenden Checkliste (▶ Tab. 8.6) und einem Flussdiagramm (▶ Abb. 8.4). Diese Leitlinie gilt für Berichte über randomisierte Studien jeglicher Art, hat ihren Fokus aber auf dem häufigsten Design eines RCTs: individuell randomisierter Parallelvergleich zweier Gruppen [319]. Erweiterungen für andere Formen des RCT sowie weitere Informationen zu CONSORT sind unter www.consort-statement.org zu finden.

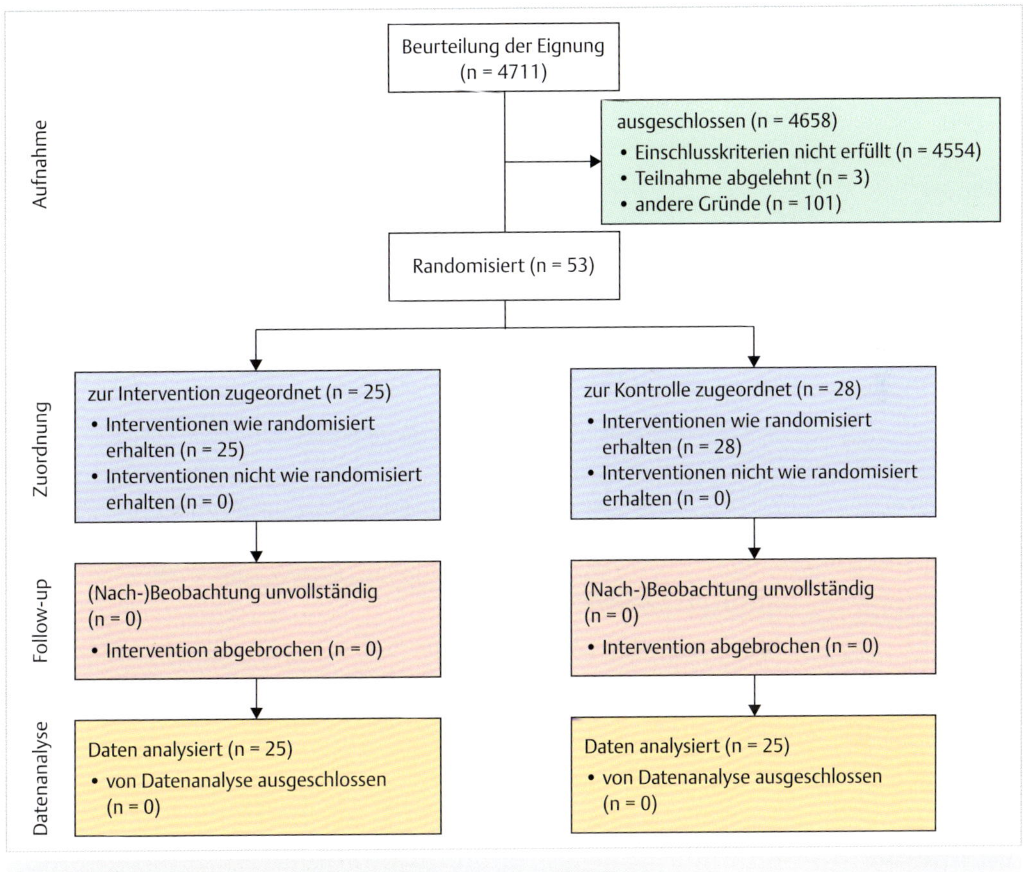

Abb. 8.4 CONSORT-Flussdiagramm zur Studie von Jung et al. [297]

Tab. 8.6 CONSORT-Checkliste.

Abschnitt/ Thema	Nummer	Beschreibung
Titel und Zusammenfassung		
	1a	Kennzeichnung im Titel als randomisierte Studie
	1b	Strukturierte Zusammenfassung von Studiendesign, Methoden, Resultaten und Schlussfolgerungen
Einleitung		
Hintergrund und Ziele	2a	Wissenschaftlicher Hintergrund und Begründung der Studie
	2b	Genaue Fragestellung oder Hypothesen
Methoden		
Studiendesign	3a	Beschreibung des Studiendesigns (z. B. parallel, faktoriell), einschließlich Zuteilungsverhältnis der Patienten zu den Gruppen
	3b	Wichtige Änderungen der Methoden nach Studienbeginn (z. B. Eignungskriterien) mit Gründen
Probanden / Patienten	4a	Eignungskriterien der Probanden/Patienten
	4b	Umgebung und Ort der Studiendurchführung
Intervention / Behandlung	5	Durchgeführte Interventionen in jeder Gruppe mit präzisen Details, einschließlich wie und wann die Interventionen durchgeführt wurden, um eine Replikation der Studie zu ermöglichen
Endpunkte	6a	Vollständig definierte, primäre und sekundäre Endpunkte, einschließlich wie und wann sie erhoben wurden
	6b	Änderungen der Endpunkte nach Studienbeginn mit Angabe der Gründe
Fallzahlbestimmung	7a	Wie wurde die Fallzahl berechnet?
	7b	Falls zutreffend, Erklärung aller Zwischenanalysen und Abbruchkriterien
Randomisierung		
Erzeugung der Behandlungsfolge	8a	Methode zur Generierung der Zufallszuteilung
	8b	Art der Randomisierung; Details jedweder Restriktionen (z. B. Blockbildung, Blockgröße)
Mechanismen der Geheimhaltung der Behandlungsfolge	9	Mechanismen zur Umsetzung der Zuteilungssequenz (z. B. sequenziell nummerierte Behälter) und Beschreibung aller Schritte zur Geheimhaltung der Sequenz bis zur Interventionszuordnung
Durchführung	10	Wer führte die Zufallszuteilung durch, wer nahm die Teilnehmer in die Studie auf und wer teilte die Teilnehmer den Interventionen zu
Verblindung	11a	Falls durchgeführt, wer war bei der Interventionszuordnung verblindet? (z. B. Teilnehmer, Ärzte, Therapeuten, diejenigen, die die Endpunkte beurteilten)
	11b	Falls relevant, Beschreibung der Ähnlichkeit der Interventionen
Statistische Methoden	12a	Statistische Methoden, die zum Vergleich der Gruppen hinsichtlich primärer und sekundärer Endpunkte eingesetzt wurden

Tab. 8.6 Fortsetzung

Abschnitt/ Thema	Nummer	Beschreibung
	12b	Methoden, die für zusätzliche Analysen eingesetzt wurden, wie Subgruppenanalysen, adjustierte Analysen
Ergebnisse		
Ein- und Ausschlüsse (ein Flussdiagramm wird dringend empfohlen)	13a	Für jede Gruppe Anzahl der Studienteilnehmer, die randomisiert zugeteilt wurden, die die geplante Intervention erhielten und die hinsichtlich des primären Endpunkts analysiert wurden
	13b	Für jede Gruppe Anzahl der Studienausscheider und Ausschlüsse nach Randomisierung mit Angabe von Gründen
Aufnahme/ Rekrutierung	14a	Zeitraum der Rekrutierung und Nachbeobachtung
	14b	Warum die Studie endete oder gestoppt wurde
Patienten-charakteristika zu Studienbeginn (baseline data)	15	Eine Tabelle demografischer und klinischer Charakteristika für jede Gruppe
Anzahl der ausgewerteten Probanden/ Patienten	16	Für jede Gruppe, Anzahl der Teilnehmer, die in die Analyse eingeschlossen wurden und Angabe, ob diese der Anzahl der ursprünglich zugeteilten Gruppen entsprach
Ergebnisse und Schätzmethoden	17a	Für jeden primären und sekundären Endpunkt Ergebnisse für jede Gruppe und die geschätzte Effektgröße sowie ihre Präzision (z. B. 95 % Konfidenzintervall)
	17b	Für binäre Endpunkte wird empfohlen, sowohl die absoluten als auch die relativen Effektgrößen anzugeben
Zusätzliche Analysen	18	Resultate von weiteren Analysen, einschließlich Subgruppenanalysen und adjustierten Analysen mit Angabe, ob diese präspezifiziert oder exploratorisch durchgeführt wurden
Schaden	19	Alle wichtigen Schäden (früher „unerwünschte Wirkungen" genannt) innerhalb jeder Gruppe (siehe auch CONSORT für Schäden [harm])
Diskussion		
Limitierungen	20	Studienlimitierungen mit Angabe zu potenzieller Verzerrung, fehlender Präzision und, falls relevant, Multiplizität von Analysen
Generalisierbarkeit	21	Generalisierbarkeit (externe Validität, Anwendbarkeit) der Studienergebnisse
Interpretation	22	Interpretation konsistent mit den Ergebnissen, Abwägung des Nutzens und Schadens, Berücksichtigung anderer relevanter Evidenz
Andere Information		
Registrierung	23	Registrierungsnummer und Name des Studienregisters
Protokoll	24	Wo das vollständige Protokoll eingesehen werden kann, falls verfügbar
Finanzierung	25	Quellen der Finanzierung und anderer Unterstützung (wie Lieferung von Medikamenten), Rolle des Geldgebers

Wenn Sie einen wissenschaftlichen Artikel lesen und das Bias-Risiko bewerten, sollten Sie ebenfalls die Berichtsqualität bewerten. Dadurch lässt es sich vermeiden, dass Sie versehentlich ein geringes Bias-Risiko annehmen, obwohl die Verzerrung in Wirklichkeit deutlich höher ist. In einigen Arbeiten kommt es vor, dass entscheidende Faktoren, wie z. B. „Intention to Treat" oder „doppelblind" nur erwähnt werden, ohne eine vollständige Beschreibung der tatsächlich angewandten Methoden zu geben [274]. Annahmen über die korrekte Durchführung von Studien zu treffen, die auf einfachen Formulierungen über die Studienmethodik beruhen, verfälscht am Ende das Ergebnis der Risikobewertung.

Es kann jedoch vorkommen, dass eine schlechte Berichtsqualität vorliegt, aber das Bias-Risiko gering ist. Auch umgekehrt kann der Fall eintreten, dass die Berichtsqualität hervorragend ist, jedoch das Risiko von Verzerrungen ebenfalls sehr hoch. Letzteres ist dadurch möglich, dass die Autorinnen und Autoren in ihrer Studie zwar methodisch unsauber gearbeitet haben, dies jedoch ausführlich in dem zugehörigen Artikel beschreiben.

Fallbeispiel

Nachdem Sie die Möglichkeiten von Verzerrungen in der Studie „Der Einfluss von Skiunterwäsche auf unspezifischen Kreuzschmerz" mithilfe der PEDro-Skala bereits ermittelt haben, sollten Sie nun einen Blick auf die Berichtsqualität der Studie werfen. Danach können Sie eine kritische Gesamtbewertung der Arbeit vornehmen und entscheiden, ob Sie die vorgestellte Behandlungsmethode bei Ihrem Patienten verwenden wollen.

Die Berichtsqualität der Arbeit von Jung et al. scheint überwiegend transparent zu sein, wodurch das Vorgehen der Forscherinnen und Forscher gut nachvollzogen werden kann. Durch die (überwiegend) transparente Berichterstattung erscheint die kritische Analyse mithilfe der PEDro-Skala ebenfalls glaubwürdig. Es scheint sich bei dieser Arbeit um einen Fall zu handeln, bei dem die Autorinnen und Autoren in ihrer Studie zwar methodisch unsauber gearbeitet haben, dies jedoch ausführlich in dem zugehörigen Artikel beschreiben. Die Entscheidung, ob Sie Ihrem Patienten in der nächsten Behandlung dazu raten, Skiunterwäsche aus Acryl zu tragen, liegt allerdings weiterhin bei Ihnen.

Tab. 8.7 CONSORT-Checkliste zur Studie von Jung et al. [297].

Abschnitt/ Thema	Nummer	Check	Beschreibung
Titel und Zusammenfassung			
	1a	✗	Kennzeichnung im Titel als randomisierte Studie
	1b	✓	Strukturierte Zusammenfassung von Studiendesign, Methoden, Resultaten und Schlussfolgerungen
Einleitung			
Hintergrund und Ziele	2a	✓	Wissenschaftlicher Hintergrund und Begründung der Studie
	2b	✓	Genaue Fragestellung oder Hypothesen
Methoden			
Studiendesign	3a	✓	Beschreibung des Studiendesigns (z. B. parallel, faktoriell), einschließlich Zuteilungsverhältnis der Patienten zu den Gruppen
	3b	✗	Wichtige Änderungen der Methoden nach Studienbeginn (z. B. Eignungskriterien) mit Gründen

Tab. 8.7 Fortsetzung

Abschnitt/ Thema	Nummer	Check	Beschreibung
Probanden/ Patienten	4a	✓	Eignungskriterien der Probanden/Patienten
	4b	✓	Umgebung und Ort der Studiendurchführung
Intervention/ Behandlung	5	✓	Durchgeführte Interventionen in jeder Gruppe mit präzisen Details, einschließlich wie und wann die Interventionen durchgeführt wurden, um eine Replikation der Studie zu ermöglichen
Endpunkte	6a	✓	Vollständig definierte, primäre und sekundäre Endpunkte, einschließlich wie und wann sie erhoben wurden
	6b	✗	Änderungen der Endpunkte nach Studienbeginn mit Angabe der Gründe
Fallzahl-bestimmung	7a	✓	Wie wurde die Fallzahl berechnet?
	7b	✗	Falls zutreffend, Erklärung aller Zwischenanalysen und Abbruchkriterien
Randomisierung			
Erzeugung der Behand-lungsfolge	8a	✓	Methode zur Generierung der Zufallszuteilung
	8b	✓	Art der Randomisierung; Details jedweder Restriktionen (z. B. Block-bildung, Blockgröße)
Mechanismen der Geheim-haltung der Be-handlungsfolge	9	✓	Mechanismen zur Umsetzung der Zuteilungssequenz (z. B. sequenziell nummerierte Behälter) und Beschreibung aller Schritte zur Geheimhaltung der Sequenz bis zur Interventionszuordnung
Durchführung	10	✓	Wer führte die Zufallszuteilung durch, wer nahm die Teilnehmer in die Studie auf und wer teilte die Teilnehmer den Interventionen zu?
Verblindung	11a	✓	Falls durchgeführt, wer war bei der Interventionszuordnung verblindet? (z. B. Teilnehmer, Ärzte, Therapeuten, diejenigen, die die Endpunkte beurteilten)
	11b	✓	Falls relevant, Beschreibung der Ähnlichkeit der Interventionen
Statistische Methoden	12a	✓	Statistische Methoden, die zum Vergleich der Gruppen hinsichtlich primärer und sekundärer Endpunkte eingesetzt wurden
	12b	✗	Methoden, die für zusätzliche Analysen eingesetzt wurden, wie Subgruppenanalysen, adjustierte Analysen
Ergebnisse			
Ein- und Aus-schlüsse (ein Flussdiagramm wird dringend empfohlen)	13a	✓	Für jede Gruppe Anzahl der Studienteilnehmer, die randomisiert zugeteilt wurden, die die geplante Intervention erhielten und die hinsichtlich des primären Endpunkts analysiert wurden
	13b	✓	Für jede Gruppe Anzahl der Studienausscheider und Ausschlüsse nach Randomisierung mit Angabe von Gründen
Aufnahme/ Rekrutierung	14a	✗	Zeitraum der Rekrutierung und Nachbeobachtung
	14b	✗	Warum die Studie endete oder gestoppt wurde

Tab. 8.7 Fortsetzung

Abschnitt/ Thema	Nummer	Check	Beschreibung
Patientencharakteristika zu Studienbeginn (baseline data)	15	✓	Eine Tabelle demografischer und klinischer Charakteristika für jede Gruppe
Anzahl der ausgewerteten Probanden/ Patienten	16	✓	Für jede Gruppe, Anzahl der Teilnehmer, die in die Analyse eingeschlossen wurden und Angabe, ob diese der Anzahl der ursprünglich zugeteilten Gruppen entsprach
Ergebnisse und Schätzmethoden	17a	✓	Für jeden primären und sekundären Endpunkt Ergebnisse für jede Gruppe und die geschätzte Effektgröße sowie ihre Präzision (z. B. 95 % Konfidenzintervall)
	17b	✗	Für binäre Endpunkte wird empfohlen, sowohl die absoluten als auch die relativen Effektgrößen anzugeben
Zusätzliche Analysen	18	✗	Resultate von weiteren Analysen, einschließlich Subgruppenanalysen und adjustierten Analysen mit Angabe, ob diese präspezifiziert oder exploratorisch durchgeführt wurden
Schaden	19	✗	Alle wichtigen Schäden (früher „unerwünschte Wirkungen“ genannt) innerhalb jeder Gruppe (siehe auch CONSORT für Schäden [harm])
Diskussion			
Limitierungen	20	✗	Studienlimitierungen mit Angabe zu potenzieller Verzerrung, fehlender Präzision und, falls relevant, Multiplizität von Analysen
Generalisierbarkeit	21	✗	Generalisierbarkeit (externe Validität, Anwendbarkeit) der Studienergebnisse
Interpretation	22	✓	Interpretation konsistent mit den Ergebnissen, Abwägung des Nutzens und Schadens, Berücksichtigung anderer relevanter Evidenz
Andere Information			
Registrierung	23	✗	Registrierungsnummer und Name des Studienregisters
Protokoll	24	✗	Wo das vollständige Protokoll eingesehen werden kann, falls verfügbar
Finanzierung	25	✓	Quellen der Finanzierung und anderer Unterstützung (wie Lieferung von Medikamenten), Rolle des Geldgebers

Studien sind unerlässlich, um Klinikern und Patienten eine optimale Entscheidungsgrundlagen zu liefern. Deswegen ist es notwendig, so viele Quellen für Verzerrungen und andere Störfaktoren wie möglich auszuschließen. Viele dieser Faktoren sollen bereits durch die Wahl des Studiendesigns eines RCT eliminiert werden. Dass weiterhin ein (Rest-)Risiko für bestimmte Arten von Verzerrungen besteht, und wie diese Verzerrungen identifiziert werden können, sollte durch die vorherigen Abschnitte deutlich geworden sein.

Eine Schwierigkeit für Klinikerinnen und Kliniker besteht darin, dass die veröffentlichte Literatur zugunsten von Studien mit signifikanten oder vielversprechenden Ergebnissen verzerrt sein kann. Diese Problematik besteht, da Studien teilweise nicht veröffentlicht werden, wenn die Ergebnisse negativ sind oder nicht mit den vorherrschenden Hypothesen der Forschenden übereinstimmen.

Diese Problematik wird als **Publication Bias** bezeichnet, also als Verzerrung durch die Nichtveröffentlichung oder nur partielle Veröffentlichung von Forschungsergebnissen. Das Ziehen von Schlussfolgerungen zum therapeutischen Vorgehen beruht jedoch größtenteils auf veröffentlichten Studien, was somit sehr irreführend sein und zu falschen Schlussfolgerungen führen kann [328]. Ein Weg, um die mögliche Verzerrung durch fehlende Daten bei veröffentlichten Forschungsarbeiten aufzuspüren, ist ein Abgleich zwischen dem was geplant und protokolliert wurde (siehe CONSORT-Item 24) und dem, was am Ende veröffentlicht wurde.

8.2.4 Vorregistrierung des Protokolls und ethische Zustimmung

Sobald ein Studienprotokoll öffentlich zugänglich ist, lässt sich nachvollziehen, welche Parameter in einer Studie untersucht werden sollten. Dadurch besteht die begründete Hoffnung, dass alle Ergebnisse auch in der Veröffentlichung zu finden sind. Die Veröffentlichung des Studienprotokolls nimmt somit die Autorinnen und Autoren in die Pflicht, ihre Ergebnisse (vollständig) zu veröffentlichen [315]. Außerdem wird durch die Veröffentlichung von Studienprotokollen die wissenschaftliche Gemeinschaft ebenfalls darüber informiert, welche Studien aktuell durchgeführt werden, was dazu beiträgt, Doppelarbeit zu vermeiden und die Forschungsbemühungen besser zu koordinieren [315].

Ein Ansatz zur Publikation von Forschungsergebnissen, der wahrscheinlich frei von Publikationsverzerrungen ist, besteht darin, nur Studien, die in einem Register klinischer Studien auffindbar sind zur Publikation (in einer Fachzeitschrift) zuzulassen. Da die Studien von vornherein mit klarer Angabe der Ziele und Endpunkte registriert werden, sollte ihre Berücksichtigung bei der Veröffentlichung nicht durch die Studienergebnisse beeinflusst werden [276], [328]. Die ICMJE-Mitgliedszeitschriften (International Committee of Medical Journal Editors) verlangen beispielsweise seit 2005 als Bedingung für eine Publikation die Registrierung in einem öffentlichen Studienregister. Die Registrierung muss bei oder vor Beginn der Patientenrekrutierung erfolgen [276]. Zusätzlich zur stärkeren Transparenz von Studienergebnissen, die sich durch die Registrierung in einem Studienregister ergibt, gibt es weitere Aspekte, die unbedingt für eine Registrierung der Studienprotokolle sprechen.

- Forschung ist ein gemeinschaftlicher Prozess, deswegen ist es wichtig, das gesamte vorhandene Wissen über ein bestimmtes Problem zusammenzufassen [264]. Kommt es nicht zur Veröffentlichung einer Studie, so ist zumindest über die Studienregister nachvollziehbar, welches Forschungsteam an welchem Thema arbeitet und es kann ggf. Kontakt mit der Forschungsgruppe aufgenommen werden, um weitere Informationen zu erhalten.
- Wird eine neue Studie geplant, ist die Recherche innerhalb von Studienregistern ebenfalls notwendig, um beispielsweise Doppelarbeit zu vermeiden und eine optimale Nutzung der Ressourcen zu gewährleisten [264].

Alle klinischen Studien sollten deswegen bei einem unabhängigen Register für klinische Studien, wie z. B. ClinicalTrials.gov oder dem Deutschen Register Klinischer Studien (DRKS), registriert werden. Für die ethische Prüfung einer klinischen Studie ist die Registrierung ein wichtiges Kriterium.

Bei allen Forschungsarbeiten, an denen menschliche Probandinnen und Probanden direkt oder indirekt beteiligt sind, müssen die Forschenden die ethischen Aspekte ihrer Forschung berücksichtigen. Jede Art der Forschung an (teilweise auch schutzbedürftigen und kranken) Patienten, insbesondere solche, die mit invasiven Verfahren verbunden ist, ohne vollständige Abwägung ethischer Gesichtspunkte ist eine Straftat [286]. Deswegen ist es ein grundlegendes Prinzip, dass Forschende für alle Forschungsarbeiten, an denen Menschen beteiligt sind, eine ethische Genehmigung von einem unabhängigen Ethikkomitee für die Forschung einholen müssen, bevor sie mit ihrer Forschung beginnen können. Die Ethikkommissionen sind für die Einhaltung der Grundsätze eines ethischen Forschungsverhaltens verantwortlich. Ein eingereichter Forschungsvorschlag wird von der zuständigen Ethikkommission evaluiert. Dabei werden in der Regel eine Reihe von Fragen über die geplante Forschung gestellt, wer die Forschenden sind (einschließlich ihrer Erfahrung), welche Art von Projekt geplant ist, wie Probandinnen und Probanden rekrutiert werden und wie den Studienteilnehmern Risiken und Nutzen erklärt werden. Erst nachdem die Ethikkommission ihre Zustimmung zu einem Forschungsvorhaben erteilt hat, darf dieses begonnen werden. Jede Veröffentlichung einer Forschungsarbeit sollte deswegen ebenfalls erwähnen, wann und durch welche Ethikkommission die Zustimmung zu dem jeweiligen Projekt erteilt wurde.

8.3 Kritische Bewertung der Evidenz aus systematischen Übersichtsarbeiten

8.3.1 Allgemeines

Systematische Übersichten bieten die Möglichkeit, Entscheidungen auf der Grundlage genauer, prägnanter, glaubwürdiger und umfassender Zusammenfassungen der besten verfügbaren Evidenz zu einem Thema zu treffen [311]. Eine der Stärken ordnungsgemäß durchgeführter systematischer Reviews ist, dass die Wahrscheinlichkeit einer selektiven Bewertung einzelner Interventionen verringert wird. Wie bei allen anderen Arten von Forschungsarbeiten ist jedoch auch bei systematischen Übersichtsarbeiten die notwendige Voraussetzung, dass eine solide Methodik verwendet wurde, um Verzerrungen zu vermeiden. Die unkritische Verwendung von Ergebnissen einer systematischen Übersichtsarbeit beinhaltet Risiken. Bei der Überlegung, die Evidenz aus einem systematischen Review für die Patientenversorgung einzusetzen, empfiehlt es sich deshalb zunächst, die einzelnen Gliederungspunkte der gefundenen Arbeit kritisch zu betrachten. Das genaue Vorgehen ist analog zum Vorgehen beim Lesen einer veröffentlichten RCT (siehe Anfang des Kapitels).

Systematische Fehler oder Mängel in der Konzeption oder Durchführung einer Übersichtsarbeit haben das Potenzial, die Ergebnisse zu verzerren. Um das Risiko einer Verzerrung in systematischen Übersichten besser einschätzen zu können, ist ein zusätzlicher Schritt der Qualitätskontrolle notwendig. Ähnlich wie bei der kritischen Bewertung von RCTs stehen für diesen Prozess verschiedene Instrumente zur Verfügung. Zwei der am häufigsten hierfür verwendeten Instrumente sind:

- ROBIS (risk of bias in systematic reviews) [332]
- AMSTAR 2 (A MeaSurement Tool to Assess Systematic Reviews) [318], [327]

8.3.2 ROBIS

Das ROBIS-Tool basiert, ähnlich wie das RoB 2.0, auf einem Komponentensystem. Genau wie beim RoB 2.0 wird das Verzerrungsrisiko für verschiedene Komponenten (Domänen) separat eingeschätzt und dargestellt [301]. Die Bewertung einer systematischen Übersichtsarbeit mit dem ROBIS-Tool erfolgt in drei Schritten [332]:

1. Bewertung der Relevanz (optional)
2. Ermittlung von Bedenken hinsichtlich des Review-Prozesses
3. Beurteilung des Verzerrungsrisikos des vorliegenden Reviews

Im ersten (optionalen) Schritt der ROBIS-Bewertung stellt sich die Frage nach der Relevanz der Arbeit, d. h. ob die Anwendbarkeit der Ergebnisse der vorliegenden systematischen Übersichtsarbeit zu der von Ihnen gestellten Forschungsfrage passt (vergleiche jeweiliges PICO). Stimmen die eigene Zielfrage und die Fragestellung der systematischen Übersichtsarbeit in einem oder mehreren Punkten des PICO nicht überein, sollte diese Frage mit „Nein" beantwortet werden. Wenn es eine teilweise Übereinstimmung zwischen den Kategorien gibt, dann sollte dies als „teilweise" bewertet werden [332].

Der zweite Schritt zielt darauf ab, Bereiche zu identifizieren, in denen Verzerrungen in die systematische Überprüfung eingeschleust worden sein könnten. Diese Phase setzt sich aus vier Domänen zusammen, die unterschiedliche Aspekte der Durchführung eines systematischen Reviews bewerten [301], [331], [332]:

- Domäne 1: Einschlusskriterien der Studien
- Domäne 2: Identifikation und Auswahl der Studien
- Domäne 3: Datenextraktion und Bewertung des Verzerrungsrisikos der Studien
- Domäne 4: Datensynthese und Ergebnisse

Jede Domäne beinhaltet unterschiedliche Leitfragen, die jeweils mit „Ja" (geringes Bias-Risiko), „wahrscheinlich ja", „wahrscheinlich nein", „nein" (hohes Bias-Risiko) und „keine Information" beantwortet werden können. Die einzelnen Domänen sollten aufeinanderfolgend und nicht getrennt voneinander bewertet werden. Das Verzerrungsrisiko für jede Domäne wird zusammenfassend als gering, hoch oder unklar eingestuft (▶ Tab. 8.8).

Tab. 8.8 ROBIS Schritt 2 (Domänen und Leitfragen; modifizierte Darstellung nach [301]).

Domäne	Fragestellungen
1: Einschlusskriterien der Studie	Erfolgte die Erstellung der systematischen Übersicht nach vordefinierten Zielen und Einschlusskriterien?
	Passen die Einschlusskriterien zur Fragestellung der systematischen Übersichtsarbeit?
	Wurden die Einschlusskriterien eindeutig definiert und im Detail dargestellt / erlaubt die Beschreibung der Einschlusskriterien eine Replizierung der systematischen Übersichtsarbeit?
	Wurden bestehende Einschränkungen bei den Einschlusskriterien (z. B. im Hinblick auf das Studiendesign, den Publikationszeitraum, die Fallzahl oder die Endpunktauswahl) angemessen ausgewählt? • Falls Einschränkungen vorlagen und diese detailliert beschrieben und als sinnvoll erachtet wurden → ja/wahrscheinlich ja • Falls keine Einschränkungen beschrieben wurden, die Einschlusskriterien aber ansonsten detailliert berichtet wurden, kann angenommen werden, dass keine Einschränkungen vorlagen → ja • Falls Einschränkungen vorlagen, diese aber ungenügend beschrieben wurden → nein/ wahrscheinlich nein
	Wurden bestehende Einschränkungen bei den Einschlusskriterien im Hinblick auf die Informationsquelle (z. B. Publikationsstatus oder Sprache) angemessen ausgewählt?
2: Identifikation und Auswahl der Studien	Wurde eine angemessene Anzahl an Datenbanken bzw. elektronischen Quellen durchsucht?
	Wurden zusätzlich zur elektronischen Suche weitere Quellen durchsucht (z. B. Suche nach publizierten Daten, graue Literatur etc.)?
	Wurde eine systematische Literatursuche mit adäquaten Suchbegriffen durchgeführt (z. B. Textwortsuche und Suche mit Schlagwörtern – Medical Subject Headings bzw. MeSH-Terms)?
	Wurden adäquate Einschränkungen im Hinblick auf Suchzeitraum oder Sprache angewandt?
	Wurden Maßnahmen ergriffen, um Fehler bei der Studienauswahl zu minimieren (2 unabhängige Reviewer)?
3: Datenextraktion und Bewertung der Studien	Wurden Maßnahmen ergriffen, um Fehler bei Datenerhebung zu minimieren (2 unabhängige Reviewer)?
	Wurden Studiendaten detailliert genug beschrieben, um Reviewautoren und Lesern eine Ergebnisinterpretation zu erlauben?
	Wurden alle relevanten Daten, die für die Synthese wichtig sind, extrahiert?
	Wurde das Verzerrungsrisiko der Primärstudien nach standardisierten Methoden bewertet (z. B. mit RoB 2)?
	Wurden Maßnahmen ergriffen, um Fehler bei der Bewertung des Verzerrungsrisikos zu minimieren (2 unabhängige Reviewer)?
4: Datensynthese und Ergebnisse	Wurden in die Datensynthese die Ergebnisse aus allen relevanten Studien aufgenommen?
	Wurden alle a priori festgelegten Analysen durchgeführt oder Abweichungen davon erläutert?
	Wurde die Datensynthese im Hinblick auf die Fragestellung, potenzielle Divergenzen zwischen den Studientypen und Endpunkte adäquat durchgeführt?

Tab. 8.8 Fortsetzung

Domäne	Fragestellungen
	Lagen homogene Studienergebnisse vor? Falls nicht, wurden sie in der Analyse adäquat berücksichtigt?
	Lagen robuste Ergebnisse vor? Wurden dementsprechende statistische Tests durchgeführt, z. B. ein Funnel Plot oder eine Sensitivitätsanalyse?
	Lag ein niedriges Verzerrungsrisiko der Primärstudien vor? Falls nicht, wurden adäquate Analysen durchgeführt, um das Verzerrungsrisiko zu berücksichtigen?

Verzerrungsrisiko:
Gering: Falls die Leitfragen der entsprechenden Domäne mit „ja" oder „wahrscheinlich ja" beantwortet wurden.
Hoch: Falls eine der Leitfragen mit „nein" oder „wahrscheinlich nein" beantwortet wurde.
Unklar: Falls nicht genügend Informationen vorliegen, um eine Einschätzung abzugeben.

In der letzten Phase wird überprüft, ob die systematische Review als Ganzes ein Verzerrungsrisiko aufweist. Dies geschieht ebenfalls mithilfe von Leitfragen [331]:

- **Leitfrage 1:** Wurden die potenziellen Verzerrungsrisiken aus Phase 2 in der Ergebnisinterpretation der entsprechenden systematischen Übersichtsarbeit adressiert?
  - Ja/wahrscheinlich ja: Wenn in keiner Domäne aus Phase 2 ein Verzerrungsrisiko vorliegt oder wenn für eine oder für mehrere Domänen zwar ein Verzerrungsrisiko vorliegt, das Verzerrungsrisiko dabei aber adäquat in der Ergebnisinterpretation der systematischen Übersichtsarbeit berücksichtigt wurde.
  - Wahrscheinlich nein/nein: Wenn für eine oder für mehrere Domänen aus Phase 2 ein Verzerrungsrisiko vorliegt, das Verzerrungsrisiko jedoch nicht adäquat in der Ergebnisinterpretation der systematischen Übersichtsarbeit berücksichtigt wurde.
- **Leitfrage 2:** Adressieren die in die systematische Übersichtsarbeit eingeschlossenen Studien die Fragestellung, d. h. ist die klinische Relevanz der eingeschlossenen Studien im Hinblick auf die Fragestellung der systematischen Übersichtsarbeit gegeben?
  - Ja/wahrscheinlich ja: Wenn die klinische Relevanz gegeben ist oder wenn die klinische Relevanz zwar nicht gegeben, dieses „Problem" jedoch adäquat in der Ergebnisinterpretation der systematischen Übersichtsarbeit berücksichtigt wurde.
  - Wahrscheinlich nein/nein: Wenn die klinische Relevanz nicht gegeben ist und dieses „Problem" auch nicht in der Ergebnisinterpretation berücksichtigt wurde.
- **Leitfrage 3:** Kann selektive Berichterstattung innerhalb der systematischen Übersichtsarbeit ausgeschlossen werden?
  - Ja/wahrscheinlich ja: Wenn eine selektive Berichterstattung ausgeschlossen werden kann.
  - Wahrscheinlich nein/nein: Wenn von den Autoren der systematischen Übersichtsarbeit in erster Linie Endpunkte mit positivem Ergebnis berichtet wurden.

Aus den drei Leitfragen resultiert die Gesamteinschätzung des Verzerrungsrisikos:

- Gering: Wenn alle drei Leitfragen mit „ja" beantwortet wurden
- Hoch: Wenn eine der drei Leitfragen mit „nein" beantwortet wurde
- Unklar: Wenn unzureichende Informationen für eine abschließende Bewertung vorliegen.

Sollten Sie die Bias-Bewertung einer systematischen Übersichtsarbeit durchgeführt haben um sicherzugehen, dass die Informationen aus der Arbeit eine zuverlässige Quelle für Ihre klinische Entscheidung darstellen, sind keine weiteren Schritte erforderlich. Sollten Sie jedoch mehrere Übersichtsarbeiten in einer Zusammenfassung darstellen wollen, empfehlen die Entwicklerinnen und Entwickler des ROBIS-Instruments, die einzelnen Bewertungsschritte in einer Tabelle zusammenzufassen (▶ Tab. 8.9). Nützliche Hilfestellungen und Templates für die tabellarische Darstellung sind unter: www.bristol.ac.uk/population-health-sciences/projects/robis/resources/ zu finden (auf Englisch).

Tab. 8.9 Vorschlag für eine tabellarische Darstellung der ROBIS-Ergebnisse adaptiert aus [301] und www.bristol.ac.uk/population-health-sciences/projects/robis/resources/.

Review	Phase 2				Phase 3
	Einschluss-kriterien der Studie	Identifikation und Auswahl der Studien	Datenextraktion und Bewertung der Studien	Datensynthese und Ergebnisse	Verzerrungsrisiko im Review
1	□	□	□	□	□
2	□	□	□	□	□
3	□	□	□	□	□
4	□	□	□	□	□
5	□	?	□	□	□
6	□	?	□	□	□
7	□	□	□	□	□
8	□	□	□	□	□
9	□	□	□	□	□
10	□	□	□	□	□
11	□	□	□	□	□

8.3.3 AMSTAR II

Eine andere Möglichkeit zur Einschätzung des Verzerrungsrisikos eines systematischen Reviews ist die Verwendung der AMSTAR-II-Checkliste. Die AMSTAR-II-Checkliste ist eine Weiterentwicklung der 2007 entwickelten AMSTAR-Checkliste (A MeaSurement Tool to Assess systematic Reviews) [301], [318], [327]. Ziel bei der Entwicklung der ursprünglichen AMSTAR-Checkliste war es, ein praktisches Instrument zur kritischen Bewertung der Durchführungsqualität von systematischen Übersichtsarbeiten zu erschaffen. Angehörige der Gesundheitsberufe, die nicht unbedingt über eine fortgeschrittene Ausbildung in Epidemiologie verfügen, sollten so eine schnelle und reproduzierbare Bewertung systematischer Übersichtsarbeiten vornehmen können [327]. Einige Limitationen der originalen Checkliste [270], [330] führten zur Überarbeitung und Veröffentlichung der AMSTAR-II-Checkliste im Jahr 2017 [318], [327]. Die Checkliste besteht aus 16 Items, welche hauptsächlich mit Ja und Nein beantwortet werden. Analog zum ROBIS-Tool wird auch hier keine Gesamtpunktzahl errechnet. Aktuell ist die AMSTAR-II-Checkliste in einer englischen Version (auch als Online-Tool) unter amstar.ca abrufbar. Die folgende deutschsprachige Version ist eine pragmatische Übersetzung, welche jedoch nicht auf ihre Zuverlässigkeit geprüft wurde [327].

Enthielten die Forschungsfragen und Einschlusskriterien des SR die PICO-Komponenten?

- Ja:
  - Population
  - Intervention
  - Comperator Group
  - Outcome
- Nein
- Optional (empfohlen)
  - Zeitrahmen für das Follow-up

Enthielt die Veröffentlichung des SR eine ausdrückliche Erklärung, dass die verwendeten Methoden vor der Durchführung des SR festgelegt wurden, und wurden in der Veröffentlichung alle wesentlichen Abweichungen vom Protokoll begründet?

- Teilweise Ja: Die Autoren geben an, dass sie ein schriftliches Protokoll oder einen Leitfaden mit allen folgenden Punkten erstellt haben:
  - Forschungsfrage

  - Suchstrategie
  - Ein-/Ausschlusskriterien
  - Überprüfung des Risk of Bias
- Ja (wie für Teilweise Ja, plus):
  - das SR-Protokoll sollte registriert sein und zusätzlich sollte angegeben werden:
    - ein Plan für eine Meta-Analyse/Synthese, wenn erforderlich und
    - eine Strategie zur Untersuchung der Ursachen von Heterogenität
    - Begründung für Abweichungen vom Protokoll
- Nein

Haben die Autoren des Reviews ihre Auswahl von Studiendesigns für die Aufnahme in das Review erklärt?

- Ja (eine der folgenden Bedingungen):
  - Erklärung, warum nur RCTs einbezogen wurden oder
  - Erläuterung, warum nur NRSI aufgenommen wurden oder
  - Erläuterung für die Aufnahme von RCT und NRSI
- Nein

Haben die Autoren des Reviews eine umfangreiche Literaturrecherche durchgeführt?

- Teilweise Ja (alle folgenden Punkte):
  - es wurden mindestens 2 Datenbanken durchsucht (relevant für die Forschungsfrage)
  - Schlüsselwörter und/oder Suchstrategie wurden angegeben
  - begründete Einschränkungen (z. B. Sprache)
- Ja (wie für Teilweise Ja, plus):
  - es wurden die Referenzlisten/Bibliografien der eingeschlossenen Studien durchsucht
  - es wurden Studienregister durchsucht und Fachexperten auf dem Gebiet einbezogen/konsultiert
  - gegebenenfalls Suche nach grauer Literatur
  - Durchführung der Suche innerhalb von 24 Monaten nach Abschluss des Reviews
- Nein

Haben die Autoren der Übersichtsarbeit die Studienauswahl jeweils zu zweit (oder mehreren) durchgeführt?

- Ja (mindestens einer der folgenden Punkte):
  - mindestens zwei Gutachter haben sich unabhängig voneinander auf die Auswahl der infrage kommenden Studien festgelegt und erzielten einen Konsens darüber, welche Studien einbezogen werden sollten oder
  - zwei Gutachter wählten eine Stichprobe der infrage kommenden Studien aus und erzielten eine gute Übereinstimmungsquote (mindestens 80 %), während die restlichen Studien von einem Gutachter ausgewählt wurden
- Nein

Wurde die Datenextraktion von zwei unabhängigen Personen durchgeführt?

- Ja (mindestens einer der folgenden Punkte):
  - mindestens zwei Autoren erzielten einen Konsens darüber, welche Daten aus den eingeschlossenen Studien extrahiert werden sollten oder
  - zwei Gutachter extrahierten die Daten aus einer Stichprobe von geeigneten Studien und erzielten eine gute Übereinstimmung (mindestens 80 Prozent), der Rest wurde von einem Gutachter extrahiert
- Nein

Stellten die Autoren des Reviews eine Liste der ausgeschlossenen Studien zur Verfügung und wurden die Ausschlüsse begründet?

- Teilweise Ja:
  - enthält eine Liste aller potenziell relevanten Studien, die im Volltext gelesen, aber vom SR ausgeschlossen wurden
- Ja (wie für Teilweise Ja, plus):
  - Begründung für den Ausschluss jeder potenziell relevanten Studie aus dem SR
- Nein

Wurden die eingeschlossenen Studien von den Autoren des Reviews hinreichend detailliert beschrieben?

- Teilweise Ja (alle folgenden Punkte):
  - Population beschrieben
  - Interventionen beschrieben
  - Vergleichsintervention beschrieben
  - Outcomes beschrieben
  - Studiendesigns beschrieben
- Ja (wie für Teilweise Ja, plus alle folgenden Punkte):
  - Population im Detail beschrieben
  - Intervention im Detail beschrieben (ggf. inkl. Dosierung, wenn relevant)
  - Vergleichsintervention im Detail beschrieben (ggf. inkl. Dosierung, wenn relevant)
  - Setting der Studien beschrieben
  - Zeitrahmen für das Follow-up
- Nein

Wurde eine zufriedenstellende Methode zur Bewertung des Bias-Risikos (RoB) der inkludierten Studien verwendet?

- Bei RCTs (randomized controlled trial):
  - Teilweise Ja (RoB überprüft auf):
    - nicht verborgene Zuteilung und
    - fehlende Verblindung von Patienten und Untersuchenden bei der Bewertung der Ergebnisse (unnötig bei objektiven Ergebnissen wie der Gesamtmortalität)
  - Ja (zusätzliche RoB-Bewertung hinsichtlich):
    - zufällige Zuteilungsreihenfolge
    - Selektion des berichteten Ergebnisses aus einer Vielzahl von Messungen oder Analysen eines bestimmten Outcomes
  - Nein
  - Nur NRSI enthalten
- Bei NRSI (non-randomized studies of intervention):
  - Teilweise Ja (RoB überprüft auf):
    - Störfaktoren (Confounder) und
    - Selection Bias
  - Ja (zusätzliche RoB-Bewertung hinsichtlich):
    - Methoden zur Erfassung von Expositionen und Ergebnissen und
    - Selektion des berichteten Ergebnisses aus einer Vielzahl von Messungen oder Analysen eines bestimmten Outcomes
  - Nein
  - Nur RCT enthalten

Haben die Verfasser des Reviews die Finanzierung der in das Review einbezogenen Studien angegeben?

- Ja
  - Es müssen Angaben zur Finanzierung der einzelnen in die Überprüfung einbezogenen Studien gemacht werden. Hinweis: Die Angabe, dass die Autoren nach diesen Informationen gesucht haben, diese aber von den Studienautoren (der inkludierten Arbeit) nicht angegeben wurden, gilt ebenfalls als Nachweis.
- Nein

Wenn eine Meta-Analyse durchgeführt wurde, haben die Autoren der Übersichtsarbeit geeignete Methoden für die statistische Zusammenführung der Ergebnisse verwendet?

- Bei RCTs
  - Ja
    - die Autoren begründeten die Zusammenführung der Daten in einer Meta-Analyse und
    - sie verwendeten ein geeignetes Gewichtungsverfahren, um die Studienergebnisse zu kombinieren und bereinigten die Heterogenität, falls vorhanden und
    - sie haben die Ursachen einer etwaigen Heterogenität untersucht
  - Nein
  - Es wurde keine Meta-Analyse durchgeführt
- Bei NRSI
  - Ja
    - die Autoren begründeten die Zusammenführung der Daten in einer Meta-Analyse und
    - sie verwendeten ein geeignetes Gewichtungsverfahren, um die Studienergebnisse zu kombinieren und bereinigten die Heterogenität, falls vorhanden und
    - sie kombinierten statistisch bereinigte Effektschätzungen aus NRSI, anstatt Rohdaten zu kombinieren, oder rechtfertigten die Kombination von Rohdaten, wenn bereinigte Effektschätzungen nicht verfügbar waren und
    - sie gaben getrennte zusammenfassende Schätzungen für RCTs und NRSI an, wenn beides in das Review einbezogen wurde
  - Nein
  - Es wurde keine Meta-Analyse durchgeführt

Falls eine Meta-Analyse durchgeführt wurde, haben die Autoren des Reviews die möglichen Auswirkungen von RoB in einzelnen Studien auf die Ergebnisse der Meta-Analyse oder einer anderen Evidenzsynthese bewertet?

- Ja
  - nur RCTs mit geringem Bias-Risiko inkludiert oder
  - wenn die gepoolte Schätzung auf RCTs und/ oder NRSI mit variablem RoB basieren, führten die Autoren Analysen durch, um den möglichen Einfluss des RoB auf die zusammengefassten Effektschätzungen zu untersuchen
- Nein
- Es wurde keine Meta-Analyse durchgeführt

Haben die Autoren der Übersichtsarbeit bei der Interpretation/Diskussion der Ergebnisse des Reviews das RoB der einzelnen Studien berücksichtigt?

- Ja
  - nur RCTs mit geringem Bias-Risiko inkludiert oder

  - wenn RCTs mit mäßigem oder hohem RoB oder NRSI eingeschlossen waren, wurde eine Diskussion über die wahrscheinlichen Auswirkungen des RoB auf die Ergebnisse geführt
- Nein

Haben die Autoren des Reviews eine zufriedenstellende Erklärung für die in den Ergebnissen des Reviews beobachtete Heterogenität geliefert und diese diskutiert?
- Ja
  - es gab keine signifikante Heterogenität in den Ergebnissen oder
  - bei Vorliegen einer Heterogenität untersuchten die Autoren die Ursachen für die Heterogenität der Ergebnisse und erörterten deren Auswirkungen auf die Ergebnisse des Reviews
- Nein

Wenn sie eine quantitative Synthese durchgeführt haben, haben die Autoren der Übersichtsarbeit eine angemessene Untersuchung des Publikationsbias (Verzerrung durch kleine Studien) durchgeführt und dessen wahrscheinliche Auswirkungen auf die Ergebnisse der Übersichtsarbeit diskutiert?
- Ja
  - es wurden grafische oder statistische Tests für Publikationsverzerrungen durchgeführt und die Wahrscheinlichkeit und das Ausmaß der Auswirkungen von Publikationsverzerrungen diskutiert
- Nein
- Es wurde keine Meta-Analyse durchgeführt

Haben die Autoren des Reviews alle potenziellen Interessenkonflikte angegeben, einschließlich der Finanzierung, die sie für die Durchführung des Reviews erhalten haben?
- Ja
  - die Autoren gaben keine Interessenkonflikte an oder
  - die Autoren beschrieben ihre Finanzierungsquellen und wie sie mit möglichen Interessenkonflikten umgegangen sind
- Nein

Nach Abschluss der Einschätzung des Verzerrungsrisikos mithilfe der AMSTAR-II-Checkliste haben Sie einen guten Überblick darüber, ob die bewertete Arbeit als Basis für Ihre klinische Entscheidungsfindung dienen kann oder nicht.

Sowohl AMSTAR II als auch ROBIS können auf systematische Übersichtsarbeiten angewendet werden, die sowohl RCTs als auch Nicht-RCTs (NRSI) enthalten [318]. Die Entscheidung, welches der beiden Instrumente Sie anwenden wollen, sollten Sie vom Zweck und den zeitlichen Kapazitäten abhängig machen.

8.3.4 PRISMA

Damit die Erkenntnisse, die Sie aus einem systematischen Review gewonnen haben, letztlich auch Ihren Patientinnen und Patienten zugutekommen können, muss (analog zu RCTs) der veröffentlichte Artikel einen möglichst hohen Standard aufweisen. Um Autoren, Herausgebern von Fachzeitschriften und kritischen Lesern eine Leitlinie für die möglichst umfassende und vollständige Berichterstattung von SR zur Verfügung zu stellen, wurde 2009 das PRISMA-Statement erarbeitet, veröffentlicht und 2020 einem Update unterzogen [317]. Das PRISMA 2020 Statement („Preferred Reporting Items for Systematic reviews and Meta-Analyses") besteht in seiner aktuellen Fassung aus einer 27 Items umfassenden Checkliste und einem Flussdiagramm. Über die Website www.prisma-statement.org sind das PRISMA 2020 Statement und das Flow-Chart in englischer Sprache abrufbar. Eine deutsche Version ist aktuell nur für die erste Version der Checkliste und des Flussdiagramms aus dem Jahr 2009 erhältlich. Das Vorgehen und die Konsequenzen gleichen dabei denen des CONSORT-Statements (S. 182).

8.3.5 Vorregistrierung des Protokolls

Alle systematischen Reviews sollten zu Beginn (d. h. in der Protokollphase) registriert werden, um ungeplante Doppelarbeiten zu vermeiden und einen Vergleich der anschließend veröffentlichten Review-Verfahren mit den im Protokoll geplanten Methoden zu ermöglichen. Eine Registrierung kann beispielsweise in der internationalen Datenbank PROSPERO (www.crd.york.ac.uk/prospero/) erfolgen.

8.4 Kritische Bewertung der Evidenz aus beobachtenden Studiendesigns

Bei Beobachtungsstudien besteht, ähnlich wie bei randomisierten kontrollierten Studien, ein Risiko für verzerrte Ergebnisse, wenn sie in ihrem Design oder ihrer Durchführung fehlerhaft gestaltet wurden [288].

8.4.1 Kohortenstudien

Die Kohortenstudien umfassen prospektive Kohortenstudien, retrospektive Kohortenstudien und ambidirektionale Kohortenstudien [287]. Ein Nachteil bei Kohortenstudien ist der fehlende Prozess der Randomisierung, welcher die interne Validität einer Studie vermindert, da Selektionsbias und Confounding somit nicht ausgeschlossen werden können [322]. Theoretisch sollten beide Gruppen in allen wichtigen Aspekten gleich sein, mit Ausnahme der Exposition, welche untersucht werden soll. Dies ist allerdings nur selten der Fall.

Merke

Confounding

Eine Situation, in der der ermittelte Effekt einer Intervention aufgrund von Unterschieden zwischen den Vergleichsgruppen – abgesehen von den geplanten Interventionen – verzerrt ist, z. B. aufgrund von Ausgangscharakteristika, prognostischen Faktoren oder begleitenden Interventionen [262], [322].

Bei randomisierten kontrollierten Studien wird davon ausgegangen, dass alle potenziellen Confounder (bekannte oder unbekannte) gleichmäßig auf die verschiedenen Gruppen der Studie verteilt sind [261]. Kohortenstudien verfügen jedoch nicht über einen gleichwertigen Mechanismus zum Schutz vor Störfaktoren und sind deshalb besonders anfällig für unbekannte Confounder. Wenn Sie beispielsweise mittels einer Kohortenstudie die Auswirkungen von Lauftraining auf Herz-Kreislauf-Erkrankungen untersuchen wollen, unterscheiden sich die Läuferinnen und Läufer wahrscheinlich auch in anderen wichtigen Aspekten (wie Ernährung und Rauchen) von denjenigen, die keinen Sport treiben [323].

Auch ein Verlust von Follow-up-Daten kann eine Schwierigkeit darstellen. Dies kann unter anderem dadurch hervorgerufen werden, dass die Probandinnen und Probanden z. B. während des Beobachtungszeitraumes umziehen, aus der Beobachtung aussteigen oder sich nicht zu vereinbarten Zeitpunkten melden. Verschiedene Abbrüche bis zur Nachuntersuchung zwischen exponierten und nichtexponierten Personen können die Ergebnisse verfälschen. Im Verlauf der Studie kann sich auch der Expositionsstatus der Studienteilnehmer ändern. Zum Beispiel könnten Personen aus der Laufstudie plötzlich mit dem Training aufhören, während andere auf einmal mit dem Lauftraining beginnen. Auch dies kann am Ende einen erheblichen Einfluss auf die Ergebnisse der Studie haben.

Um diese Problematiken genauer zu identifizieren, existiert eine Vielzahl an Instrumenten zur Bewertung der Qualität von Kohortenstudien [302], [324]. Zwei häufig verwendete Instrumente sind die Newcastle-Ottawa Scale (NOS) und die CASP-Checkliste für Kohortenstudien [283], [302], [328]. Abrufbar sind diese englischsprachigen Tools unter casp-uk.net/casp-tools-checklists/ (CASP) oder www.ohri.ca/programs/clinical_epidemiology/oxford.asp (NOS).

8.4.2 Querschnittsstudien

Querschnittsstudien (CSS) gehören zu den Studiendesigns, die in der evidenzbasierten Medizin (EBM) zunehmend an Bedeutung gewinnen. Die Grundlage einer Querschnittsstudie besteht darin, dass eine Stichprobe oder Zählung von Probandinnen und Probanden aus der Zielpopulation durchgeführt wird und das Auftreten oder Nichtauftreten des betreffenden Endpunkts zu einem bestimmten Zeitpunkt erfasst wird [280]. Die wichtigste Einschränkung von Querschnittsstudien besteht darin, dass ein zeitlicher Zusammenhang zwischen dem Ergebnis und der Exposition nicht festgestellt werden kann, da beide zum gleichen Zeitpunkt untersucht werden. Wie bei jeder Studie haben die Methodik zur Gewinnung der Stichprobe und die Verfügbarkeit potenzieller Probanden einen großen Einfluss auf mögliche Verzerrungen (Selection Bias). Für die Bewertung der Qualität analytischer Querschnittsstudien sind das NIH-Qualitätsbewertungsinstrument für Kohorten- und Querschnittsbeobachtungsstudien, die JBI-Checkliste für die kritische Bewertung analytischer Querschnittsstudien und das AXIS-Tool [282] zu empfehlen [302]. Nur wenige Qualitätsbewertungsinstrumente sind für deskriptive Querschnittsstudien geeignet, wie z. B. die JBI-Checkliste für die kritische Bewertung von Studien, die Prävalenzdaten ermitteln. Alle genannten Instrumente lassen sich auf den entsprechenden Internetpräsenzen (▶ Tab. 8.10) abrufen, sind jedoch aktuell nur teilweise in deutscher Sprache erhältlich.

Vor der (wenn auch kurzen) Bewertung mittels eines speziellen Instruments empfiehlt es sich natürlich, auch bei beobachtenden Studiendesigns immer die einzelnen Gliederungspunkte der gefundenen Arbeit kritisch zu betrachten, wie zu Beginn dieses Kapitels beschrieben.

Wie bei allen vorherigen Studiendesigns muss der veröffentlichte Artikel zu einer Beobachtungsstudie selbstverständlich ebenfalls einen möglichst hohen Standard aufweisen. Empfehlungen zur Berichterstattung von Beobachtungsstudien liefert das STROBE-Statement (Strengthening the Reporting of Observational Studies in Epidemiology). Das STROBE-Statement umfasst eine Checkliste mit 22 Items, die sich auf die Abschnitte Titel, Zusammenfassung, Einleitung, Methoden, Ergebnisse und Diskussion von Artikeln beziehen. Es können gesonderte Checklisten für die unterschiedlichen Arten von Beobachtungsstudien auf der zugehörigen Website kostenlos heruntergeladen werden (www.strobe-statement.org). Eine deutsche Übersetzung ist hier ebenfalls erhältlich.

Sämtliche Leitlinien für die möglichst umfassende und vollständige Berichterstattung verschiedener Forschungsdesigns sind unter www.equator-network.org abrufbar.

Tab. 8.10 Auswahl von Bewertungsinstrumenten für wissenschaftliche Veröffentlichungen.

Name des Tools	Studiendesign	Deutsche Version verfügbar	Abrufbar unter
PEDRo-Skala [303], [309]	RCT	ja	pedro.org.au
The Critical Appraisal Skills Programme (CASP) Checklist for RCT [289]	RCT, SR, COH	nein	casp-uk.net/
Risk of Bias (RoB) 2.0 [329]	RCT	pragmatische Übersetzung von Braun et al. [267]	www.riskofbias.info/
ROBIS	SR	ja, bei Kopp et al. [301]	www.bristol.ac.uk/population-health-sciences/projects/robis/robis-tool/
AMSTAR II	SR	pragmatische Übersetzung in diesem Buch	amstar.ca/
Newcastle-Ottawa Scale (NOS	COH, (CSS)	nein	www.ohri.ca/programs/clinical_epidemiology/oxford.asp
JBI-Checkliste	CSS	nein	jbi.global/critical-appraisal-tools
AXIS-Tool	CSS	nein	bmjopen.bmj.com/content/6/12/e011 458.full

8.5 Literatur

[261] Altman DG, Bland JM. Statistics notes: Treatment allocation in controlled trials: why randomise? BMJ 1999; 318: 1209

[262] Altman DG, Schulz KF, Moher D et al. The Revised CONSORT Statement for Reporting Randomized Trials: Explanation and Elaboration. Ann Intern Med 2001; 134(8): 663–94

[263] Altman DG. The scandal of poor medical research. BMJ 1994; 308: 283–4

[264] Antes G. Registering clinical trials is necessary for ethical, scientific and economic reasons. Z Arztl Fortbild Qualitatssich 2004; 98(5): 422

[265] Armijo-Olivo S, da Costa BR, Cummings GG et al. PEDro or Cochrane to Assess the Quality of Clinical Trials? A Meta-Epidemiological Study. PLOS ONE 2015; 10: e0 132 634

[266] Begg C. Improving the Quality of Reporting of Randomized Controlled Trials: The CONSORT Statement. JAMA 1996; 276: 637

[267] Braun C, Schmucker C, Nothacker M et al. Manual Bewertung des Biasrisikos in Interventionsstudien. 2021

[268] Buchberger B, von Elm E, Gartlehner G et al. Bewertung des Risikos für Bias in kontrollierten Studien. Bundesgesundheitsblatt - Gesundheitsforschung - Gesundheitsschutz 2014; 57: 1432–8

[269] Bundesärztekammer (BÄK, Kassenärztliche Bundesvereinigung (KBV), Arbeitsgemeinschaft der Wissenschaftlichen Medizinischen Fachgesellschaften (AWMF), Hrsg. Nationale VersorgungsLeitlinie Nicht-spezifischer Kreuzschmerz - Langfassung, 2. Auflage. Bundesärztekammer (BÄK); Kassenärztliche Bundesvereinigung (KBV); Arbeitsgemeinschaft der Wissenschaftlichen Medizinischen Fachgesellschaften (AWMF); 2017

[270] Burda BU, Holmer HK, Norris SL. Limitations of A Measurement Tool to Assess Systematic Reviews (AMSTAR) and suggestions for improvement. Syst Rev 2016; 5: 58

[271] Chalmers I, Glasziou P. Avoidable waste in the production and reporting of research evidence. The Lancet 2009; 374: 86–9

[272] Chalmers TC, Celano P, Sacks HS et al. Bias in Treatment Assignment in Controlled Clinical Trials. N Engl J Med 1983; 309: 1358–61

[273] Clark HD, Wells GA, Huët C et al. Assessing the Quality of Randomized Trials. Control Clin Trials 1999; 20: 448–52

[274] Clarke M. Can you believe what you read in the papers? Trials 2009; 10: 55

[275] Coggon D, Barker D, Rose G. Epidemiology for the Uninitiated. Hoboken: Wiley; 2009

[276] De Angelis C, Drazen JM, Frizelle FA et al. Clinical Trial Registration: A Statement from the International Committee of Medical Journal Editors. N Engl J Med 2004; 351: 1250–1

[277] Bundesärztekammer. Deklaration von Helsinki. Im Internet: https://www.bundesaerztekammer.de/fileadmin/user_upload/_old-files/downloads/pdf-Ordner/International/Deklaration_von_Helsinki_2013_20 190 905.pdf

[278] Delitto A, George SZ, Van Dillen L et al. Low Back Pain: Clinical Practice Guidelines Linked to the International Classification of Functioning, Disability, and Health from the Orthopaedic Section of the American Physical Therapy Association. J Orthop Sports Phys Ther 2012; 42: A1–A57

[279] DeVito NJ, Goldacre B. Catalogue of bias: publication bias. BMJ Evid-Based Med 2019; 24: 53–4

[280] Dohoo I, Martin W, Stryhn H. Veterinary epidemiologic research. 2. ed., 3. print. Charlottetown, CA: VER Inc; 2014

[281] Dovrat E, Katz-Leurer M. Cold exposure and low back pain in store workers in Israel. Am J Ind Med 2007; 50: 626–31

[282] Downes MJ, Brennan ML, Williams HC et al. Development of a critical appraisal tool to assess the quality of cross-sectional studies (AXIS). BMJ Open 2016; 6: e011 458

[283] Dreier M, Borutta B, Stahmeyer J et al. Vergleich von Bewertungsinstrumenten für die Studienqualität von Primär- und Sekundärstudien zur Verwendung für HTA-Berichte im deutschsprachigen Raum. DIMDI; 2010

[284] Fairbank JC, Couper J, Davies JB et al. The Oswestry low back pain disability questionnaire. Physiotherapy 1980; 66: 271–3

[285] Greenhalgh T, Bidewell J, Crisp E et al. Understanding research methods for evidence-based practice in health. 2020

[286] Greenhalgh T. How to read a paper: the basics of evidence-based medicine and healthcare. Sixth edition. Hoboken, NJ: Wiley-Blackwell; 2019

[287] Grimes DA, Schulz KF. Cohort studies: marching towards outcomes. The Lancet 2002; 359: 341–5

[288] Guyatt GH, Oxman AD, Vist G et al. GRADE guidelines: 4. Rating the quality of evidence—study limitations (risk of bias). J Clin Epidemiol 2011; 64: 407–15

[289] Hannes K, Lockwood C, Pearson A. A Comparative Analysis of Three Online Appraisal Instruments' Ability to Assess Validity in Qualitative Research. Qual Health Res 2010; 20: 1736–43

[290] Hegenscheidt S, Harth A, Scherfer E. PEDro-Skala. PEDro. Im Internet: https://staging-pedro.neura.edu.au/german/resources/pedro-scale/; Stand: 31.03.2021

[291] Higgins JPT, Altman DG. Chapter 8: Assessing risk of bias in included studies. In: Higgins JPT, Green S, Hrsg. Cochrane Handbook for Systematic Reviews of Interventionsversion 5.2.0 (updated June2017). Chichester, England; Hoboken, NJ: Wiley-Blackwell; 2008

[292] Hildebrandt VH, Bongers PM, Dijk FJH van et al. The influence of climatic factors on non-specific back and neck-shoulder disease. Ergonomics 2002; 45: 32–48

[293] Ioannidis JPA. Why Most Published Research Findings Are False. PLoS Med 2005; 2: e124

[294] Jadad AR, Moore RA, Carroll D et al. Assessing the quality of reports of randomized clinical trials: Is blinding necessary? Control Clin Trials 1996; 17: 1–12

[295] Jüni P. Systematic reviews in health care: Assessing the quality of controlled clinical trials. BMJ 2001; 323: 42–6

[296] Jüni P. The Hazards of Scoring the Quality of Clinical Trials for Meta-analysis. JAMA 1999; 282: 1054

[297] * Jung J, Neu N, Ake F. Der Einfluss von Skiunterwäsche auf unspezifischen Kreuzschmerz. Major-J Fake News 2021; 343: 1872–7 (*Beispielhafte Literatur)

[298] Karanicolas PJ, Farrokhyar F, Bhandari M. Practical tips for surgical research: blinding: who, what, when, why, how? Can J Surg 2010; 53: 345–348

[299] Kjaergard LL, Villumsen J, Gluud C. Reported methodologic quality and discrepancies between large and small randomized trials in meta-analyses. Ann Intern Med 2001; 135: 982–9

[300] Koes BW, van Tulder MW, Thomas S. Diagnosis and treatment of low back pain. BMJ 2006; 332: 1430–4

[301] Kopp I, Meerpohl JJ, Muche-Borowski C et al. Bewertung des Biasrisikos (Risiko systematischer Fehler) in klinischen Studien: ein Manual für die Leitlinienerstellung. 2016

[302] Ma L-L, Wang Y-Y, Yang Z-H et al. Methodological quality (risk of bias) assessment tools for primary and secondary medical studies: what are they and which is better? Mil Med Res 2020; 7: 7

[303] Maher CG, Sherrington C, Herbert RD et al. Reliability of the PEDro scale for rating quality of randomized controlled trials. Phys Ther 2003; 83: 713–21

[304] Maher CG. A systematic review of workplace interventions to prevent low back pain. Aust J Physiother 2000; 46: 259–69

[305] Mannion AF, Junge A, Fairbank JCT et al. Development of a German version of the Oswestry Disability Index. Part 1: cross-cultural adaptation, reliability, and validity. Eur Spine J 2006; 15: 55–65

[306] Mansournia MA, Higgins JPT, Sterne JAC et al. Biases in Randomized Trials: A Conversation Between Trialists and Epidemiologists. Epidemiology 2017; 28: 54–9

[307] Moher D, Altman DG, Schulz KF et al. Hrsg. Guidelines for reporting health research: a users manual. Chichester, West Sussex: Wiley-Blackwell; BMJ Books; 2014

[308] Moher D, Jadad AR, Nichol G et al. Assessing the quality of randomized controlled trials: An annotated bibliography of scales and checklists. Control Clin Trials 1995; 16: 62–73

[309] Moseley A, Costa L, Hegenscheidt S. Interrater- und Paralleltest-Reliabilität der deutschen Version der PEDro-Skala. physioscience 2015; 11: 164–70

[310] Moustgaard H, Clayton GL, Jones HE et al. Impact of blinding on estimated treatment effects in randomised clinical trials: meta-epidemiological study. BMJ 2020; l6 802. doi:10.1136/bmj.l6 802

[311] Mulrow CD. Systematic Reviews: Rationale for systematic reviews. BMJ 1994; 309: 597–9

[312] National Institute for Health and Care Excellence (Great Britain). Low back pain and sciatica in over 16s: assessment and management. Manchester: National Institute for Health and Care Excellence (NICE); 2016

[313] Nunan D, Heneghan C, Spencer EA. Catalogue of bias: allocation bias. BMJ Evid-Based Med 2018; 23: 20–1

[314] O'Sullivan P. Diagnosis and classification of chronic low back pain disorders: Maladaptive movement and motor control impairments as underlying mechanism. Man Ther 2005; 10: 242–55

[315] Ohtake PJ, Childs JD. Why Publish Study Protocols? Phys Ther 2014; 94: 1208–9

[316] Page LA, Henderson M. Appraising the evidence: what is measurement bias? Evid Based Ment Health 2008; 11: 36–7

[317] Page MJ, McKenzie JE, Bossuyt PM et al. The PRISMA 2020 statement: an updated guideline for reporting systematic reviews. BMJ 2021; 372: n71

[318] Pieper D, Puljak L, González-Lorenzo M et al. Minor differences were found between AMSTAR 2 and ROBIS in the assessment of systematic reviews including both randomized and nonrandomized studies. J Clin Epidemiol 2019; 108: 26–33

[319] Pittler M, Blümle A, Meerpohl J et al. CONSORT 2010: Aktualisierte Leitlinie für Berichte randomisierter Studien im Parallelgruppen-Design. DMW – Dtsch Med Wochenschr 2011; 136: e20–e23

[320] Raspe H-H. Rückenschmerzen. Berlin: Robert-Koch-Inst; 2012

[321] Rezvani A, Ergin O, Karacan I et al. Validity and Reliability of the Metric Measurements in the Assessment of Lumbar Spine Motion in Patients With Ankylosing Spondylitis: Spine 2012; 37: E1189–E1196

[322] Rochon PA, Gurwitz JH, Sykora K et al. Reader's guide to critical appraisal of cohort studies: 1. Role and design. BMJ 2005; 330: 895–7

[323] Sackett DL. Bias in analytic research. J Chronic Dis 1979; 32: 51–63

[324] Sanderson S, Tatt ID, Higgins JP. Tools for assessing quality and susceptibility to bias in observational studies in epidemiology: a systematic review and annotated bibliography. Int J Epidemiol 2007; 36: 666–76

[325] Schulz KF. Empirical evidence of bias. Dimensions of methodological quality associated with estimates of treatment effects in controlled trials. JAMA 1995; 273: 408–12

[326] Sedgwick P. Selection bias versus allocation bias. BMJ 2013; 346: f3 345–f3 345

[327] Shea BJ, Reeves BC, Wells G et al. AMSTAR 2: a critical appraisal tool for systematic reviews that include randomised or non-randomised studies of healthcare interventions, or both. BMJ 2017; 358: j4 008

[328] Simes RJ. Publication bias: the case for an international registry of clinical trials. J Clin Oncol 1986; 4: 1529–41

[329] Sterne JAC, Savović J, Page MJ et al. RoB 2: a revised tool for assessing risk of bias in randomised trials. BMJ 2019; l4 898

[330] Wegewitz U, Weikert B, Fishta A et al. Resuming the discussion of AMSTAR: What can (should) be made better? BMC Med Res Methodol 2016; 16(1): 111

[331] Whiting P, Savović J, Higgins J et al. ROBIS: Tool to assess risk of bias in systematic reviews Guidance on how to use ROBIS. 39

[332] Whiting P, Savović J, Higgins JPT et al. ROBIS: A new tool to assess risk of bias in systematic reviews was developed. J Clin Epidemiol 2016; 69: 225–34

[333] Wood L, Egger M, Gluud LL et al. Empirical evidence of bias in treatment effect estimates in controlled trials with different interventions and outcomes: meta-epidemiological study. BMJ 2008; 336: 601–5

Kapitel 9

Klinische Leitlinien

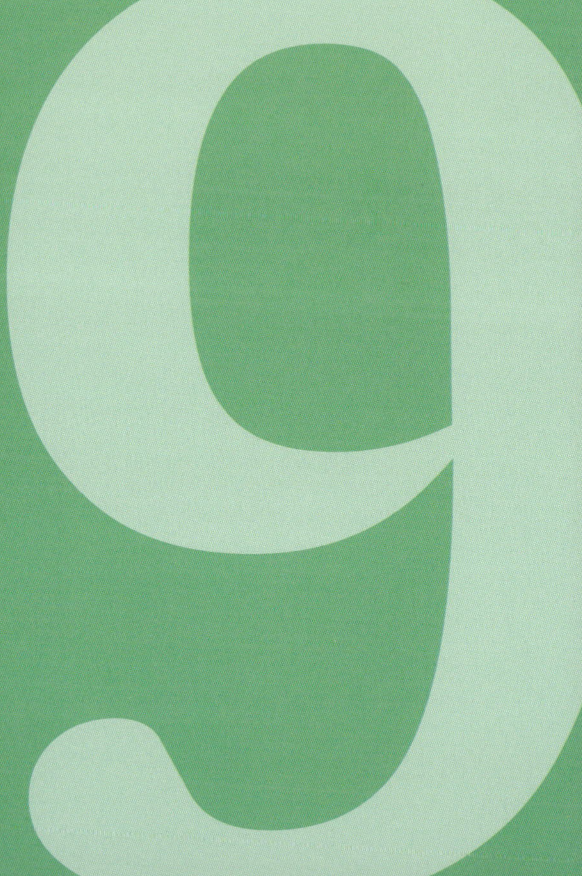

9 Klinische Leitlinien

Viele Fälle im klinisch-physiotherapeutischen Alltag sind komplex und erfordern deshalb einen Überblick über die neuesten wissenschaftlichen Erkenntnisse aus verschiedenen Bereichen. So können für die Behandlung eines bestimmten Problems Informationen zu Diagnostik, Prognose und Wirkung der Therapie erforderlich sein. Aufgrund der schieren Menge an Forschungsliteratur (▶ Abb. 9.1) und dem zeitlichen Rahmen in der täglichen Praxis ist es für die meisten Klinikerinnen und Kliniker unmöglich, die riesige Menge an Daten zu überblicken und am Ende die besten Entscheidungen im Rahmen der täglichen klinischen Praxis zu treffen.

Leitlinien für den klinischen Alltag bieten eine sehr effiziente Alternative, da sie wichtige Informationen zum Management bestimmter Krankheitsbilder aus einer Hand liefern. Evidenzbasierte klinische Leitlinien beinhalten (im Optimalfall) neben hochwertiger klinischer Forschung auch die Meinung von klinischen Experten und Patienten, um zuverlässige Empfehlungen für die tägliche Praxis zu formulieren.

9.1 Was ist eine klinische Leitlinie

Klinische Leitlinien sind systematisch entwickelte Aussagen, die sowohl den Klinikerinnen und Klinikern als auch den Patientinnen und Patienten bei der Entscheidung über eine angemessene Behandlung in konkreten Fällen helfen sollen [341], [347]. Sie werden seit mehreren Jahrzehnten als wesentlicher Bestandteil einer hochwertigen medizinischen Praxis angesehen. Leitlinien dienen einer Reihe von Zwecken: Sie sollen die Wirksamkeit und Qualität der medizinischen Versorgung verbessern, Mängel in der klinischen Praxis verringern und kostspielige und vermeidbare Fehler und unerwünschte Entwicklungen reduzieren. Um dies zu ermöglichen, enthalten klinische Leitlinien in der Regel Empfehlungen zu bestimmten klinischen Vorgehensweisen und bieten Benchmarks oder

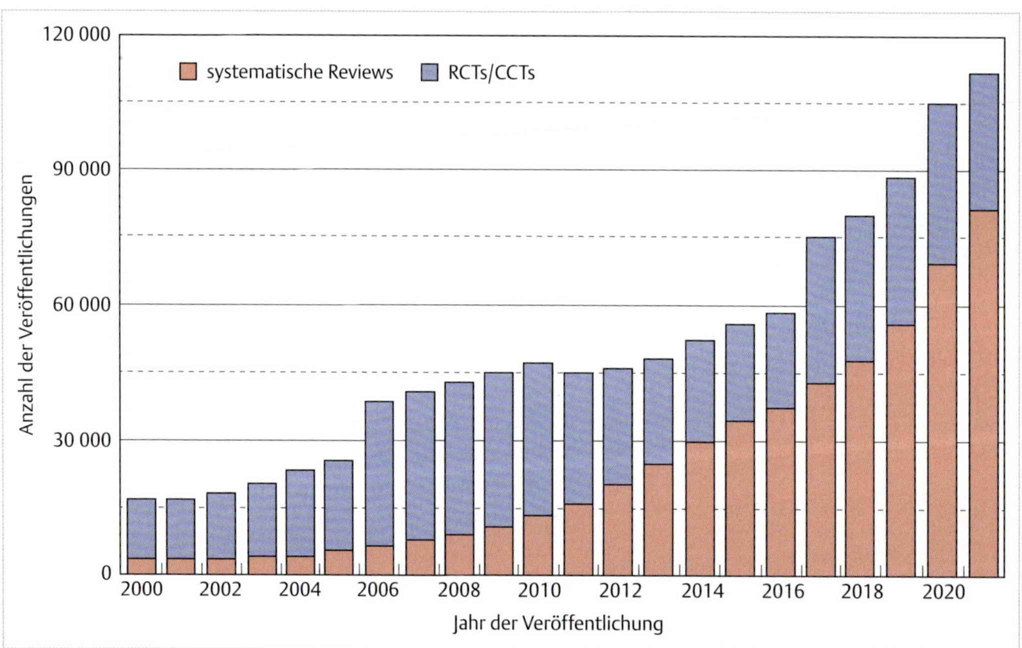

Abb. 9.1 Anzahl der Veröffentlichungen von systematischen Reviews, 2000–2021. Ergebnisse der MEDLINE-Suche unter Verwendung des Textworts und des medizinischen Fachgebiets (MESH) „meta-analysis“ und des Textworts „systematic review“, sowie Anzahl der Veröffentlichungen von klinischen Studien (RCT und CCT) in den Jahren 2000–2021 in MEDLINE. Ergebnisse der MEDLINE-Suche: („Controlled Clinical Trial“ OR „Clinical Trial, Phase III“ OR „Randomized Controlled Trial“) mit dem Filter „humans“.

Standards, anhand derer Kliniker ihre Praktiken überprüfen, vergleichen und möglicherweise verbessern können [359]. Wenn Ihnen die Leitlinien noch nicht so vertraut sind, kann es schwierig sein, den Unterschied zwischen einem systematischen Review (Kap. 4.3.3) und einer Leitlinie zu erkennen. Eine qualitativ hochwertige Leitlinie enthält sowohl Forschungsergebnisse aus systematischen Reviews als auch ausdrückliche Empfehlungen für klinische Entscheidungen. Außerdem sind sie in der Regel umfassender als systematische Reviews und befassen sich mit mehreren Aspekten der Versorgung (d. h. Diagnose, Prognose und Interventionen) im Zusammenhang mit einem bestimmten Gesundheitszustand (▶ Tab. 9.1).

Aufgrund der zahlreichen Empfehlungen zum klinischen Vorgehen bei der Diagnostik und Behandlung des jeweiligen Krankheitsbildes werden klinische Leitlinien in einigen Personenkreisen als eine Art Kochrezept für die Behandlung bezeichnet, das den einzelnen Therapeutinnen und Therapeuten die Autonomie nimmt, eigene Entscheidungen zu treffen [355]. Das Ziel einer klinischen Leitlinie ist es jedoch nicht, unreflektiert befolgt zu werden, ohne sich Gedanken darüber zu machen, was einzelne Empfehlungen für die jeweiligen Patientinnen und Patienten bedeuten. Es kann gut sein, dass die Empfehlungen aufgrund einer Begleiterkrankung des Patienten nicht anwendbar sind oder der Patient einen anderen Ansatz bevorzugt, obwohl die in der Leitlinie beschriebenen Erkenntnisse bekannt sind. In solchen Fällen ist es richtig und sinnvoll, von den vorgeschlagenen Behandlungspfaden einer Leitlinie abzuweichen – was ebenfalls zu „guter" evidenzbasierter Praxis gehört! Basiert jedoch eine Leitlinienempfehlung auf hochwertiger Evidenz, kann davon ausgegangen werden, dass die Empfehlungen umgesetzt werden sollten, es sei denn, es gibt einen patientenbezogenen Grund, dies nicht zu tun. Auch wenn die Umsetzung klinischer Leitlinien nicht verpflichtend ist, sollte die Entscheidung, die Empfehlungen einer Leitlinie nicht umzusetzen, gut begründet werden.

Tab. 9.1 Vergleich von klinischen Leitlinien und systematischen Reviews (adaptiert nach [340], [346]).

	Klinische Leitlinie	Systematisches Review
Inhalt	Empfehlungen für die bestmögliche klinische Praxis auf der Grundlage der besten verfügbaren Forschungsergebnisse, des klinischen Fachwissens und der Patientenperspektive für eine möglichst breite Palette von klinischen Fragen im Zusammenhang mit einer spezifischen Erkrankung.	Zusammenfassung von Forschungsergebnissen zu einer spezifischen Forschungsfrage oder einem spezifischen Fragenkomplex durch systematische Überprüfung und Zusammenfassung der vorhandenen Evidenz.
Beteiligte	Die Patientinnen und Patienten spielen bei der Erstellung der Leitlinien eine Schlüsselrolle. Sie können sich an der Formulierung von Fragen, der Interpretation der Evidenz und – zusammen mit den anderen Mitgliedern der Entwicklungsgruppe – an der Beurteilung von Informationen von Patienten und Fachpersonal aus dem Gesundheitswesen beteiligen.	Patientinnen und Patienten spielen bei der Erstellung des Reviews keine oder nur eine stark begrenzte Rolle. In sehr seltenen Fällen sind Patienten an der Formulierung der Fragestellung(en) des Reviews beteiligt und helfen bei der Bewertung und Interpretation der Evidenz.
Autoren	Entwickelt von einem breiten Spektrum an Interessengruppen: Patienten, klinische Experten, Forscher, Berufsverbände.	Wahrscheinlich von einer kleinen Gruppe von Forschenden entwickelt.
Darstellung	Evidenzqualität und Ergebnisse werden zusammenfassend dargestellt. Es werden konkrete Empfehlungen für die tägliche Praxis gegeben.	Darstellung der Evidenz über Meta-, quantitative und/oder qualitative Analysen.
Entwicklungsdauer	Es braucht mehr Zeit für die Entwicklung (Risiko, dass die Evidenz zum Zeitpunkt der Veröffentlichung bereits veraltet ist).	Verhältnismäßig schnelle Entwicklung möglich (die Evidenz kann sehr aktuell sein).
Umfang	Umfangreich, mit oft mehr als 50–100 Seiten.	Durchschnittliche Artikellänge ca. 5–15 Seiten.

9.2 Entwicklung klinischer Leitlinien

Klinische Leitlinien werden oftmals entwickelt, um den Bedürfnissen verschiedener Interessengruppen gerecht zu werden, darunter Kliniker (aus einer einzelnen Disziplin oder interdisziplinären Teams), Patienten, Kostenträger, Gesetzgeber, Gesundheitsbehörden und manchmal auch die allgemeine Bevölkerung. Es handelt sich um systematisch entwickelte Empfehlungen, die bei der Entscheidungsfindung in der klinischen Praxis helfen sollen [358]. Personen, die in den unterschiedlichen Phasen des Entwicklungsprozesses beteiligt sind, sind oftmals Patientinnen und Patienten, klinische Expertinnen und Experten, Forscherinnen und Forscher sowie Vertreterinnen und Vertreter von Berufsverbänden. Die Einbeziehung von Patienten sowie der allgemeinen Bevölkerung gilt als Schlüsselelement bei der Entwicklung klinischer Praxisleitlinien, weswegen die Berücksichtigung der Ansichten und Präferenzen dieser Gruppe immer möglichst durch deren direkte Beteiligung erfolgen sollte [334]. Die genaue Auswahl und Anzahl der beteiligten Personen hängt immer vom Thema, dem Ziel, der Zielgruppe und der angestrebten Güte der Leitlinie ab. Die AWMF (deutsche Arbeitsgemeinschaft der Wissenschaftlichen Medizinischen Fachgesellschaften) schlägt ein Stufenklassifikationsschema vor, um die angestrebte Güte einer Leitlinie zu bestimmen und auf dieser Grundlage festzulegen, welche Gruppierungen der Leitlinienkommission angehören sollen und welche Methoden bei der Erstellung einer Leitlinie angewendet werden [351]. Die Leitlinien werden dazu in die Klassen S1, S2e, S2k und S3 eingestuft. Jede Klasse steht für ein anderes methodisches Vorgehen (▶ Abb. 9.2).

Methodologisch betrachtet beginnen klinische Leitlinien, ähnlich wie Primärstudien oder systematische Reviews (Kap. 4.3.3), mit einer klinischen Frage, die von einem klinischen Problem oder einem Problem der Gesundheitsversorgung ausgeht (▶ Abb. 9.3). Analog zum Vorgehen bei der Erstellung eines systematischen Reviews, ist es auch bei der Erstellung einer klinischen Leitlinie sehr wichtig mit einer sinnvollen Forschungsfrage zu starten. Aus ihr ergeben sich die spezifischen Einschluss- und Ausschlusskriterien, die für die Konzeption und Durchführung der systematischen Begutachtung der relevanten wissenschaftlichen Erkenntnisse verwendet werden [337], [340], [358]. Die so identifizierte Evidenz dient als Grundlage für die Entwicklung von klinischen Empfehlungen. Diese Leitlinienempfehlungen sollten klar formuliert werden und praktikabel sein, um Missverständnisse bei der späteren Anwendung unbedingt zu vermeiden. Außerdem sollte berücksichtigt werden, dass das Ziel darin besteht, Evidenz auszuwählen, die tatsächlich als Entscheidungshilfe geeignet ist [337], [358]. Deshalb wird bei der Auswahl der Kriterien für das Studiendesign, der Stichprobengröße und der Ergebnisse, die klinisch relevant und patientenorientiert sind, sehr selektiv vorgegangen. Für die späteren Anwender und Anwenderinnen muss auch klar sein, inwieweit die empfohlene Maßnahme verbindlich ist oder wie stark die Empfehlung ist. Es kommt deswegen auch zu Abwägungen zwischen Schaden und Nutzen von Maßnahmen, was ebenfalls berücksichtigt werden muss. Dies setzt auch voraus, dass ein Verständnis darüber vorhanden ist, was die gefundene Evidenz für die Betroffenen tatsächlich bedeutet. Abschließend müssen die Anwender der Leitlinien wissen, wie stark sie sich auf die Empfehlungen verlassen können, sodass jede Empfehlung mit einem Hinweis auf ihre Stärke versehen werden sollte. Hierzu werden oftmals unterschiedlichen Systeme verwendet, abhängig z. B. vom Ursprungsland der Leitlinie oder der Leitlinienkommission. Eine Möglichkeit ist ein dreistufiges Schema, wie es von der deutschen Arbeitsgemeinschaft der Wissenschaftlichen Medizinischen Fachgesellschaften (AWMF) in ihren Leitlinien verwendet wird (▶ Tab. 9.2).

Tab. 9.2 Dreistufiges Schema zur Graduierung von Empfehlungen der AWMF [335].

Empfehlungsgrad	Beschreibung	Formulierung
A	starke Empfehlung	soll/soll nicht
B	Empfehlung	sollte/sollte nicht
0	Empfehlung offen	kann erwogen werden / kann verzichtet werden

methodischer Hintergrund von Leitlinien:
S-Klassifikation

Stufe	Bezeichnung	Merkmale
S3	Evidenz- und konsensbasierte Leitlinie	repräsentatives Gremium, systematische Recherche, Auswahl, Bewertung der Literatur, strukturierte Konsensfindung
S2e	evidenzbasierte Leitlinie	systematische Recherche, Auswahl, Bewertung der Literatur
S2k	konsensbasierte Leitlinie	repräsentatives Gremium, strukturierte Konsensfindung
S1	Handlungsempfehlungen von Expertengruppen	Konsensfindung in einem informellen Verfahren

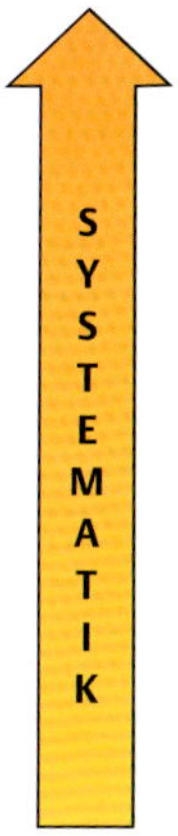

SYSTEMATIK

Abb. 9.2 Stufenschema nach AWMF-Regelwerk. (aus [351])

Die GRADE-Arbeitsgruppe legt zwei Kategorien für die Stärke einer Empfehlung fest. GRADE schlägt vor, die Begriffe „starke Empfehlung“ und „schwache Empfehlung“ zu verwenden, es ist den Verfassern von Empfehlungen jedoch freigestellt, welche Art der Formulierung tatsächlich verwendet wird, um diese beiden Kategorien der Stärke zu charakterisieren [356].

Die so entstandenen klinischen Empfehlungen sollten immer ausdrücklich auf die Quellen verweisen, aus denen die Evidenz stammt, die sie untermauern. Zusätzlich sollten Hinweise auf die Qualität, Vollständigkeit und das Bias-Risiko (Kap. 8.2.1) der Quellen enthalten sein [352].

Als Nächstes wird der Entwurf der Leitlinie durch die wichtigsten Interessenvertreter und potenzielle Anwenderinnen und Anwender der Leitlinie begutachtet. Das Verfahren zur Einholung von Feedback, die Art der Gutachten, das erhaltene Feedback und die Reaktionen des Leitliniengremiums auf das Feedback sollten im endgültigen Dokument oder in Begleitdokumenten transparent und explizit dargestellt werden [337].

Zur Einführung und (vor allem) zur Verbreitung einer klinischen Leitlinie ist ein strukturiertes Vorgehen nötig. Ein Konzept für die Einführung wurde möglichst schon zu Beginn des gesamten Entwicklungsprozesses erstellt und kann direkt nach der Fertigstellung der Leitlinie umgesetzt werden. Typisch ist die Veröffentlichung von Leitlinien in Fachzeitschriften, auf den Webseiten der beteiligten Fachgesellschaften, von Selbsthilfegruppen (etc.) und in sozialen Medien. Um die Aktualität und Relevanz einer Leitlinie sicherzustellen, müssen regelmäßig neuer Erkenntnisse aus dem entsprechenden Fachbereich überprüft und die Empfehlungen bei Bedarf aktualisiert werden. Deswegen haben die meisten Leitlinien ein Ablaufdatum.

9.3 Qualitätsbeurteilung klinischer Leitlinien

Es wird davon ausgegangen, dass qualitativ hochwertige klinische Leitlinien auch ideale Managementinstrumente für die kontinuierliche Qualitätsverbesserung und -sicherung sowie für die Strukturierung und Nachhaltigkeit von Gesundheitsprozessen sind. Aber eine Leitlinie kann nur dann qualitativ hochwertig sein, wenn sie methodisch und inhaltlich auf hohem Niveau erstellt wird. Die wichtigsten Qualitätsmerkmale einer guten Leitlinie sind ihre externe und interne Validität sowie ihre praktische Anwendbarkeit [338].

Merke

Im Falle einer Leitlinie bezieht sich die externe Validität darauf, dass die Leitlinie tatsächlich zu der gewünschten Verbesserung in der Patientenversorgung führt [357].

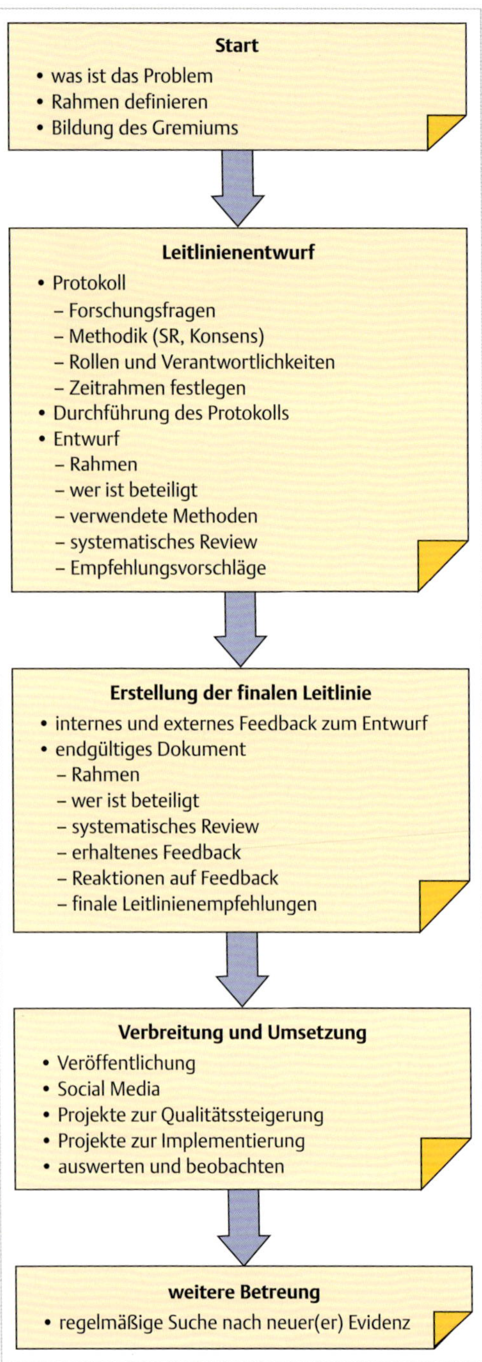

Abb. 9.3 Die wichtigsten Schritte bei der Leitlinien-Entwicklung. (adaptiert aus [351])

Die praktische Anwendbarkeit einer Leitlinie wird von zusätzlichen Faktoren beeinflusst, wie z. B., ob es vor der Umsetzung eine Überprüfung der Empfehlungen gab oder ob die Formulierung der Empfehlungen eindeutig ist. Um diese Faktoren beurteilen zu können und somit sicher zu sein, dass die vorliegende Leitlinie von einer hohen Qualität ist, wurde ein internationales Team von Leitlinienentwicklern und -forschern gegründet – bekannt als AGREE Collaboration (Appraisal of Guidelines, Research and Evaluation). Das Ziel war es, ein allgemeines Instrument zur Bewertung des Prozesses der Leitlinienentwicklung und der Beschreibung dieses Prozesses in der Leitlinie zu entwickeln. Das Ergebnis dieser Kollaboration war das originale AGREE-Instrument, ein 23-Punkte-Instrument, das sechs qualitätsbezogene Bereiche umfasst und 2003 veröffentlicht wurde [338]. Eine Weiterentwicklung dieses Instruments ist das 2010 veröffentlichte AGREE-II-Instrument. Es umfasst ebenfalls 23 Elemente und ein Benutzerhandbuch und bietet Verfeinerungen in der Bewertung von Praxisleitlinien.

9.3.1 AGREE-II-Instrument

Das AGREE-II-Instrument umfasst 6 Domänen mit 23 Elementen:

- **Domäne 1: Geltungsbereich und Zweck**
  1. Das/die Gesamtziel(e) der Leitlinie ist/sind eindeutig beschrieben.
  2. Die in der Leitlinie behandelte(n) gesundheitsrelevante(n) Frage(n) ist (sind) eindeutig beschrieben.
  3. Die Zielpopulation (z. B. Patienten, Bevölkerung) der Leitlinie ist eindeutig beschrieben.
- **Domäne 2: Beteiligung von Interessengruppen**
  1. Die Entwicklergruppe der Leitlinie schließt Mitglieder aller relevanten Berufsgruppen ein.
  2. Die Ansichten und Präferenzen der Zielpopulation (z. B. Patienten, Bevölkerung) wurden ermittelt.
  3. Die Anwenderzielgruppe der Leitlinie ist eindeutig beschrieben.
- **Domäne 3: Genauigkeit der Leitlinienentwicklung**
  1. Es wurde systematisch nach Evidenz gesucht.
  2. Die Kriterien für die Auswahl der Evidenz sind eindeutig beschrieben.
  3. Die Stärken und die Schwächen der Evidenz sind eindeutig beschrieben.

4. Das methodische Vorgehen bei der Formulierung der Empfehlungen ist eindeutig beschrieben.
5. Der gesundheitliche Nutzen, Nebenwirkungen und Risiken wurden bei der Formulierung der Empfehlungen berücksichtigt.
6. Die zugrunde liegende Evidenz kann den Empfehlungen eindeutig zugeordnet werden.
7. Die Leitlinie wurde vor ihrer Veröffentlichung durch externe Experten begutachtet.
8. Es existiert ein Verfahren zur Aktualisierung der Leitlinie.

- **Domäne 4: Klarheit der Gestaltung**
  1. Die Empfehlungen der Leitlinie sind spezifisch und eindeutig.
  2. Die unterschiedlichen Alternativen für die Behandlung der Erkrankung oder des Gesundheitsproblems sind eindeutig dargestellt.
  3. Die Schlüsselempfehlungen der Leitlinie sind einfach zu finden.
- **Domäne 5: Anwendbarkeit**
  1. Mögliche förderliche und hinderliche Faktoren für die Anwendung der Leitlinie werden beschrieben.
  2. Die Leitlinie macht Vorschläge und/oder benennt Instrumente, die die Anwendung der Leitlinienempfehlungen unterstützen.
  3. Die möglichen finanziellen Auswirkungen der Leitlinienempfehlungen wurden berücksichtigt.
  4. Die Leitlinie nennt Messgrößen für die Bewertung der Prozess- und/oder Ergebnisqualität.
- **Domäne 6: Redaktionelle Unabhängigkeit**
  1. Die finanzierende Organisation hat keinen Einfluss auf die Inhalte der Leitlinie genommen.
  2. Interessenkonflikte der Mitglieder der Entwicklergruppe der Leitlinie wurden dokumentiert und bei der Leitlinienerstellung berücksichtigt.

Jeder Punkt des AGREE-II-Instruments wird auf einer 7-Punkte-Skala bewertet (1 = „trifft überhaupt nicht zu" bis 7 = „trifft vollständig zu"). Auf Grundlage der Punktevergabe für die einzelnen Items wird für jede der 6 Domänen der Domänenwert berechnet. Diese sind unabhängig voneinander und sollten nicht zu einem einzigen Qualitätswert für die gesamte Leitlinie zusammengefasst werden. Nach Abschluss der Einzelbewertung der 23 Items erfolgt die Gesamtbewertung der Leitlinie unter Berücksichtigung aller im Bewertungsprozess geprüften Kriterien und zusätzlich anhand der Frage, ob die Leitlinie für die Anwendung in der Praxis empfohlen werden soll. Das komplette AGREE-II-Instrument und das Benutzerhandbuch sind über die AGREE Enterprise Website (www.agreetrust.org/) abrufbar.

9.3.2 iCAHE-Checkliste

Eine andere Möglichkeit der Qualitätsbeurteilung einer Leitlinie bietet die iCAHE-Checkliste (International Centre for Allied Health Evidence) für Leitlinienqualität [342]. Die iCAHE-Checkliste ist problemlos, praktisch und in kurzer Zeit anwendbar [349]. Jedes Element wird entsprechend den Antworten „Ja" und „Nein" als Wert von 1 oder 0 umgerechnet. Die Gesamtpunktzahl wird berechnet, indem die Summe der „Ja"-Antworten durch die Gesamtpunktzahl 14 geteilt und als Prozentsatz ausgedrückt wird. Die iCAHE-Checkliste ist bisher nicht in deutscher Sprache erhältlich.

- Availability
  - Is the guideline readily available in full text?
  - Does the guideline provide a complete reference list?
  - Does the guideline provide a summary of its recommendations?
- Dates
  - Is there a date of completion available?
  - Does the guideline provide an anticipated review date
  - Does the guideline provide dates for when literature was included?
- Underlying Evidence
  - Does the guideline provide an outline of the strategy they used to find underlying evidence?
  - Does the guideline use a hierarchy to rank the quality of the underlying evidence?
  - Does the guideline appraise the quality of the evidence which underpins its recommendations?
  - Does the guideline link the hierarchy and quality of underlying evidence to each recommendation?
- Guideline developers
  - Are the developers of the guideline clearly stated?
  - Does the qualifications and expertise of the guideline developer(s) link with the purpose of the guideline and its end users?

- Guideline purpose and users
  - Are the purpose and target users of the guideline stated?
- Ease of use
  - Is the guideline readable and easy to navigate?

Der Zeitaufwand für die Bewertung einer klinischen Leitlinie mit dem iCAHE-Instrument liegt bei etwa 3–5 Minuten, unabhängig von den Fähigkeiten der bewertenden Person [342], [349]. Die iCAHE-Checkliste stellt deswegen ein alternatives, unkompliziertes Tool für den täglichen Gebrauch in der klinischen Praxis dar. Ausführlicher und, durch den Einsatz von (mindestens) zwei bewertenden Personen, weniger anfällig für Verzerrungen ist das AGREE-II-Instrument.

Qualitativ hochwertige klinische Leitlinien stellen eine hilfreiche Unterstützung für die praktische Arbeit dar, da sie Empfehlungen für die Praxis enthalten, die auf einer systematischen Überprüfung der Evidenz beruhen und mit Informationen aus einem Konsensverfahren und Expertenurteilen kombiniert werden. Außerdem sollten optimale Methoden zur Vereinfachung und Umsetzung von Leitlinien gefunden und umgesetzt werden.

9.4 Integration klinischer Leitlinien

Qualitativ hochwertige, evidenzbasierte Leitlinien für die klinische Praxis bieten eine gute Basis für die Verbindung von Politik, bestmöglicher Praxis, regionalen Gegebenheiten und Patientenentscheidungen. Vieles deutet darauf hin, dass gut umgesetzte klinische Leitlinien dazu geeignet sind, die Prozesse und Ergebnisse der Versorgung positiv zu beeinflussen [343]. Der tatsächliche Nutzen einer Leitlinie lässt sich allerdings erst erkennen, wenn die Leitlinie im klinischen Alltag standardmäßig angewendet wird. Eine hohe Qualität allein reicht in der Regel nicht aus, um das klinische Verhalten der Anwender und Anwenderinnen nachhaltig (und im Sinne der Leitlinie) zu verändern. Die Implementierung von Leitlinien erfordert häufig eine generelle Verhaltensänderung von Klinikern, Patienten und anderen Akteuren des Gesundheitswesens, da sie angesichts der aktuellen Best-Evidence-Empfehlungen möglicherweise ihr „übliches“ Vorgehen hinterfragen, ändern oder gar aufgeben müssen. Erkenntnisse aus der klinischen Forschung und der Versorgungsforschung zeigen oftmals das Scheitern der Umsetzung von Forschungsergebnissen in die alltägliche Praxis [344]. Eine Erhebung von Zadro et al. aus dem Jahr 2019 zeigt z. B. sehr klare Mängel in der praktischen Umsetzung von Leitlinienempfehlungen im muskuloskelettalen Bereich. So führte die Stichprobe von Physiotherapeuten aus der Erhebung Behandlungen durch (oder würde sie durchführen), welche in Leitlinien empfohlen (54 %), nicht empfohlen (43 %) oder gar nicht erwähnt wurden (81 %) [360]. Umsetzungsprobleme wurden auch von anderen Forschenden in unterschiedlichen Ländern und Gesundheitssystemen festgestellt [336], [350], [354]. Es gibt eine Vielzahl von Hindernissen für die Einhaltung von Leitlinien, darunter mangelndes Bewusstsein, mangelnde Kenntnis, mangelnde Akzeptanz, mangelnde Selbstwirksamkeit, mangelnde Erwartung von Erfolgen, das Beharren auf der bisherigen Praxis und externe Hindernisse [339]. Wenn die Evidenz aus den Leitlinien jedoch nur mangelhaft in der klinischen Praxis ankommt, können die Patientinnen und Patienten nicht optimal von den Fortschritten in der Gesundheitsversorgung profitieren.

Ein klares Konzept für die Implementierung kann die Planung und Durchführung der Umsetzung von Leitlinienempfehlungen erleichtern und dadurch die Wirksamkeit einer Leitlinie erhöhen. Die Konzeption solcher Implementierungsstrategien sollte in den ersten Schritten der Leitlinienentwicklung erfolgen, nach Festlegung der Zielgruppe der Leitlinie. So können parallel zur Leitlinie zielgruppenorientierte Materialien und Kampagnen entwickelt werden, welche die Veröffentlichung und Implementierung einer Leitlinie begleiten sollten. Damit eine Änderung hin zur Anwendung von klinischen Leitlinien erfolgreich ist, muss der Kontext, in dem die Leitlinie angewendet werden soll, unbedingt berücksichtigt werden [348], [353]. Der Schlüssel scheint hier in einer Verhaltensänderung zu liegen. Die Umsetzung evidenzbasierter Vorgehensweisen erfordert die Umstellung zahlreicher Verhaltensweisen von verschiedenen Personengruppen (z. B. Klinikern, Patienten) [345]. Um dies zu erreichen, ist die Verbreitung von maßgeschneiderten, zielgruppenorientierten Informationen notwendig. Verbreitungswege dieser Informationen können unter anderem sein [344], [345]:

- Fachkonferenzen
- Interactive Health Communication Applications (IHCAs)
- schriftliche Informationen

- Kampagnen in den Medien
- Hinzuziehung führender Vertreter der Branche

Jedoch ist die Umstellung von der bisherigen (liebgewonnenen) Praxis hin zur Umsetzung neuer Erkenntnisse oftmals trotz guter Kampagnen sehr zeitintensiv. Alle, die schon einmal versucht haben, ihr eigenes Verhalten oder das ihrer Patienten zu verändern, wissen, wie schwierig das ist. Wissen allein reicht für eine Verhaltensänderung oft nicht aus (s. Kap. 10).

9.5 Literatur

[334] Armstrong MJ, Mullins CD, Gronseth GS et al. Impact of patient involvement on clinical practice guideline development: a parallel group study. Implement Sci 2018; 13: 55

[335] AWMF: LL-Entwicklung: Formulierung und Graduierung von Empfehlungen.. Im Internet: www.awmf.org/leitlinien/awmf-regelwerk/ll-entwicklung/awmf-regelwerk-03-leitlinienentwicklung/ll-entwicklung-formulierung-und-graduierung-von-empfehlungen.html; Stand: 18.01.2022

[336] Bahns C, Happe L, Thiel C et al. Physical therapy for patients with low back pain in Germany: a survey of current practice. BMC Musculoskelet Disord 2021; 22: 563

[337] Brouwers MC, Florez ID, McNair SA et al. Clinical Practice Guidelines: Tools to Support High Quality Patient Care. Semin Nucl Med 2019; 49: 145–52

[338] Brouwers MC, Kho ME, Browman GP et al. AGREE II: advancing guideline development, reporting and evaluation in health care. Can Med Assoc J 2010; 182: E839–E842

[339] Cabana MD, Rand CS, Powe NR et al. Why Don't Physicians Follow Clinical Practice Guidelines?: A Framework for Improvement. JAMA 1999; 282: 1458

[340] Fetters L, Tilson J. Evidence based physical therapy. 2nd ed. Philadelphia: F.A. Davis Company; 2019

[341] Graham R, Mancher M, Miller D et al., Hrsg. Clinical practice guidelines we can trust. Washington, DC: National Academies Press; 2011

[342] Grimmer K, Dizon JM, Milanese S et al. Efficient clinical evaluation of guideline quality: development and testing of a new tool. BMC Med Res Methodol 2014; 14: 63

[343] Grimshaw J, Freemantle N, Wallace S et al. Developing and implementing clinical practice guidelines. Qual Saf Health Care 1995; 4: 55–64

[344] Grimshaw JM, Eccles MP, Lavis JN et al. Knowledge translation of research findings. Implement Sci 2012; 7: 50

[345] Grol R, Grimshaw J. From best evidence to best practice: effective implementation of change in patients' care. The Lancet 2003; 362: 1225–30

[346] Herbert R, Jamtvedt G, Hagen KB et al. Practical Evidence-Based Physiotherapy. 2nd ed. Edinburgh: Churchill Livingstone Elsevier; 2012

[347] Institute of Medicine (US) Committee on Clinical Practice Guidelines. Guidelines for Clinical Practice: From Development to Use. Washington (DC): National Academies Press (US); 1992

[348] Kastner M, Makarski J, Hayden L et al. Making sense of complex data: a mapping process for analyzing findings of a realist review on guideline implementability. BMC Med Res Methodol 2013; 13: 112

[349] Koc EM, Aksoy H, Ayhan Baser D et al. Evaluation of clinical practice guideline quality: comparison of two appraisal tools. Int J Qual Health Care 2020; 32: 663–70

[350] McGlynn EA, Asch SM, Adams J et al. The Quality of Health Care Delivered to Adults in the United States. N Engl J Med 2003; 348: 2635–45

[351] Muche-Borowski C, Kopp I. Wie eine Leitlinie entsteht. Z Herz- Thorax- Gefäßchirurgie 2011; 25: 217–23

[352] National Institute for Health and Care Excellence (Great Britain). Developing NICE guidelines: the manual; 2015

[353] Ovretveit J. Understanding the conditions for improvement: research to discover which context influences affect improvement success. BMJ Qual Saf 2011; 20: i18–i23

[354] Runciman WB, Hunt TD, Hannaford NA et al. CareTrack: assessing the appropriateness of health care delivery in Australia. Med J Aust 2012; 197: 100–5

[355] Sackett DL, Rosenberg WMC, Gray JAM et al. Evidence based medicine: what it is and what it isn't. BMJ 1996; 312: 71–2

[356] Schünemann H, Brożek J, Guyatt G et al., Hrsg. GRADE handbook for grading quality of evidence and strength of recommendations. The GRADE Working Group; 2013

[357] Semlitsch T, Blank WA, Kopp IB et al. Evaluating Guidelines: A Review of Key Quality Criteria. Dtsch Arzteblatt Int 2015; 112: 471–8

[358] Straus SE, Tetroe J, Graham ID. Knowledge translation in health care: moving from evidence to practice. 2. ed. Chichester: John Wiley & Sons; 2013

[359] Woolf SH, Grol R, Hutchinson A et al. Clinical guidelines: Potential benefits, limitations, and harms of clinical guidelines. BMJ 1999; 318: 527–30

[360] Zadro J, O'Keeffe M, Maher C. Do physical therapists follow evidence-based guidelines when managing musculoskeletal conditions? Systematic review. BMJ Open 2019; 9: e032 329

Kapitel 10

Integration von wissenschaftlichen Erkenntnissen in die Praxis

10 Integration von wissenschaftlichen Erkenntnissen in die Praxis

10.1 Einleitung

Das Wissen über die Umsetzung von evidenzbasierter Physiotherapie alleine gewährleistet noch keine evidenzbasierte Physiotherapie in der Praxis [373]. Auch wenn die Prinzipien der evidenzbasierten Praxis bekannt und akzeptiert sind, führt dies nicht zwangsläufig dazu, dass sie in der täglichen Praxis angewandt werden. Es gibt Studien [381], die zeigen, dass selbst bei einer positiven Einstellung gegenüber evidenzbasierter Praxis die dafür notwendigen Ressourcen nicht vorhanden sind.

Es zeigt sich in Untersuchungen auch, dass dies nicht alleine ein Problem der Physiotherapie ist, sondern es scheint in einigen Professionen im Gesundheitswesen schwierig zu sein, das Wissen von evidenzbasierter Praxis und Medizin in die alltägliche Praxis zu integrieren [363], [366], [370], [376]. Ein gutes Beispiel zeigte die Studie von Sieben et al. [382], hier wurden Hausärzte bezüglich ihrer Einstellungen und Überzeugungen zu chronischen Kreuzschmerzen befragt und auch geprüft, wie sich diese Einstellungen und Überzeugungen auf das Patienten-Outcome auswirken. Aber das wirklich Interessante bei dieser Untersuchung war, dass keine Assoziationen zwischen dem Wissen und dem wirklichen Handeln gefunden worden sind. Dies zeigt generell, wie schwierig es zu sein scheint, evidenzbasiertes Wissen auch zur Praxis werden zu lassen.

Es gibt, wie wir in Kap. 2 erläutert haben, viele gute Gründe für eine evidenzbasierte Praxis. Und obwohl es im Laufe der Zeit eine immer größere Verschiebung hin zur Nutzung von Evidenz für die klinische Entscheidungsfindung gegeben hat, verlassen sich viele Physiotherapeuten und -therapeutinnen auf frühere Ausbildungstechniken, persönliche Erfahrungen und Expertenmeinungen [369]. Dies zeigt die Notwendigkeit, evidenzbasierte Physiotherapie gut und gewissenhaft in die klinische Praxis zu integrieren. Denn wenn das Wissen über Forschungsergebnisse, hochwertige Evidenz für die Durchführung von Interventionen oder zur Beantwortung diagnostischer Fragestellungen, nur an der Universität und in Forschungseinrichtungen zum Tragen kommt, dann wurden viele Ressourcen verschwendet, die eigentlich unserer Arbeit und damit der patientenzentrierten Versorgung zugutekommen sollen.

Merke

Das Wissen über die Anwendung von evidenzbasierter Physiotherapie alleine gewährleistet noch keine evidenzbasierte Physiotherapie in der Praxis.

Evidenzbasierte Physiotherapie kann im Wesentlichen auf zwei Arten umgesetzt werden. Die erste ist die Umsetzung der fünf Schritte der evidenzbasierten Praxis als integraler Bestandteil der täglichen Praxis. Dazu gehört, dass Physiotherapeuten und -therapeutinnen praxisrelevante Fragen formulieren, nach Forschungsergebnissen suchen, diese kritisch bewerten und die aktuelle Praxis mit hochwertigen klinischen Forschungsergebnissen untermauern. Im klinischen Entscheidungsprozess werden diese Informationen mithilfe der klinischen Expertise integriert und die Patientenpräferenzen berücksichtigt. Diese Schritte bilden quasi die Infrastruktur bzw. das Fundament für eine evidenzbasierte Physiotherapie. Die Anwendung dieser Schritte erfordert jedoch Fähigkeiten und Ressourcen, Fragen zu stellen, zu recherchieren, die Evidenz zu bewerten und zu interpretieren. Zudem ist ein Zugang zur wissenschaftlichen Literatur notwendig, um auch wirklich systematisch nach Antworten zu suchen und diese kritisch zu betrachten.

Ein zweiter Ansatz, um evidenzbasierte Physiotherapie zu verwirklichen, besteht in der Umsetzung einer persönlichen und/oder organisatorischen Praxis- oder Verhaltensänderung in Bezug auf eine bestimmte Erkrankung. Dies kann notwendig sein, weil es derzeit Abweichungen in der Praxis gibt oder weil diese Praxis in einem bestimmten Bereich verbessert oder verändert werden muss. Ein typisches Beispiel ist die Einführung neuer Strategien für die Behandlung von Kreuzschmerzen. Organisationen (Praxen, Kliniken etc.) müssen entscheiden, welche Strategien zur Verbesserung der fachlichen Leistung und der Qualität der Versorgung eingesetzt werden sollen und worauf sich die Wahl der Strategien stützen soll [373].

Damit eine Integration von evidenzbasierter Physiotherapie in die Praxis gewährleistet werden kann, sollten als Erstes mögliche Barrieren und Förderfaktoren, die die Implementierung beeinflussen, identifiziert werden. Dies kann gewährleisten, dass darauf folgende entsprechende Maßnahmen auch wirklich dort zum Tragen kommen, wo die Probleme bei der Integration entstehen. Und es wird deutlich, welche vorhandenen Ressourcen uns helfen können.

10.2 Change-Theorien

Wahrscheinlich hat jeder von uns schon einmal miterlebt, wie schwierig Veränderungen in verschiedenen Situationen umzusetzen sind. Methoden, Vorgehensweisen und Abläufe, an die wir uns gewöhnt haben, sind oft nicht leicht zu verändern. Denn sie bieten uns einerseits selbstwahrgenommene Sicherheit in unserem Tun und, wenn wir dies ehrlich reflektieren, sie bieten uns auch oft Bequemlichkeit. Nehmen wir beispielsweise an, wir haben einen regelmäßigen Weg, den wir mit dem Auto oder dem Fahrrad zur Arbeit fahren. Plötzlich müssen wir wegen Bauarbeiten einen Umweg fahren. Fahren wir dann mit der gleichen Routine, mit der gleichen Geschwindigkeit und mit der gleichen Unbekümmertheit? Oder fahren wir umsichtiger und je nachdem vielleicht auch ein bisschen nervöser, und stresst uns schon vor der Fahrt der Gedanke, dass wir einen anderen Weg fahren müssen als den, den wir gewöhnlich fahren?

Dieses Problem ist aber, verglichen mit der Integration von evidenzbasierter Physiotherapie, wahrscheinlich eher als klein zu bewerten. Es geht nicht nur darum, temporär einen neuen Arbeitsweg zu fahren, sondern es geht um eine Verhaltensänderung. Verhalten ist sehr abhängig von einer ganzen Menge von Faktoren, die manchmal offensichtlich sind und manchmal nicht. Aber wir wissen, dass es generell sehr schwierig ist, das Verhalten grundsätzlich zu ändern. Wer kennt nicht die Situationen, wenn wir in der Physiotherapie versuchen, Patientinnen und Patienten im Rahmen der Gesundheitsförderung ein anderes Gesundheitsverhalten beizubringen? Wir geben unseren Patienten und Patientinnen beispielsweise die Empfehlung, sich mehr zu bewegen, weniger zu sitzen oder regelmäßig die Eigenübungen durchzuführen. Wie sind hier unsere Erfahrungen? Ändern sie das Verhalten oder fällt es ihnen trotz besseren Wissens sehr schwer?

In manchen Fällen ist klar, warum es große Abweichungen in der Praxis von physiotherapeutischen Behandlungen oder Diskrepanzen zwischen der derzeitigen Praxis und hochwertiger klinischer Forschung gibt. Möglicherweise haben die Patienten oder die Physiotherapeuten starke Präferenzen für oder positive Erfahrungen mit einer bestimmten Behandlungsmethode, oder es liegt einfach an fehlenden Kenntnissen der Physiotherapeutinnen und -therapeuten. Wir gehen aber erst einmal grundsätzlich davon aus, dass Physiotherapeuten sehr bemüht sind, ihre Patienten zu versorgen. Und aus unserer Erfahrung heraus sind Physiotherapeuten auch sehr bemüht, sich neues Wissen anzueignen, Fort- und Weiterbildungen zu besuchen oder sich mit fachlichen Themen auseinanderzusetzen. Aber auch hier benötigen wir eine grundsätzliche Verhaltensänderung, die alleine mit den Kenntnissen von evidenzbasierter Physiotherapie oft nicht erreicht wird. Wissen allein reicht oft nicht aus, um das Verhalten zu ändern. Die Einstellungen und Verhaltensweisen von Physiotherapeuten werden von einer Reihe von Faktoren beeinflusst. Faktoren, die mit Ressourcen, sozialer Unterstützung, dem Arbeitsumfeld, dominierenden Meinungen und persönlichen Einstellungen zusammenhängen, können als Hindernisse für eine gewünschte Veränderung wirken.

10.2.1 Implementierungsforschung

Für die Förderung von Integration und Implementierung gibt es eine spezielle Forschungsdisziplin, die sich mit der Integration neuer Vorgehensweisen in die alltägliche Praxis beschäftigt.

Implementierungsforschung ist ein umfassendes Konzept, das Forschung und Praxis zusammenführt, um die Entwicklung und Umsetzung von Ansätzen im Bereich der öffentlichen Gesundheit zu beschleunigen. Die Implementierungsforschung umfasst die Schaffung und Anwendung von Wissen zur Verbesserung der Umsetzung von Gesundheitspolitik, -programmen und -praktiken [383].

Die Implementierungsforschung gibt zwei Hauptrichtungen für die Veränderung an. Einerseits soll Wissen noch besser verbreitet werden und andererseits das Verhalten geändert werden.

Ein Rahmenwerk ist das „Ottawa Model of Health Care Research" [378]. Es sieht vor, dass die

Verantwortlichen, z. B. Praxisbesitzer, Fachleitungen oder Abteilungsleitungen, eine Bewertung der Barrieren für die Umsetzung evidenzbasierter Methoden vornehmen. Anschließend ermitteln sie die potenziellen Anwender und untersuchen das praktische Umfeld, um die Faktoren zu bestimmen, die die Übernahme der Empfehlungen möglicherweise erschweren oder fördern. Anhand dieser Informationen werden dann gezielte Maßnahmen ergriffen, um festgestellte Barrieren zu überwinden oder die Befürworter zu unterstützen. Schließlich werden die Auswirkungen der Umsetzung bewertet und der wechselseitige Prozess beginnt von neuem (▶ Abb. 10.1).

10.2.2 Motivationstheorien

Auch Motivationstheorien sind empfehlenswert, um das Verhalten zu ändern. Oft wird unser Verhalten durch Motivation gesteuert. In Albert Banduras sozialkognitiver Theorie, die auf dieser Annahme basiert, wird davon ausgegangen, dass das Verhalten durch Anreize und Erwartungen bestimmt wird [361]. Selbstwirksamkeitserwartungen sind Überzeugungen über die eigene Fähigkeit, ein Verhalten auszuführen und haben sich als ein sehr wichtiges Konstrukt und Prädiktor für Verhaltensänderungen erwiesen. Eine Verfeinerung der sozialkognitiven Theorie sind die Stufenmodelle des Verhaltens, die die Faktoren beschreiben, von denen man annimmt, dass sie die Veränderung in verschiedenen Situationen beeinflussen. Es wird davon ausgegangen, dass der Einzelne verschiedene Phasen durchläuft, um eine Veränderung zu erreichen, und dass in den verschiedenen Phasen

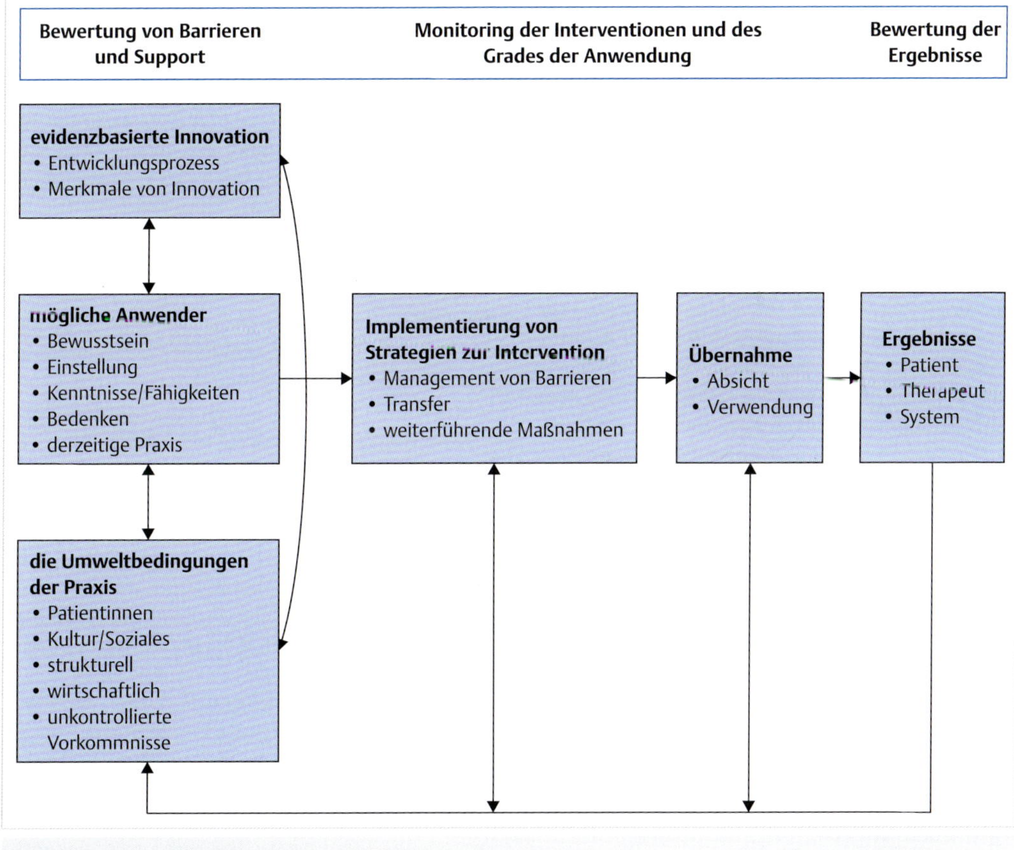

Abb. 10.1 Ottawa Model of Healt Care Research.

unterschiedliche Interventionen erforderlich sind. Eine solche Theorie könnte auf die Arten von Veränderungen angewandt werden, die für eine evidenzbasierte Praxis erforderlich sind. Eines der Modelle umfasst fünf Phasen [380]:

1. Vorbetrachtung
2. Überlegung
3. Vorbereitung
4. Aktion
5. Aufrechterhaltung

Es ist leicht zu verstehen, dass eine Person, die sich in der Vorbetrachtungsphase befindet (d. h. jemand, für den kein Grund für eine Veränderung gegeben ist), Strategien benötigt, um das Bewusstsein zu schärfen und den Informationsbedarf zu erkennen. Im Gegensatz dazu benötigt eine Person, die sich in einer Aktions- oder Erhaltungsphase befindet, einen einfachen Zugang zu qualitativ hochwertiger klinischer Forschung und Erinnerungen, um das erreichte Verhalten aufrechtzuerhalten.

10.3 Barrieren und Förderfaktoren bei der Integration

Eine Erhebung von Zadro et al. aus dem Jahr 2019 zeigt z. B. sehr klare Mängel in der praktischen Umsetzung von Leitlinienempfehlungen im muskuloskelettalen Bereich [384]. So führte der Durchschnitt von Physiotherapeutinnen und -therapeuten aus der Erhebung Behandlungen durch (oder würde sie durchführen), welche in Leitlinien empfohlen (54 %), nicht empfohlen (43 %) oder gar nicht erwähnt wurden (81 %) [373]. Verschiedene Veröffentlichungen haben eine Vielzahl an Gründen aufgezeigt, warum aktuelle Evidenz in Form von klinischen Leitlinien nicht in der täglichen Praxis umgesetzt wird [362], [365], [368], [370], [371], [372], [375], [379].

Die häufigsten Barrieren für die Implementation von evidenzbasierter Physiotherapie sind demnach:

- Zeitmangel
- mangelnde Kompetenz
- falsche Vorstellungen von evidenzbasierter Physiotherapie bzw. evidenzbasierter Medizin
- unzureichender Zugang zu hochqualitativen Forschungsergebnissen
- keine Unterstützung durch Vorgesetzte
- mangelnde Kooperation durch Zuweiser
- keine Unterstützung durch Verbände und Politik

Freitag et al. haben eine Erhebung zu möglichen Barrieren und Förderfaktoren in der Schweiz durchgeführt [368]. Eine Frage der Forschenden war, woher Physiotherapeuten ihre Informationen für ihre klinischen Entscheidungen beziehen (▶ Abb. 10.2). Vor allem, dass die klinischen Entscheidungen oft von der eigenen Praxiserfahrung und dem Befinden der Patientinnen und Patienten abhängig sind, zeigt, wie viel noch in die Integration von evidenzbasierter Physiotherapie investiert werden muss. Eine Ursache dafür könnte der soziale Druck unter Kolleginnen und Kollegen sein, eine andere der Erwartungsdruck der Patienten. Gerade in einer Gesellschaft, in der Patienten oft als Kunden angesehen werden, scheint die Patientenerwartung an die Behandlung zentraler zu sein als eine hochwertige medizinische Versorgung. Ein weiterer Aspekt dabei ist das Bild, das die Gesellschaft von Physiotherapie hat. Oft herrscht die Vorstellung, dass man sich in eine Behandlung begibt, bei der Physiotherapeuten Hand anlegen, Muskeln lösen oder den Patienten „Einrenken" und „Verbiegen". In den meisten Fällen ist dies jedoch bei fast allen Krankheitsbildern nicht die Art von Behandlung, welche von der wissenschaftlichen Datenlage als evident bewertet wird. Das Befinden von Patienten und die eigene Erfahrung spielen zwar im Prozess auch eine wichtige Rolle und sind essenziell für gute klinische Entscheidungen, jedoch sollten für eine qualitativ hochwertige Versorgung die Entscheidungen auf Grundlage von qualitativ hochwertiger Forschung getroffen werden. Die Patientenpräferenzen sowie die individuelle klinische Erfahrung und Expertise sollten dazu genutzt werden, die Ergebnisse aus der Forschung sinnvoll und individuell zu implementieren.

Eine weitere Frage des Forschungsteams war, welche Maßnahmen zur Implementation von evidenzbasierter Physiotherapie in den Arbeitsalltag förderlich wären (▶ Abb. 10.3).

Die Ergebnisse zeigen einen hohen Bedarf nach Informationszugang. Dies ist tatsächlich ein schwer zu überwindendes Problem, da viele Studienartikel kostenpflichtig erworben werden müssen.

Alternativ gibt es im Internet immer mehr Angebote von Gruppierungen, die Evidenz für Physiotherapeuten aufbereiten und zu einem Thema zusammenstellen. Die Gruppe von www.physiomeetsscience.net bietet beispielsweise eine umfangreiche Datenbank, in der verschiedenste Krankheitsbilder und dazugehörige Fragestellun-

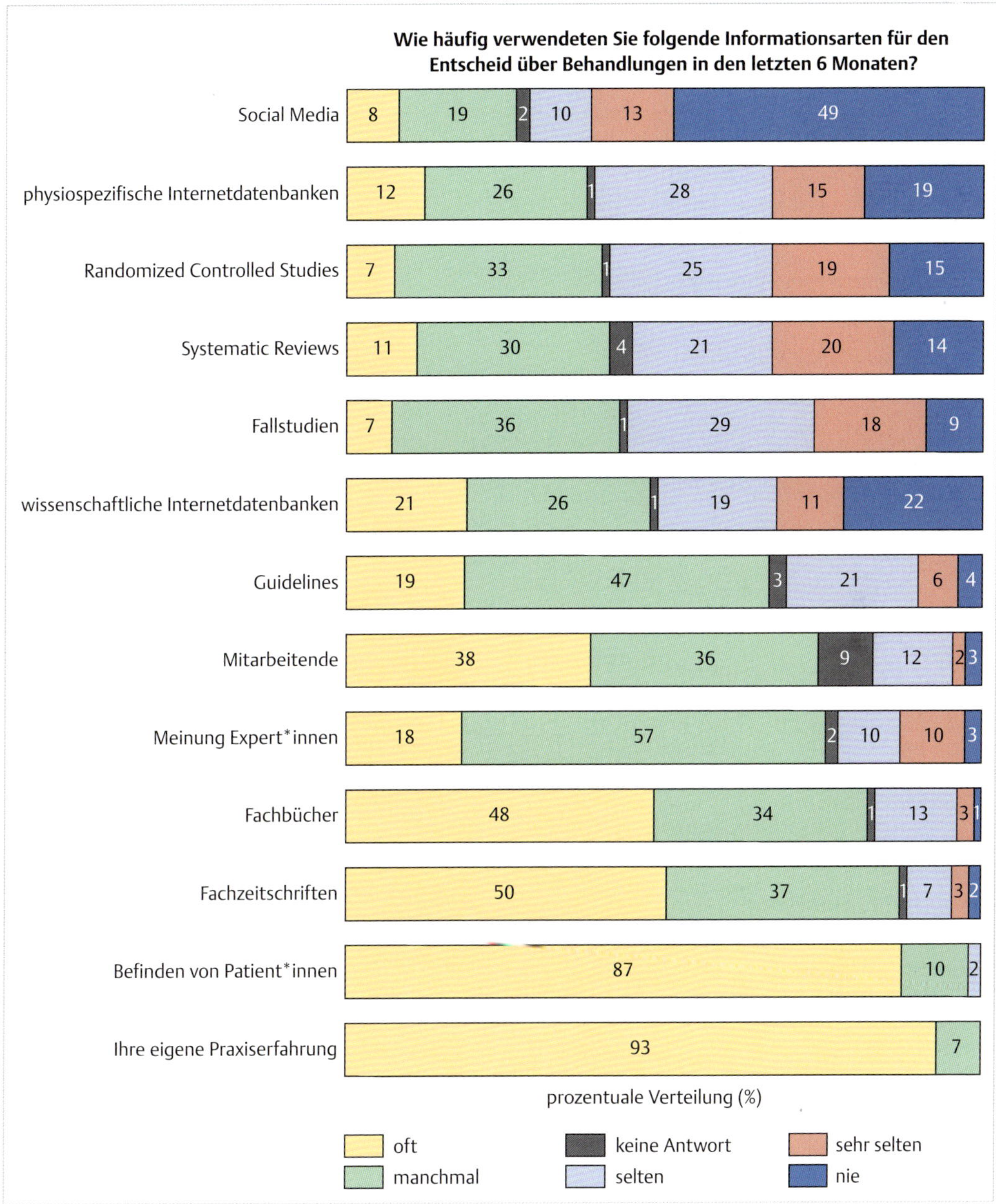

Abb. 10.2 Informationsquellen für klinische Entscheidungen.

gen in aufgearbeiteten Zusammenstellungen zur Verfügung stehen. Andere Plattformen, wie Physiopedia, verstehen sich als Äquivalent zu Wikipedia für Physiotherapeuten und bieten darüber hinaus Onlinekurse. Weiter zu erwähnen sind Plattformen wie TrustMe - ED, SciencePT oder Physio Network. Einige dieser Plattformen haben namhafte Wissenschaftler und physiotherapeutische Spezialisten in ihren Kursprogrammen. Außerdem gibt es eine Vielzahl von Blogs und Anbietern in den sozialen Medien. Obwohl die heutigen Ressourcen zur Wissensvermittlung im Internet

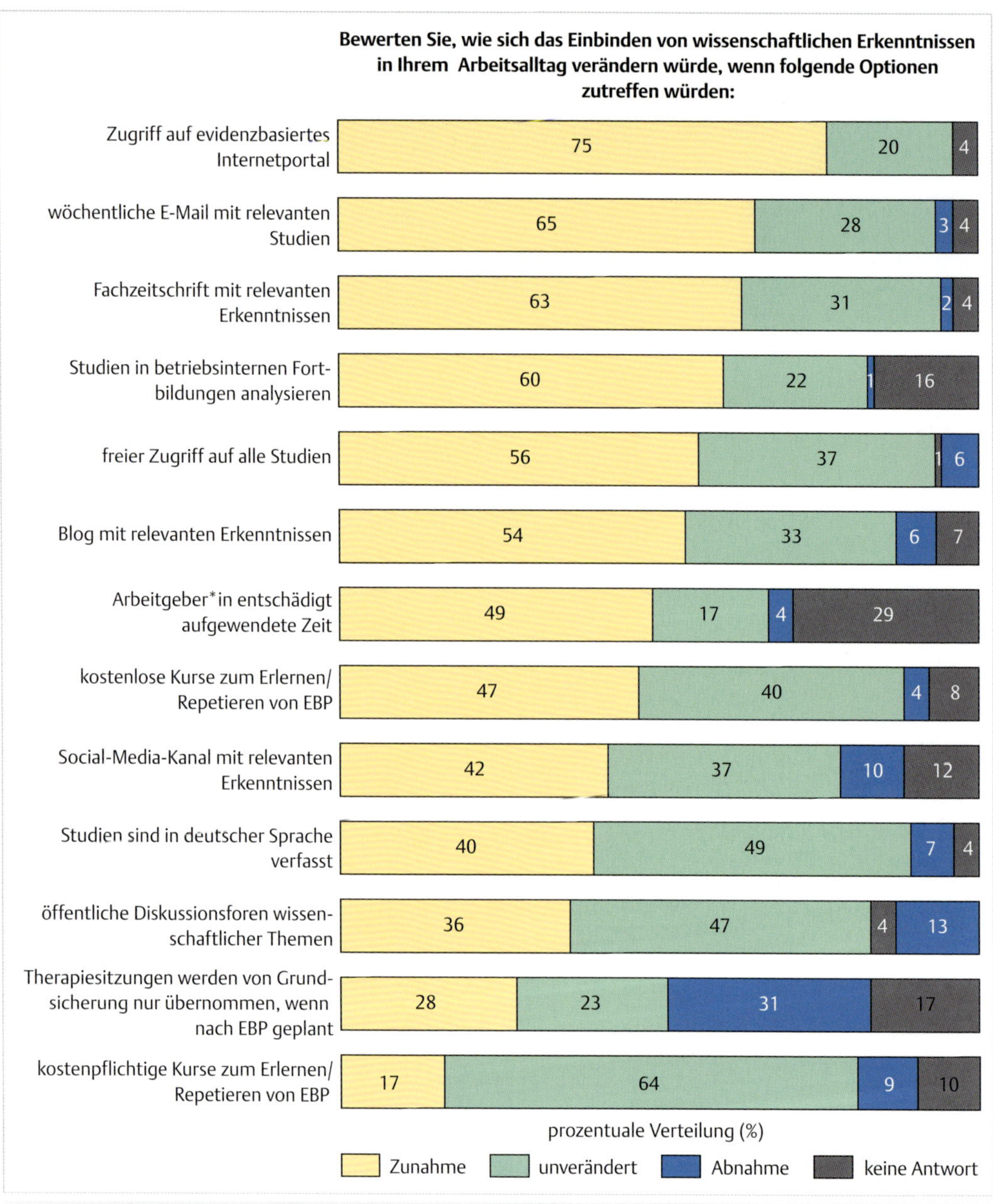

Abb. 10.3 Förderfaktoren für die Implementation von evidenzbasierter Physiotherapie.

ein immer größeres Angebot an auch hochwertigen Informationen darstellen, sollten diese Informationen immer mit einem kritischen Blick geprüft werden. Anders als bei wissenschaftlichen Publikationen in Fachzeitschriften unterliegen Informationen aus dem Internet keinem Peer-review-Prozess. Darüber hinaus darf nicht vergessen werden, dass eventuelle Interessen hinter dem Angebot stehen könnten. Trotzdem können wir die Nutzung dieser Ressourcen empfehlen, da sie oft zu bestimmten Themen Informationen in kondensierter Form geben, die uns helfen können, in bestimmten Bereichen einen ersten Überblick zu bekommen. Damit diese Informationen jedoch kritisch verarbeitet werden, benötigt es grundlegendes Wissen über Forschung, Bewertung und Interpretation von Forschungsergebnissen und der kritischen Reflexion solcher Informationen.

10.4 Möglichkeiten für die Implementation in die PT-Praxis

Wenn wir über die Implementation von evidenzbasierter Physiotherapie in die alltägliche Praxis sprechen, dann müssen wir als Erstes die Verantwortlichen ansprechen, die über Arbeitsabläufe und den Einsatz ihres Personals entscheiden. Die Entscheidung, ob evidenzbasierte Physiotherapie in die Praxis implementiert wird, liegt in den Händen der Praxisbesitzer und -besitzerinnen, der leitenden Angestellten, Abteilungsleitern und -leiterinnen von Physiotherapie-Departments in Kliniken und Spitälern und den Fachleitungen in Praxen. Sie müssen die notwendigen Ressourcen und Zeit zur Verfügung stellen, um es den Angestellten zu ermöglichen, eine evidenzbasierte Physiotherapie zu erlernen, aktuelles Wissen aus der Forschung zu beziehen und Literatur zu konsultieren. Ebenso benötigt das Personal in der Physiotherapie auch die Rückendeckung ihrer Vorgesetzten, sodass sie in der Behandlung ein entsprechendes Vorgehen umsetzen, auch dann, wenn es der Wunsch der Patientinnen und Patienten ist, eine Massage auf Rezept zu bekommen.

Es ist eine Entscheidung von leitenden Angestellten und Praxisbesitzern, die konsistent die komplette Ausrichtung ihrer Praxis oder Abteilung betreffen sollte. Eine inkonsistente Umsetzung könnte zu mangelndem Vertrauen der Angestellten in ihr eigenes Handeln, zu sozialem Druck unter Kollegen und zu einem Qualitätsverlust bei der Behandlung führen.

Wir möchten hier ein paar Möglichkeiten aufzeigen, wie evidenzbasierte Physiotherapie schrittweise in die klinische Praxis integriert werden kann.

10.4.1 Aufklärung von Patienten

Wenn wir unsere physiotherapeutische Klientel über die Ausrichtung der Praxis oder Abteilung aufklären, und die Patientinnen und Patienten schon vor der Behandlung über die grundlegende evidenzbasierte Ausrichtung informiert sind, dann kann dies einerseits Vertrauen bei den zu behandelnden Personen aufbauen und andererseits die Vorstellung, was Physiotherapie ist, in eine bestimmte Richtung steuern. Wir haben einige Beispiele gesehen, bei denen in Praxen Aufklärungsflyer zu bestimmten Krankheitsbildern und Beschwerden auslagen. Wenn beispielsweise eine Praxis viele Patientinnen und Patienten mit Kreuzschmerzen oder Parkinson behandelt, dann lohnt es sich vielleicht, eine gut ausgearbeitete Patienteninformation zu diesem Thema zu erstellen und diese schon vor Beginn der ersten Behandlung zur Verfügung zu stellen.

10.4.2 Durchführung von Journal Clubs

Ein Journal Club ist eine Gruppe von Personen, die sich in regelmäßigen Sitzungen zur kritischen Auswertung von Artikeln aus der wissenschaftlichen Fachliteratur zu medizinischen Fragen trifft [364]. Diese Form des Wissensaustauschs und der gemeinsamen Reflexion von wissenschaftlichen Ergebnissen ist in der Regel leicht praktikabel und kurzweilig. In einer Abteilung oder Praxis könnte dies folgendermaßen umgesetzt werden:

Es wird ein regelmäßiger Termin für die Durchführung eines Journal Club festgelegt. Wenn es interne Fortbildungszeiten gibt, dann bietet es sich an, den Journal Club hier zu implementieren. Ein oder zwei Mitarbeiter oder Mitarbeiterinnen werden beauftragt, für den Journal Club einen für die Praxis relevanten Artikel aus der physiotherapeutischen Forschung, beispielsweise eine randomisierte kontrollierte Studie zu einer Intervention in der Physiotherapie, zusammenzufassen. In der Journal-Club-Sitzung wird die Studie erst zusammenfassend dargestellt und im Anschluss kritisch diskutiert. Hierbei kann es um die methodische Qualität der Studie gehen, aber auch darum, welche Konsequenzen die Ergebnisse für die klinische Arbeit in der Praxis haben könnten.

Die Zusammenfassung einer Studie für den Journal Club einer PT-Praxis sollte Folgendes enthalten:

- Hintergrund und Fragestellung der Studie. Kurze Einleitung zum Thema mit einer Herleitung der Fragestellung der Studie. Beispiel: Ein häufiges Symptom nach Schlaganfall ist eine Hemiparese der oberen Extremität … die bisherige Behandlung … ist die CIMT-Therapie effektiv, um die Funktionsfähigkeit zu verbessern.
- Studiendesign/Forschungsmethode. Beispielsweise randomisierte kontrollierte Studie, pro-

spektive Kohortenstudie, systematische Übersichtsarbeit mit Meta-Analyse.
- Welche Population wurde untersucht (Ein- und Ausschlusskriterien). Alter, Geschlecht, Gesundheitszustand, Komorbiditäten, Patientenziel. Beispielsweise Patienten mit chronischen Kreuzschmerzen im arbeitsfähigen Alter mit dem Ziel, an den Arbeitsplatz zurückzukehren. Ausgeschlossen wurden Personen, die schon eine Rente bekommen.
- Kurze Details zur Methode und Intervention/Assessment. Randomisiert/nichtrandomisiert; geblindete Therapeuten/Patienten/Untersucher; Beschreibung der Intervention (Assessment bei Validitätsstudien) und der Kontrollgruppe.
- Untersuchte Outcomes. Welche(s) Outcome(s) wurde(n) untersucht. Beispielsweise Timed up and go, Western Ontario and McMaster Universities Osteoarthritis Index, Interobserver-Reliabilität.
- Resultate. Wie viele Patienten wurden eingeschlossen und untersucht? Wie waren die Ergebnisse bzgl. der Outcomes? War das Ergebnis statistisch signifikant? Wie war die Effektstärke? Gibt es Hinweise darauf, dass das Ergebnis klinisch relevant ist?
- Limitationen und Stärken der Studie. Gab es wichtige Stärken und Limitationen bei der Durchführung der Studie, z. B. viele Drop-outs?
- Das Fazit der Studienautoren.

10.4.3 Evidenzbasierte Fallbesprechung

Eine andere Möglichkeit für eine interne Fortbildung ist die Durchführung einer evidenzbasierten Fallbesprechung. Im Gegensatz zum Journal Club, bei dem eine Studie zu einem Thema im Mittelpunkt steht, ist hier ein konkreter Fall eines Patienten oder einer Patientin im Fokus. Es wird also ein aktueller Fall aus der Praxis vorgestellt und diskutiert. Dies kann ein Fall sein, der in aktueller Behandlung steht oder auch ein abgeschlossener Fall. Wenn hier noch keine Routine besteht, empfehlen wir dies anfangs retrospektiv zu machen.

Der Ablauf einer evidenzbasierten Fallbesprechung kann folgendermaßen aussehen:

1. Vorstellung des Patienten/der Patientin
   - Diagnose: Symptome
   - Kontextfaktoren: Patientenziele
   - Vereinbarte Ziele: aktueller Status
2. Entstandene klinische Fragestellungen
   - Was sagt die wissenschaftliche Literatur: Welche Assessments und Tests werden empfohlen?
   - Was sind empfohlene Maßnahmen, die Evidenz aufweisen: Gibt es Hinweise zu einer Prognose?
3. Praktische Umsetzung
   - Welche Assessments wurden durchgeführt und wie waren die Ergebnisse: Wurde eine gemeinsame Entscheidungsfindung mit dem Patienten durchgeführt? Gab es Barrieren?
   - Welche Maßnahmen wurden mit dem Patienten durchgeführt: Wie hat sich der Patient im Verlauf entwickelt?
   - Wurden die Ziele des Patienten erreicht?
4. Diskussion und Selbst-/Fremdreflexion
   - Was zeigte sich als besonders herausfordernd? Was war problemlos? Was kann für das nächste Mal verbessert werden?
Was würde man beim nächsten Mal anders machen? Was würden die Teilnehmer der Fallbesprechung anders machen?
   - Gibt es eine Lücke zwischen der Umsetzung und der aktuellen Evidenz? Besteht Recherchebedarf im Team? Wer übernimmt die Recherche? Enthält dieser Fall Informationen, die für die anderen Teilnehmer und Teilnehmerinnen der Fallbesprechung hilfreich waren?

Wenn das Therapeutenteam gut eingespielt und erfahren mit solchen evidenzbasierten Fallbesprechungen ist, können auch aktuelle Fälle besprochen werden oder in einem weiteren Schritt sogar Patienten oder Patientinnen einbezogen werden.

10.4.4 Implementation von evidenzbasierten Praxis-/Klinikleitlinien

Eine Möglichkeit, evidenzbasierte Maßnahmen zu implementieren und das physiotherapeutische Personal zu homogenisieren, ist die Erarbeitung und Erstellung von Praxis-/Klinikleitlinien, welche das Vorgehen bei häufig in der Praxis vorkommenden Krankheitsbildern zu einem gewissen Grad standardisieren. Die Erarbeitung solcher Praxis-/Klinikleitlinien kann auf allgemein anerkannten Leitlinien basieren. Jedoch ist es empfehlenswert, beim Prozess der Erarbeitung das Team miteinzubeziehen, damit auch Bedenken der Teammitglieder zu einzelnen Inhalten berücksichtigt werden können, was die Adhärenz der internen Leitlinie bei den Mitarbeitenden erhöht. Es ist ebenso wichtig, eine interne Leitlinie nicht zu eng und zu konkret zu formulieren. Dies könnte sonst dazu führen, dass die Physiotherapeuten sich zu stark in ihrer Handlungsautonomie eingeschränkt fühlen, was wiederum zu einer Ablehnung von evidenzbasiertem Handeln führt. Eine interne Leitlinie sollte als Basis von Evidenz aufgebaut werden und trotzdem einen breiten Konsens im Team haben.

10.4.5 Ressourcen zur Recherche

Eine wöchentliche Zeiteinheit, die von Physiotherapeutinnen und -therapeuten dazu genutzt werden soll, für die Behandlung ihrer Patienten zu recherchieren, kann die Adhärenz zur Implementation stark steigern. Mangelnde Zeit ist in Forschungsarbeiten zu dem Thema die am häufigsten genannte Barriere bei der Implementation von Wissenschaft in die Praxis. Es kann nicht erwartet werden, dass Physiotherapeuten sich diese Ressourcen in ihrer Freizeit schaffen. Praxisbesitzer, Fachleitungen und Teamleiter müssen die Entscheidung treffen, ob diese Ressourcen innerhalb der Arbeitszeit gegeben werden, um die Qualität der Patientenversorgung auf einem hohen Niveau zu halten und professionelles Handeln zu gewährleisten.

10.4.6 Literaturverwaltungsprogramme

Im Laufe der Zeit wird man bei der Umsetzung immer wieder zu denselben Themen recherchieren. Es kann sehr hilfreich sein, sich wissenschaftliche Artikel in Literaturverwaltungsprogrammen zu speichern und nach Diagnosen und Fragestellungen zu sortieren. So lässt sich auch später noch Nutzen aus dem bisherigen Aufwand ziehen.

10.4.7 Forderungen an Politik und Verbände stellen und aktiv in der Berufspolitik mitgestalten

Uns ist bewusst, dass die beschränkten Ressourcen für die Implementierung auch einen ökonomischen Hintergrund haben. Zeit, die zur Verfügung gestellt wird, muss erwirtschaftet werden, damit die individuellen betriebswirtschaftlichen Rahmenbedingungen erfüllt werden können. Es gibt keine vergüteten Zeiten für die Erarbeitung und Verbesserung von Qualität und gleichzeitig steht man im Konkurrenzkampf mit anderen Praxen und Institutionen. Dieser Konkurrenzkampf dreht sich nicht nur um die potenziellen Patientinnen und Patienten, sondern auch um Mitarbeiterinnen und Mitarbeiter. Welches Gehalt und welche weiteren Benefits kann meine Praxis im regionalen Vergleich bieten? Für eine langfristige Verbesserung und steigende Professionalisierung müssen die Politik und die Sozialkassen einen Beitrag leisten. Für diese Forderungen benötigen wir Verbände, die konsequent für die Implementierung von evidenzbasierter Physiotherapie stehen und dies unentwegt von der Politik und den Sozialkassen fordern. Andererseits ist es ebenso wichtig, ein gutes Qualitätsmanagement und -controlling in die Physiotherapie zu implantieren, damit Konkurrenzsituationen nicht zulasten der Versorgungsqualität ausgetragen werden.

Ein weiterer Punkt, der essenziell für eine dauerhafte und qualitativ hochwertige Implementation von evidenzbasierter Physiotherapie ist, ist eine hohe Qualität der zugrunde liegenden Ausbildung, die den Zugang zum physiotherapeutischen Beruf gewährleistet. Wenn das Vorgehen von evidenzbasierter Physiotherapie mit entsprechendem Unterricht zur Recherche, Bewertung und Interpretation von Studien nicht gegeben ist und Grundsätze der Epistemologie nicht bekannt sind, dann wird es auch zukünftig eine große Lücke im Wissensstand von Physiotherapeuten geben. Hierbei ist es besonders wichtig, dass dieses Wissen nicht isoliert unterrichtet wird, sondern die Prinzipien von evidenzbasierter Physiotherapie vom gesamten Lehrpersonal konsistent und fächerübergreifend, insbesondere in den praktischen Fächern, vermittelt werden.

10.5 Wissenschaftliche Projektarbeit

Um das eigene Wissen über evidenzbasiertes Arbeiten zu festigen bzw. zu vertiefen, bietet es sich an, selbst eine wissenschaftliche Projektarbeit durchzuführen. Das eigenständige Erstellen einer solchen Projektarbeit kann folgenden Nutzen generieren, bzw. folgende Ziele anvisieren [367], [377]:

- Sicherheit im Lesen und Interpretieren von wissenschaftlichen Studien

- Aneignung von vertieftem Wissen über ein Gebiet innerhalb des Berufsfeldes
- Beantwortung von Fragestellungen zu Patienten, die oft in eigener Behandlung sind
- Publikation in einer Fachzeitschrift

Wenn eine wissenschaftliche Projektarbeit publiziert wird, kann sie darüber hinaus zur Weiterentwicklung des Berufsstands führen, da sie neue Erkenntnisse mit Bedeutung für den Beruf hervorbringen kann und zudem die Bemühungen sichtbar macht, dass die Physiotherapie sich für seriöse Vorgehensweisen engagiert.

Projektarbeiten können je nach Fragestellung und geplanter Vorgehensweise sehr umfangreich und zeitintensiv sein, weshalb es sich anbietet, diese in Zusammenarbeit mit anderen Kollegen und Kolleginnen zu erstellen und sich Aufgaben zu teilen. Hinzu kommt, dass für eine eventuell angestrebte Veröffentlichung meist voneinander unabhängige Autorinnen und Autoren erforderlich sind. Wissenschaftliche Projektarbeiten sind meist auch Bestandteil von Bachelor- oder Master-Studiengängen.

10.5.1 Themenwahl

Welche Fragen an mein Vorgehen interessieren mich besonders? Welche Wissenslücken möchte ich füllen? Welche interessanten Diskussionen zur Behandlung, Befundung oder Ähnlichem habe ich regelmäßig mit Kollegen? Es gibt im Berufsalltag oft viel Anregung, sich mit einem Thema auf wissenschaftliche Weise auseinanderzusetzen. Für die Themenwahl einer wissenschaftlichen Projektarbeit müssen jedoch einige Gesichtspunkte beachten werden. Dabei sollte man sich folgende Fragen stellen:

- Welche Fragestellung ist von Interesse und wie ließe sich diese gut in ein PICO (s. Kap. 3.2) konvertieren?
- Mit welcher Forschungsmethode kann die Frage beantwortet werden?
- Was wird benötigt, um dieses Projekt durchzuführen?
- Ist dieses Projekt realisierbar und praktikabel?
- Wer kann mich fachlich unterstützen?

Die Frage nach der Realisierbarkeit ist dabei ein zentrales Kriterium. Große klinische Interventionsstudien durchzuführen, bei denen echte Probanden eingeschlossen werden, sind sehr aufwendig und ohne eine unterstützende Institution meist nicht zu realisieren. Infrastruktur, Personal, zu rekrutierende Probanden, das Schreiben eines Ethikgesuchs sind nur einige wichtige Punkte, die dabei beachtet werden müssen.

Meist bietet es sich an, eine literarische Übersichtsarbeit anzuvisieren. Hierbei ist man unabhängig von externen Faktoren wie Probanden oder Infrastruktur. Kleine Forschungsprojekte mit Probanden mittels Fragebögen oder Interviews sind sicher auch möglich.

Fachliche Unterstützung durch einen Experten kann schon bei der Themenwahl hilfreich sein. Ein Experte kann nicht nur bei der Planung wichtige Inputs geben, sondern insbesondere auch prüfen, ob das angepeilte Projekt realisierbar ist. Zudem gibt es hohe Anforderungen an das wissenschaftliche Arbeiten, wobei ein Experte dies durch seine Beratung sicherstellen kann.

10.5.2 Erstellung eines Protokolls

Bevor mit der Projektarbeit begonnen wird, sollte ein Protokoll erstellt werden, welches die genaue Vorgehensweise definiert. Dieses Protokoll sollte bei einer Literaturarbeit Folgendes beinhalten und entsprechend aufgebaut sein:

- Titel
  - Einleitung und Begründung der Projektarbeit
  - Was sind die Gründe für dieses Projekt im Kontext vorhandenen Wissens?
  - Welche Frage(n) oder Zielsetzung(en) hat das Projekt?
- Forschungsfrage nach PICO-Schema. Beispiele:
  - Welchen Effekt auf den Schmerz (O) hat Manuelle Therapie (I) als zusätzliche Intervention im Vergleich zur alleinigen Standardbehandlung (C) bei Patienten mit Fibromyalgie (P)?
  - Gibt es einen Effekt von High Intensity Interval Training (I) bei Patienten mit Multipler Sklerose (P) auf die Fatigue (O) verglichen mit keiner Behandlung (C) oder der Standardbehandlung (C)?
  - Was ist der Effekt von Exergames (I) auf die dynamische Balance (O) bei Patienten nach einem Schlaganfall (P) im Vergleich zur konventionellen Therapie (C)?
- Beschreibung der Suche
  - Wann und in welchem Zeitraum soll die Literatursuche durchgeführt werden?
  - In welchen Datenbanken wird gesucht?

- Welche Studientypen werden berücksichtigt?
  - eingeschlossen werden nur randomisierte kontrollierte Studien
  - eingeschlossen werden alle klinischen Interventionsstudien
  - ausgeschlossen werden systematische Übersichtsarbeiten, nichtrandomisierte Studien und Beobachtungsstudien
  - ausgeschlossen werden alle Studienartikel, die nicht in Englisch oder Deutsch geschrieben sind
- Welches Krankheitsbild oder Fachgebiet wird genau untersucht? Beispiele:
  - Patienten mit der Diagnose Fibromyalgie
  - Patienten in der Frühphase nach einem Schlaganfall
  - Patienten nach Kniegelenkersatz sechs bis neun Monate post-OP
- Welche Interventionen oder Expositionen sollen untersucht werden? Beispiele:
  - Manuelle Techniken inklusive Massagen, Bindegewebsmassagen und manipulative Interventionen
  - Balancetraining
  - Ultraschallbehandlung
- Was sind die wichtigsten Endpunkte (Ergebnisse)?
  - Schmerz NRS
  - gesundheitsbezogene Lebensqualität (SF-36, PROMIS, EQ 5D)
  - Schulterbeweglichkeit (aktiv und passiv)
  - Gibt es zusätzliche Endpunkte und wenn ja, welche?
- Datenextraktion (Selektion und Kodierung). Beispiel:
  - Zwei voneinander verblindete Autoren screenen die Abstracts. Wenn kein Konsens gefunden wurde, wird ein dritter Autor hinzugezogen. Nach Abstractscreening werden die inkludierten Studien abermals von den zwei Autoren unabhängig gescreent, bei Unstimmigkeiten wird eine Diskussion mit einem dritten Autor durchgeführt, bis Konsens über Ein- und Ausschluss herrscht.
  - Die Datenextraktion wird von zwei unabhängigen Autoren in einer Tabelle vorgenommen. Bei Unstimmigkeiten werden diese mit einem dritten Autor diskutiert.
  - Die folgenden Daten werden extrahiert:
    - Studienmerkmale (Autoren, Publikationsjahr, Titel, DOI)
    - Teilnehmermerkmale (Population, diagnostische Kriterien, Teilnehmeranzahl bei Randomisierung, Durchschnittsalter, Geschlechterverteilung)
    - Interventionsbeschreibung (Art, Häufigkeit und Dauer der Intervention)
    - Beschreibung der Kontrollgruppe
    - Ergebnisse der Gruppen zu verschiedenen gemessenen Zeitpunkten
    - Ergebnisdaten
  - Umgang mit fehlenden Daten
- Wie wird das Verzerrungsrisiko bewertet? Beispiele:
  - Zwei verschiedene Autoren bewerten mittels PEDRO-Skala (S. 178) verblindet die Studienqualität. Bei Unstimmigkeiten wird eine dritte Person hinzugezogen.
  - Zur Bewertung des Verzerrungsrisiko wird das Cochrane Risk of Bias Tool genutzt.
- Wie ist die Strategie für die Datensynthese? Beispiele:
  - Für kontinuierliche Ergebnisse werden Mittelwertsunterschiede und 95 %-Konfidenzintervalle deskriptiv berichtet und verglichen.
  - Es wird ein narrativer Ansatz für die Zusammenfassung der Studienergebnisse gewählt.

Bei einem Forschungsprojekt, welches die Untersuchung von Probanden in einem klinischen Setting vorsieht, unterscheidet sich der Inhalt des Protokolls. Hier sollten für ein Protokoll folgende Punkte und Fragen berücksichtigt werden:

- Titel
  - Einleitung und Begründung der Projektarbeit.
  - Was sind die Gründe für dieses Projekt im Kontext vorhandenen Wissens?
  - Welche Frage(n) oder Zielsetzung(en) hat das Projekt?
- Forschungsfrage nach PICO-Schema. Beispiele:
  - Welchen Effekt auf den Schmerz (O) hat Manuelle Therapie (I) als zusätzliche Intervention im Vergleich zur alleinigen Standardbehandlung (C) bei Patienten mit Fibromyalgie (P)?
  - Gibt es einen Effekt von High Intensity Interval Training (I) bei Patienten mit Multipler Sklerose (P) auf die Fatigue (O) verglichen mit keiner Behandlung (C) oder der Standardbehandlung (C)?
  - Was ist der Effekt von Exergames (I) auf die dynamische Balance (O) bei Patienten nach einem Schlaganfall (P) im Vergleich zur konventionellen Therapie (C)?

- Welche Forschungsmethode wird zur Beantwortung der Fragestellung genutzt? Beispiele:
  - Fallserie
  - Fall-Kontroll-Studie
  - Kohortenstudie
  - randomisierte kontrollierte Pilot-Studie
- Was sind die Ein- und Auschlusskriterien der Studienteilnehmer? Beispiele
  - Eingeschlossen werden Patienten mit persistierenden Kreuzschmerzen im Alter von 18–65 Jahren, die aufgrund der Erkrankung arbeitsunfähig sind. Ausgeschlossen werden Patienten, bei denen in den letzten drei Monaten eine Operation stattgefunden hat; Personen, die gravide sind; Patienten, die eine weitere psychiatrische Diagnose haben.
  - Eingeschlossen werden Patienten mit primärer progredienter Multipler Sklerose im Erwachsenenalter und einem EDSS 4,0 bis 6,0, bei denen das Rehabilitationsziel der Erhalt der Gehfähigkeit ist. Ausgeschlossen werden Patienten, die aufgrund einer Nebendiagnose eine limitierte kardiovaskuläre Belastbarkeit haben; Patienten, die kognitive Einschränkungen (Mini Mental Status Test < 20) aufzeigen.
- Wo und wie sollen Teilnehmer rekrutiert werden? Beispiele:
  - Die Rekrutierung von Teilnehmern findet in der Praxis XY vom 01.01.2025 bis 01.06.2025 statt. Patienten, die den Einschlusskriterien entsprechen, werden vom Projektleiter kontaktiert und über eine Teilnahme an der Studie aufgeklärt. Wenn der potenzielle Teilnehmer einverstanden mit der Teilnahme ist, wird sein schriftliches Einverständnis eingeholt.
  - Die Rekrutierung der Teilnehmer findet bei Fußballvereinen im Landkreis XY statt. Alle Fußballvereine werden aus den öffentlichen Vereinslisten recherchiert und schriftlich über die Möglichkeit der Studienteilnahme informiert. Nachgängig werden alle Fußballvereine telefonisch kontaktiert, um zu erfahren, ob es potenzielle Teilnehmer gibt. Potenzielle Teilnehmer werden persönlich kontaktiert, es wird über das Forschungsprojekt informiert und bei Zustimmung wird eine schriftliche Einwilligung des Teilnehmers eingeholt.
- Welche Intervention oder Exposition soll über welchen Zeitraum untersucht werden? Beispiele:
  - Die Intervention umfasst ein 45-minütiges Stretching mit Fokus auf die untere Extremität, welches an drei Tagen die Woche für fünf Wochen durchgeführt wird.
  - Bei RCTs: Die Experimentalgruppe führt zusätzlich zur regelmäßigen Physiotherapie täglich ein 10-minütiges hochintensives Trainingsprogramm ohne Geräte durch. Das Trainingsprogramm enthält hochintensive Übungen, welche zu einer submaximalen Belastung führen sollen. Die genaue Beschreibung der Intervention findet sich in der „Template for Intervention Description and Replication (TIDieR) Checklist" [374] im Anhang. Die Intervention wird sechs Wochen durchgeführt. Die Kontrollgruppe führt kein zusätzliches Training zur regelmäßigen Physiotherapie durch.
- Welche Endpunkte sollen zu welchen Zeitpunkten untersucht werden? Beispiele:
  - Neben den deskriptiven Daten (Diagnose, Alter, Geschlecht, BMI) wird vor Beginn, nach Ende und drei Monate nach der Intervention ein 6-Minuten-Gehtest durchgeführt. Weiter sollte an dieser Stelle beschrieben werden, warum der 6-Minuten-Gehtest ausgewählt wurde, was er misst und ob der Test die notwendigen klinimetrischen Eigenschaften dafür mitbringt (s. Kap. 6).
  - Zur Erhebung der generellen selbstwahrgenommenen Gesundheit wird der PROMIS 10 von allen Teilnehmern vor und nach der Intervention erhoben. Auch hier sollte eine genaue Beschreibung der Messeigenschaften erfolgen.
- Wie hoch ist die angepeilte Stichprobengröße und wie wurde diese bestimmt? Beispiele:
  - Es handelt sich um eine Pilotstudie, daher wurde keine Stichprobengröße mittels Analyse bestimmt, sondern eine praktikable Größe von insgesamt 20 Teilnehmern definiert.
  - Mittels G*Power wurde für das Studiendesign bei einer Effect size d von 0,5 und einer α-Fehler-Wahrscheinlichkeit von 0,05 eine benötigte Teilnehmerzahl von 105 je Gruppe kalkuliert.
- Bei RCTs: Wie wird die Randomisierung der Teilnehmer durchgeführt? Beispiele:
  - Es wird eine verdeckte Blockrandomisierung mit einer Blocklänge von 4 durchgeführt. Die Blockrandomisierungsliste wurde von einer unabhängigen dritten Person generiert und die Zuteilung geschah über Blankobriefumschläge, sodass vorher nicht sichtbar war, welcher Gruppe ein Teilnehmer zugeordnet wird.
  - Die Teilnahme wird per Münzwurf entschieden.

- Werden Teilnehmer oder Studienpersonal verblindet und wie wurde die Verblindung sichergestellt?
  - Aufgrund der Intervention konnten weder die Patienten noch die Therapeuten verblindet werden. Die Untersuchung der Endpunkte wurde von einem unabhängigen Physiotherapeuten durchgeführt, welcher nicht wusste, in welcher Gruppe der Teilnehmer war.
- Mit welchen statistischen Methoden werden die Resultate berechnet? Beispiele:
  - Es wird das Delta aller Teilnehmer zwischen Eintritt und Austritt berechnet und die Deltas der beiden Gruppen verglichen.
  - Die Daten werden auf Normalverteilung geprüft. Bei Normalverteilung werden die Werte mittels unabhängigem t-Test verglichen. Sollte keine Normalverteilung festgestellt werden, wird zum Vergleich der beiden Gruppen der Mann-Whitney-U-Test angewandt. Zusätzlich werden die Gruppenunterschiede grafisch mittels Boxplots dargestellt.

Wir sehen in den Anforderungen an das Protokoll, dass eine klinische Studie mit Probanden gegenüber einem Literaturstudium einen enormen Aufwand mit sich bringt. Daher empfehlen wir für wissenschaftliche Projektarbeiten, diese nur mit Unterstützung von Experten oder im Rahmen eines Studiums durchzuführen. Außerdem müssen zusätzlich zu den Punkten im Protokoll ethische Kriterien beachtet werden. Die Realisierbarkeit solcher Projekte hängt zudem von vielen Ressourcen ab.

Weiter sollte ein Zeitplan mit Meilensteinen (Ende der Literatursuche, Abstract-Screening, Volltextscreening, Datenextraktion, Artikel verfassen) erstellt werden. Es zeigt sich, dass die Orientierung an einem Plan sehr hilfreich sein kann, um das Projekt wirklich zu realisieren.

Sollte es das Ziel sein, eine wissenschaftliche Projektarbeit zu publizieren, dann sollte das Protokoll vorab in einer Datenbank registriert werden. Hier gibt es viele verschiedene nationale, wie auch internationale Datenbanken. Die bekannteste für klinischen Studien ist bei der amerikanischen Nationalbibliothek der Medizin (www.clinicaltrials.gov) angesiedelt. Für Literaturarbeiten ist die bekannteste Datenbank PROSPERO (https://www.crd.york.ac.uk/prospero) beim National Institute for Health Research in Großbritanien angesiedelt.

10.6 Literatur

[361] Bandura A. Social Cognitive Theory. In: van Lange P, Kruglanski A, Higgins E, van Lange PA, eds. Handbook of theories of social psychology. Vol. 1. Los Angeles, Calif.: Sage; 2012: 349–374

[362] Bernhardsson S, Johansson K, Nilsen P et al. Determinants of guideline use in primary care physical therapy: a cross-sectional survey of attitudes, knowledge, and behavior. Phys Ther 2014; 94: 343–354

[363] Bianchi M, Bagnasco A, Bressan V et al. A review of the role of nurse leadership in promoting and sustaining evidence-based practice. J Nurs Manag 2018; 26: 918–932

[364] Bowles PF, Marenah K, Ricketts DM et al. How to prepare for and present at a journal club. Br J Hosp Med 2013; 74: C150-C152

[365] Cabana MD, Rand CS, Powe NR et al. Why don't physicians follow clinical practice guidelines? A framework for improvement. JAMA 1999; 282: 1458–1465

[366] Cook SC, Schwartz AC, Kaslow NJ. Evidence-Based Psychotherapy: Advantages and Challenges. Neurotherapeutics 2017; 14: 537–545

[367] de Bie R, Kool J. Wissenschaftliches Arbeiten. Projektarbeiten in der Physiotherapieausbildung. In: Hüter-Becker A, Dölken M, Hrsg. Beruf, Recht, wissenschaftliches Arbeiten. 25 Tabellen. physiolehrbuch Basis. Stuttgart: Thieme; 2004: 225–231

[368] Freitag L, Hohenauer E, Deflorin C et al. Barrieren und Förderfaktoren in der evidenzbasierten Praxis (EBP) der Physiotherapie. physioscience 2022; 18: 6–16

[369] Fruth SJ, van Veld RD, Despos CA et al. The influence of a topic-specific, research-based presentation on physical therapists' beliefs and practices regarding evidence-based practice. Physiother Theory Pract 2010; 26: 537–557

[370] Greenhalgh T, Howick J, Maskrey N. Evidence based medicine: a movement in crisis? BMJ 2014; 348: g3725

[371] Greenhalgh T. How to Read a Paper: The Basics of Evidence-Based Medicine and Healthcare. How To Ser. 6th ed. Newark: John Wiley & Sons Incorporated; 2019

[372] Grol R, Grimshaw J. From best evidence to best practice: effective implementation of change in patients' care. The Lancet 2003; 362: 1225–1230

[373] Herbert R, Chalmers Sir I, Jamtvedt G et al. Practical evidence-based physiotherapy. 2nd ed. Edinburgh: Elsevier/Churchill Livingstone; 2012

[374] Hoffmann TC, Glasziou PP, Boutron I et al. Die TIDieR Checkliste und Anleitung. Gesundheitswesen 2016; 78: e174

[375] Jette DU, Bacon K, Batty C et al. Evidence-based practice: beliefs, attitudes, knowledge, and behaviors of physical therapists. Phys Ther 2003; 83: 786–805

[376] Kitson A, Harvey G, McCormack B. Enabling the implementation of evidence based practice: a conceptual framework. Qual Health Care 1998; 7: 149–158

[377] Kool J, Bie R de. Der Weg zum wissenschaftlichen Arbeiten. Ein Einstieg für Physiotherapeuten. Stuttgart, New York: Thieme; 2001

[378] Logan J, Graham I. Toward a Comprehensive Interdisciplinary Model of Health Care Research Use. Science Communication 1998; 20: 227–246

[379] Nilsagård Y, Lohse G. Evidence-based physiotherapy: A survey of knowledge, behaviour, attitudes and prerequisites. Advances in Physiotherapy 2010; 12: 179–186

[380] Prochaska JO, Velicer WF. The transtheoretical model of health behavior change. Am J Health Promot 1997; 12: 38–48

[381] Scurlock-Evans L, Upton P, Upton D. Evidence-based practice in physiotherapy: a systematic review of barriers, enablers and interventions. Physiotherapy 2014; 100: 208–219

[382] Sieben JM, Vlaeyen JWS, Portegijs PJM et al. General practitioners' treatment orientations towards low back pain: influence on treatment behaviour and patient outcome. Eur J Pain 2009; 13: 412–418

[383] Theobald S, Brandes N, Gyapong M et al. Implementation research: new imperatives and opportunities in global health. The Lancet 2018; 392: 2214–2228

[384] Zadro J, O'Keeffe M, Maher C. Do physical therapists follow evidence-based guidelines when managing musculoskeletal conditions? Systematic review. BMJ Open 2019; 9: e032 329

Glossar

AGREE II
Ein Instrument zur Bewertung der Qualität von klinischen Leitlinien.

Allocation concealment
Eine Technik, die in randomisierten kontrollierten Studien zur Vermeidung von Selektionsverzerrungen eingesetzt wird, indem die Zuweisungsreihenfolge vor denjenigen, die die Teilnehmer der Interventionsgruppe zuweisen, bis zum Zeitpunkt der Zuweisung geheim gehalten wird. Dadurch wird verhindert, dass die Forscher Einfluss darauf nehmen, welche Personen einer bestimmten Kontroll- oder Interventionsgruppe zugewiesen werden.

Analysis of covariance (ANCOVA)
Eine Variante der ANOVA, bei der eine Anpassung an die Störeinflüsse durch kontinuierliche Variablen erfolgt.

Analysis of variance (ANOVA)
Die Varianzanalyse (englisch analysis of variance, kurz ANOVA) testet, ob sich die Mittelwerte mehrerer unabhängiger Gruppen (oder Stichproben) unterscheiden, die durch eine kategoriale unabhängige Variable definiert werden.

ANOVA mit Messwiederholung
Die einfaktorielle Varianzanalyse mit Messwiederholung testet, ob sich die Mittelwerte mehrerer abhängiger Gruppen (oder Stichproben) unterscheiden.

Appraisal of evidence
Formale Bewertung der Qualität der Forschungsergebnisse und ihrer Relevanz für das zu behandelnde Thema. Die Bewertung erfolgt anhand von vorgegebenen Kriterien.

Background questions
Informationsfragen, die das Verständnis für ein Thema erhöhen.

Bias
Psychologie: Verzerrung in der Kognition durch systematisch fehlerhafte Eigenschaften beim Wahrnehmen, Denken und Urteilen. In Studien: Systematische Abweichung der Ergebnisse einer Studie vom "wahren" Resultat, verursacht durch die Art und Weise, wie eine Studie konzipiert oder durchgeführt wurde.

Blinding/Verblindung
Eine Methode, die verhindert, dass Forscher, Kliniker oder Teilnehmer an einer klinischen Studie wissen, in welcher Interventions-/Kontrollgruppe sie sich befinden.

Case control studies
Eine Beobachtungsstudie, um die mögliche(n) Ursache(n) einer Krankheit oder eines bestimmten Zustands herauszufinden. Es werden zwei Gruppen verglichen: 1) Teilnehmer, die die Krankheit/das Leiden haben (Fälle), und 2) Teilnehmer, die die Krankheit/das Leiden nicht haben, sich aber ansonsten in Bezug auf Merkmale, von denen angenommen wird, dass sie nichts mit den Ursachen der Krankheit oder des Leidens zu tun haben, so ähnlich wie möglich sind.

Case studies
Berichte über mehrere Patienten mit einer bestimmten Erkrankung, die in der Regel den Verlauf der Erkrankung und das Ansprechen auf die Behandlung umfassen.

Chi-Quadrat-Test
Ein statistisches Maß für den Unterschied zwischen den beobachteten und den erwarteten Häufigkeiten der Ergebnisse einer Reihe von Ereignissen oder Variablen.

Clinical practice guidelines (CPGs)/ Klinische Leitlinien
Systematisch entwickelte Materialien, die mit einer validierten Methodik erstellt wurden, um die Erkenntnisse zu einem bestimmten Thema zusammenzufassen und Empfehlungen für die klinische Praxis abzugeben.

Cochrane
Cochrane (früher bekannt als Cochrane Collaboration) ist eine internationale, gemeinnützige Organisation, die gegründet wurde, um medizinische Forschungsergebnisse zu organisieren und so evidenzbasierte Entscheidungen über Gesundheitsmaßnahmen zu erleichtern, an denen Angehörige der Gesundheitsberufe, Patienten und politische Entscheidungsträger beteiligt sind.

Cohens Kappa
Cohens Kappa-Koeffizient (κ) ist eine Statistik, die zur Messung der Zuverlässigkeit zwischen verschiedenen Beurteilern (und auch der Zuverlässigkeit innerhalb eines Beurteilers) für qualitative (kategoriale) Items verwendet wird.

Cohens d
Eine Methode zur Messung der Effektstärke. Es handelt sich um die Differenz zwischen zwei Mittelwerten, ausgedrückt in Einheiten von Standardabweichungen.

Cohort Study/Kohortenstudie
Bei einer Kohortenstudie handelt es sich um eine prospektive oder retrospektive Längsschnittstudie, bei der eine Stichprobe exponierter und nicht exponierter Personen hinsichtlich ihres Risikos einer Merkmalsausprägung (Erkrankung) untersucht wird. Hierzu werden über den Untersuchungszeitraum hinweg zu unterschiedlichen Zeitpunkten Daten erhoben.

Confounding
Tritt auf, wenn die Wirkung einer Intervention auf ein Ergebnis aufgrund eines Zusammenhangs zwischen der Population, der Intervention oder dem Ergebnis und einem anderen Faktor (der „Confounder-Variable“ oder „Confounder“), der das Ergebnis unabhängig von der untersuchten Intervention beeinflussen kann, verzerrt wird.

Crossover design
Eine Studie, in der 2 oder mehr Behandlungen verglichen werden. Sobald die Studienteilnehmer eine Behandlung abgeschlossen haben (inklusive Auswaschzeit), werden sie auf eine andere Behandlung umgestellt.

Cross-sectional studies/Querschnittsstudie
Eine Beobachtung einer Gruppe von Personen zu einem bestimmten Zeitpunkt.

Deklaration von Helsinki
Die Deklaration von Helsinki beinhaltet die ethischen Richtlinien der medizinischen Forschung am Menschen und beruht auf der Generalversammlung des Weltärztebundes.

Dependent variable / Abhängige Variable
Die Variable, die in einem Experiment getestet und gemessen wird, und die von der unabhängigen Variable „abhängig“ ist.

Descriptive statistics / Deskriptive Statistik
Kurze beschreibende Kennzahlen, die die Daten der Studienpopulation zusammenfassen.

Dichotomous outcomes / Dichotomes Outcome
Variablen, die genau zwei unterschiedliche Ausprägungen aufweisen. Zum Beispiel das Geschlecht (männlich oder weiblich).

Effect size / Effektstärke
Ein statistisches Konzept, das die Stärke der Relation von zwei Variablen auf einer numerischen Skala misst.

Effectiveness
Die Fähigkeit einer Intervention, unter normalen klinischen Bedingungen eine signifikante Veränderung bei Patienten zu bewirken.

Efficacy
Die Leistungsfähigkeit einer bestimmten Maßnahme unter idealen oder kontrollierten Bedingungen.

Epidemiologie
Die Epidemiologie ist die Lehre von der quantitativen Erforschung der Faktoren, die Gesundheitszustände beeinflussen.

Epistemologie
Die Epistemologie (Erkenntnistheorie) ist der Zweig der Philosophie, der sich mit Wissen beschäftigt. Epistemologen untersuchen die Natur, den Ursprung und den Umfang von Wissen, die wissenschaftliche Rechtfertigung, die Rationalität des Glaubens und verschiedene damit verbundene Fragen.

Ethnology / Ethnologie
Untersuchung der Merkmale der verschiedenen Populationen sowie der Unterschiede und Beziehungen zwischen diesen.

Evidence based practice / evidenzbasierte Praxis (EBP)
Anwendung oder Umsetzung von Forschungsergebnissen in der täglichen Patientenversorgung und klinischen Entscheidungsfindung.

Explorative Statistik
Explorative Statistik hat darüber hinaus zum Ziel, bisher unbekannte Strukturen und Zusammenhänge in den Daten zu finden und hierdurch neue Hypothesen zu generieren.

Fleiss' Kappa
Fleiss' Kappa ist ein statistisches Maß zur Bewertung der Reliabilität der Übereinstimmung zwischen einer festen Anzahl von Bewertern bei der Zuweisung kategorialer Bewertungen zu einer Reihe von Items oder der Klassifizierung von Items.

Foreground questions
Fragen nach spezifischen Informationen, um klinische Entscheidungen zu treffen

Forest plot
Anzeige der Effektschätzungen für einen bestimmten Endpunkt. Das Diagramm zeigt den Effektschätzer und das Konfidenzintervall für jede in eine Meta-Analyse eingeschlossene Studie, jegliche Inkonsistenz in diesen Effektschätzern und den gesamten (durchschnittlichen) Effektschätzer über die eingeschlossenen Studien hinweg.

Goldstandard
Eine Methodik oder eine Referenzgröße, die als die genaueste für einen bestimmten Test oder ein bestimmtes Verfahren bezeichnet wurde.

Good Clinical Practice
Good Clinical Practice bezeichnet international anerkannte, nach ethischen und wissenschaftlichen Gesichtspunkten aufgestellte Regeln für die Durchführung von klinischen Studien.

GRADE
Ein transparenter Bewertungsrahmen, mit dem die Sicherheit der Evidenz für die Wirksamkeit einer Behandlung von hoch bis sehr niedrig eingestuft werden kann.

Grounded theory
Eine Grounded theory umfasst die Erhebung und Analyse von Daten. Die Theorie ist in den tatsächlichen Daten „begründet", was bedeutet, dass die Analyse und Entwicklung von Theorien nach der Datenerhebung erfolgt.

Inferential statistics / Induktive Statistik
Verwendung von Messwerten aus der Stichprobe von Versuchspersonen, um die Behandlungsgruppen zu vergleichen und Verallgemeinerungen über die größere Population von Stichproben zu treffen.

Intention to treat
Jeder Patient, der in die klinische Studie randomisiert wurde, sollte in die primäre Analyse aufgenommen werden. Dementsprechend werden Patienten, die vorzeitig aus einer Studie ausscheiden, die Studienbehandlung nicht einhalten oder sogar die falsche Studienbehandlung erhalten, in die primäre Analyse innerhalb der jeweiligen Behandlungsgruppe aufgenommen, der sie bei der Randomisierung zugewiesen wurden.

Intervallskala
Die Intervallskala ist eine Variante einer metrischen Skala bzw. Kardinalskala. Mit der Intervallskala lassen sich also auch Reihenfolgen und quantifizierbare Abstände bilden.

Intraclass correlation coefficient (ICC)
Der ICC ist ein Reliabilitätswert, der sowohl den Grad der Korrelation als auch der Übereinstimmung zwischen den Messungen widerspiegelt.

Kardinalskala
Die metrische Skala bzw. Kardinalskala ist, vor der Nominalskala und der Ordinalskala, das Skalenniveau mit dem höchsten Informationsgehalt. Mit metrisch skalierten Daten lassen sich sowohl Reihenfolgen als auch quantifizierbare Abstände bilden.

Konfidenzintervall / Conifdence intervall
Ein Konfidenzintervall (KI), ist in der Statistik ein Intervall, das die Präzision der Lageschätzung eines Parameters (z. B. eines Mittelwerts) angeben soll.

Korrelation
Eine Korrelation misst die Stärke einer statistischen Beziehung von zwei Variablen zueinander.

Korrelationskoeffizient
Der Korrelationskoeffizient ist das spezifische Maß, um die Stärke der linearen Beziehung zwischen zwei Variablen in einer Korrelationsanalyse zu quantifizieren.

Likelihood ratio
Die likelihood bzw. die Wahrscheinlichkeit eines bestimmten Testergebnisses, das bei einem Patienten mit der betreffenden Erkrankung zu erwarten wäre, verglichen mit der Wahrscheinlichkeit, dass dasselbe Ergebnis bei einem Patienten ohne die betreffende Erkrankung zu erwarten wäre.

Mann-Whitney-U-Test
Der Mann-Whitney-U-Test für unabhängige Stichproben testet, ob die zentralen Tendenzen zweier unabhängiger Stichproben verschieden sind.

Median
In der Statistik und Wahrscheinlichkeitstheorie ist der Median der Wert, der die obere Hälfte von der unteren Hälfte einer Datenstichprobe, einer Population oder einer Wahrscheinlichkeitsverteilung trennt.

MeSH terms
Sind standardisierte Schlagwörter, die in der MeSH-Datenbank in PubMed nachgeschlagen werden können.

Minimal clinically important difference (MCID)
Der kleinste Unterschied in der Beurteilung eines interessierenden Merkmals oder Ergebnisses, den die Patienten als vorteilhaft oder nachteilig empfinden können.

Negative likelihood ratio
Die Wahrscheinlichkeit eines negativ getesteten Patienten, der eine Krankheit hat, dividiert durch die Wahrscheinlichkeit eines negativ getesteten Patienten, der keine Krankheit hat.

Negative predictive value (NPV)
Das Verhältnis von Personen, bei denen tatsächlich eine negative Diagnose gestellt wurde, zu all jenen, die ein negatives Testergebnis hatten (einschließlich Patienten, die fälschlicherweise als positiv diagnostiziert wurden).

Nominales Skalenniveau
Sie wird bei Daten verwendet, die in keine logische Reihenfolge gebracht werden können.

Normalverteilung
Die Normalverteilung ist ein Verteilungsmodell der Statistik. Ihr Kurvenverlauf ist symmetrisch, Median und Mittelwert sind identisch. Die Normalverteilung findet häufig bei großen Grundgesamtheiten ihre Anwendung.

Nürnberger Kodex
Der Nürnberger Kodex ist eine ethische Richtlinie zur Vorbereitung und Durchführung medizinischer, psychologischer und anderer Experimente am Menschen.

Odds ratio (OR)
Vergleicht die Wahrscheinlichkeit, dass etwas in einer bestimmten Bevölkerungsgruppe eintritt, mit der Wahrscheinlichkeit, dass es in einer anderen Bevölkerungsgruppe eintritt. Ein Odds Ratio von 1 bedeutet, dass die Wahrscheinlichkeit, dass das Ereignis eintritt, für beide Gruppen gleich groß ist. Ein Odds Ratio von größer als 1 bedeutet, dass das Ereignis in der ersten Gruppe wahrscheinlicher ist als in der zweiten. Ein Odds Ratio von weniger als 1 bedeutet, dass das Ereignis in der ersten Gruppe weniger wahrscheinlich ist als in der zweiten Gruppe.

Ordinales Skalenniveau
Die Ordinalskala ordnet Variablen mit Ausprägungen in eine klare Rangfolge. Die Abstände zwischen den einzelnen Rängen sind allerdings nicht vergleichbar, da sie nicht quantifiziert sind.

Physiotherapy Evidence Database (PEDro)
Datenbank mit Zugang zu den wichtigsten Forschungsergebnissen zur Bewertung der Auswirkungen von physiotherapeutischen Maßnahmen.

PICO
Ein Schema zur Definition einer klinischen Frage im Hinblick auf das spezifische Patientenproblem, welches dem Suchenden hilft, klinisch relevante Belege in der Literatur zu finden.

Positive likelihood ratio
probability that a positive test would be expected in a patient divided by the probability that a positive test would be expected in a patient without a disease.

Positive predictive value (PPV)/Positiver Vorhersagewert
Wahrscheinlichkeit, dass ein positiver Test bei einem Patienten zu erwarten wäre, dividiert durch die Wahrscheinlichkeit, dass ein positiver Test bei einem Patienten ohne Krankheit zu erwarten wäre.

Posttest probability
Die Wahrscheinlichkeit, dass der Patient den Zustand oder die Krankheit hat, nachdem der diagnostische Test durchgeführt wird.

Pretest probability
Die Wahrscheinlichkeit, dass der Patient den Zustand oder die Krankheit hat, bevor der diagnostische Test durchgeführt wird.

PubMed
PubMed ist eine Suchschnittstelle für biomedizinische und biowissenschaftliche Zeitschriftenartikel und andere verwandte Inhalte.

p-value/P-Wert
Ein Gradmesser für die Wahrscheinlichkeit, dass ein beobachteter Unterschied nur durch Zufall entstanden sein könnte.

Qualitative Forschung
Erfassen und Analysieren von nicht-numerischen Daten (z. B. Text, Video oder Audio), um Konzepte, Meinungen oder Erfahrungen zu verstehen.

Quantitavive Forschung
Der Prozess der Erfassung und Analyse von numerischen Daten.

Quartile
Quartile sind Werte, die eine Stichprobe von Daten in vier gleiche Teile teilen. Mit diesen können die Streubreite und die Zentraltendenz eines Datensatzes bestimmt werden.

Randomized clinical trial (RCT)/ Randomisierte klinische Studie/ Randomisierte kontrollierte Studie
Eine Studie, bei der eine Reihe vergleichbarer Versuchspersonen nach dem Zufallsprinzip in zwei (oder mehr) Gruppen eingeteilt wird, um ein bestimmtes Medikament, eine Behandlung oder eine andere Intervention zu untersuchen. Eine Gruppe (die Versuchsgruppe) erhält die getestete Intervention, die andere Gruppe (die Vergleichs- oder Kontrollgruppe) erhält eine alternative Intervention, eine Scheinintervention (Placebo) oder gar keine Intervention. Die Gruppen werden anschließend untersucht, um festzustellen, wie wirksam die experimentelle Intervention war. Die Ergebnisse werden zu bestimmten Zeitpunkten gemessen, und jeder Unterschied in der Reaktion zwischen den Gruppen wird statistisch bewertet.

Receiver Operating Characteristic (ROC)
Receiver Operating Characteristic, kurz ROC, ist ein statistisches Verfahren, mit dem die Aussagekraft von Paramertern optimiert und auf die Aussagekraft auf ein dichotomes Outcome verglichen werden kann.

Regressionsanalyse
Regressionsanalyse ist ein Instrumentarium statistischer Analyseverfahren, die zum Ziel haben, Beziehungen zwischen einer abhängigen und einer oder mehreren unabhängigen Variablen zu modellieren.

Schätzer
In der Statistik ist ein Schätzer eine Regel zur Berechnung einer Schätzung einer bestimmten Größe auf der Grundlage von Beobachtungsdaten.

Sensitivity/Sensitivität
Die Sensitivität ist der Anteil der wirklich positiven Tests an allen Patienten mit einer Krankheit. Sie ist die Fähigkeit eines Tests oder Instruments, ein positives Ergebnis für eine Person zu liefern, die diese Krankheit hat.

Skalenniveau
Das Skalenniveau, auch Messniveau genannt, stellt eines der wichtigsten Maße der Statistik dar. Skalen lassen sich ihrer Höhe nach in eine Hierarchie einordnen. Das heißt, je höher sie werden desto größer ist der Informationsgehalt. Außerdem steigt damit auch die Anzahl der mathematischen Operatoren, die auf die Daten angewendet werden können.

Specificity/Spezifität
Die Spezifität ist der prozentuale Anteil der echten Negativbefunde unter allen Personen, die nicht an einer Krankheit oder einem Leiden leiden. Sie ist die Fähigkeit des Tests oder Instruments, bei einer Person, die nicht an einer Krankheit leidet, normale oder negative Ergebnisse zu erzielen.

Standard deviation (SD)
In der Statistik ist die Standardabweichung (SD) ein Maß für die Streuung einer bestimmten Stichprobe von Werten.

Standard error of measurement (SEm)
SEm schätzt die Abweichung um einen „wahren" Wert für eine Person, wenn wiederholte Messungen durchgeführt werden.

Standard error of the mean
Der Standardfehler des Mittelwerts ist die Variabilität der Stichprobenmittelwerte in einer Stichprobenverteilung der Mittelwerte.

Systematic review
Eine Übersichtsarbeit, die die Evidenz zu einer klar formulierten Fragestellung nach einem vordefinierten Protokoll zusammenfasst und systematische und explizite Methoden zur Identifizierung, Auswahl und Bewertung relevanter Studien sowie zur Extraktion, Analyse, Zusammenstellung und Berichterstattung ihrer Ergebnisse verwendet. Dabei können statistische Verfahren wie Meta-Analysen zum Einsatz kommen oder auch nicht.

t-Test
Der t-Test ist ein Verfahren, das für Untersuchungen mit t-verteilten Datensätzen den Hypothesentest durchführen kann. Der t-Test besteht aus mehreren Rechenschritten, wobei die Berechnung der Teststatistik über deren Formel und das Nachschlagen in der t-Verteilungstabelle die wesentlichen Aspekte darstellen.

Validity / Validität
Ob ein Test oder eine Studie tatsächlich das misst, was sie zu messen beabsichtigt.

Varianz
Die Varianz ist ein Streuungsmaß, welches die Verteilung von Werten um den Mittelwert kennzeichnet. Sie ist das Quadrat der Standardabweichung (SD).

Wilcoxon-Test
Der Wilcoxon-Test für abhängige Stichproben testet, ob die zentralen Tendenzen zweier abhängiger Stichproben verschieden sind.

Youden's index
Der Youden-Index ist eine statistische Kennzahl, die die Leistung eines dichotomen Diagnosetests erfasst. Er integriert Sensitivitäts- und Spezifitätsangaben unter optimaler Relation.

Sachverzeichnis